数字经济

背景下中国制造业转型升级研究

以康复辅具产业为例

王姝楠◎著

SHUZI JINGJI

BEIJING XIA ZHONGGUO ZHIZAOYE
ZHUANXING SHENGJI YANJIU
YI KANGFU FUJU CHANYE WEILI

中国社会出版社

国家一级出版社·全国百佳图书出版单位

北京·BEIJING

图书在版编目 (CIP) 数据

数字经济背景下中国制造业转型升级研究 ：以康复辅具产业为例／王姝楠著．-- 北京 ：中国社会出版社，2024.8．-- ISBN 978-7-5087-7075-8

Ⅰ．R426.46

中国国家版本馆 CIP 数据核字第 2024TS2190 号

数字经济背景下中国制造业转型升级研究：以康复辅具产业为例

责任编辑：杜　康
责任校对：秦　健
装帧设计：尹　帅
出版发行：中国社会出版社
　　　　　（北京市西城区二龙路甲 33 号　邮编 100032）
印刷装订：河北鑫兆源印刷有限公司
版　　次：2024 年 8 月第 1 版
印　　次：2024 年 8 月第 1 次印刷
开　　本：170mm×240mm　1/16
字　　数：210 千字
印　　张：13.75
定　　价：59.00 元

　　在加快建设制造强国的进程中，中国制造业遇到了一些挑战：首先是关键技术领域短板凸显；其次是比较优势逐渐减弱；最后是国际竞争日渐加剧。面对"内忧外患"，中国制造业迫切需要实现转型升级，迈向高质量发展轨道。数字经济以其数字化的信息和知识，具有强大先导性、渗透性和融合性的信息通信技术，以及互联互通的信息网络，渗透进传统产业的方方面面，改变着其技术创新模式、资源要素结构和市场需求特征，为中国制造业转型升级带来了巨大机遇。

　　我国于 2016 年开始使用数字经济的概念，相关研究起步较晚。本书通过梳理大量文献，首先对数字经济、中国制造业以及制造业转型升级的概念进行界定。将数字经济定义为以使用数字化的知识和信息作为关键生产要素、以现代信息网络作为重要载体、以信息通信技术（ICT）的有效使用作为效率提升和经济结构优化的重要推动力的一种新型经济形态。将制造业转型升级拆分成"数智化"转型、价值链升级和产业结构升级 3 个方面，为全书研究确立方向。其次介绍技术 - 经济范式理论和产业转型升级理论的核心内容，为全书研究奠定基础。最后对本书的研究方向分两个层次进行文献梳理：一是制造业转型升级的影响因素，总结了文献中重复率最高的 10 个因素；二是从数字经济影响制造业转型升级这个问题出发，对相关文献进行梳理，为全书的理论框架搭建和实证方法选择寻找支撑。

　　在现状分析部分，本书先从总体产业、子行业和各区域 3 个层次分析了数字经济对我国制造业的渗透情况。随后介绍了数字经济背景下制造业产生的个性化定制、网络化协同、智能化生产和服务型制造这 4 种新商业模式。最后分别以"数智化"转型（数字化、网络化、智能化三方面指标）、价值链升级（制造业利润率、制造业增值率）和产业结构升级（产业结构合理化、产业结构高度化）3 类指标展示了我国制造业转型升级的现有水平。

在理论分析部分，选出受数字经济作用最大的 3 个因素——技术创新、资源要素和市场需求，分别按照"数字经济背景下该因素的新结构""该因素具有的经济特征""该因素的新结构新特征对制造业转型升级的影响"3 个层次进行逻辑展开，搭建理论框架。数字经济背景下，制造业的技术创新产生了开放式创新和分布式创新两种新模式，具有创新效率提升、创新利润增加和研发周期缩短 3 个经济特征，推动了制造业的"数智化"转型、价值链升级和产业结构升级。数字经济背景下，制造业的资源要素结构从初级生产要素占优势转变为高级生产要素占优势。这些高级生产要素具有边际效应递增、边际产量递增和边际成本递减的新经济特征，为制造业转型升级提供了周转速度加快、技术含量提高等支持。数字经济背景下，制造业的市场结构呈现出平台垄断竞争的新局面，然而这一垄断结构并不影响市场效率，反而在市场竞争机制的作用下实现了多主体的合作共赢，激发了个性化、多样化、动态化新市场需求新特征，促使制造业需求曲线在向右侧移动的同时，降低了需求价格弹性，扩大了市场利润空间。新结构新特征刺激了制造业的"数智化"转型、服务型延伸和产业结构高级化，推动了中国制造业转型升级。

在实证分析部分，本书首先选用熵权法分别计算被解释变量"中国制造业转型升级水平"和解释变量"技术创新基础能力"等，然后对近十年中国制造业的实际数据运用因子回归分析法，测算技术创新、资源要素和市场需求 3 个方面的 8 个解释变量对"中国制造业转型升级"的影响程度。测算结果显示各解释变量在 95% 的显著水平上对制造业转型升级具有正向影响，各解释变量按影响程度从高到低排列，分别是人力资本存量（有效劳动）、实现个性化定制的制造企业比例、技术创新基础能力（研发投入、成果转化、信息技术利用 3 个方面的评价指标体系）、实现网络化协同研制的制造企业比例、居民人均收入、行业集中度、ICT 投资强度和大数据投资强度。

在案例分析部分，本书对数字经济背景下我国康复辅具产业转型升级的现状、问题和转型升级的路径进行研究。2016 年，《国务院关于加快发展康复辅助器具产业的若干意见》的颁布，推动了我国康复辅具产业发展。但国内生产主要以中低端为主，消耗大量原材料、能源和其他资源，产品的附加值低，不利于产业长期发展，需要加快转型升级。目前我国康复辅具产业转型升级面临政策支持、成本动力、专业人才、行业标准、信息融合等方面的问题和挑战。应当紧抓数字经济机遇，推动康复辅具产业通过技术创新、使用新材料、打造产业集群来解决难点痛点堵点问题，实现转型升级。

在对策与展望部分，本书首先对比了世界上各主要制造强国的产业政策，并结合现状分析、理论分析和实证分析的结果，分别从技术创新（提升技术创新基础能力、推进技术创新生态系统构建）、资源要素（加大高素质人才的比例、提高信息通信技术的利用率、激发数据要素的潜力）和市场需求（重视数字经济对消费者行为的影响、加紧制定针对平台领导者的市场法律法规）3个方面提出对策建议。然后根据技术－经济范式的发展规律，提出了未来30年在数字经济背景下，技术创新和数据要素在中国制造业转型升级方面的作用展望。

希望此书能引发更多反响和学者同人的建议，为数字经济范式下的中国制造业发展研究贡献绵薄之力。

目　录

导　论

一、研究背景

改革开放 40 多年来，中国制造业发展取得举世瞩目的成就，成为支撑中国经济社会发展的重要基石和促进世界经济发展的重要力量。今天，中国制造业规模稳居世界之首，建立起独立、庞大、完备的产业体系[①]，在超级计算机、光伏、高铁、新能源汽车、大型飞机、载人深潜、载人航天、北斗卫星导航、万米级深海石油钻探装备、百万千瓦级发电设备等高端制造领域不断突破，形成了一批世界级的优势产业和骨干企业，有力推动了我国的现代化进程，显著增强了我国的总体实力。产业规模稳定增加，2023 年，我国制造业增加值达到 33 万亿元[②]，占 GDP 比重超过 27%[③]，占全球比重稳定在 30% 左右，制造业总体规模连续 14 年位居全球第一[④]，相当于美国、日本、德国三大制造业强国的总和；产业结构更加优化，2022 年，我国高技术制造业和装备制造业占规模以上工业增加值比重分别为 15.5% 和 31.8%[⑤]，比 10 年前分别提高了 64.9% 和 13.6%；开放合作不断深化，2021 年，我国制造业中间品

---

① 国务院关于印发《中国制造 2025》的通知［EB/OL］.（2015-05-19）［2024-07-11］. https://www.gov.cn/zhengce/content/2015-05/19/content_9784.htm.

② 求是网评论员. 我国发展仍具有诸多有利条件［EB/OL］.（2024-02-08）［2024-07-11］. http://www.qstheory.cn/2024-02/08/c_1130075983.htm.

③ 王悦阳，张辛欣. 我国制造业总体规模连续 14 年位居全球第一［EB/OL］.（2024-01-19）［2024-07-11］. http://www.xinhuanet.com/20240119/84a10bdff84642df935fd097c33155a6/c.html.

④ 王政，刘温馨. 工业经济高质量发展扎实推进［N］. 人民日报，2024-01-20（4）.

⑤ 澎湃新闻. 工信部：要重点稳住在 GDP 当中占比较大的重点行业［EB/OL］.（2023-03-01）［2024-07-11］. https://3w.huanqiu.com/a/0c789f/4BtrFJdn7Ji.

贸易在全球的占比达到 20% 左右[1]，制造业领域总投资额 10 亿美元以上的重点外资项目近 60 个，总投资额超过 2000 亿美元，涉及电子信息、化工能源、汽车等重点领域[2]。《中国制造 2025》提出，我国将在 21 世纪中叶建成引领世界制造业发展的制造强国，为实现社会主义现代化强国梦打下坚实基础[3]。

然而，在加快建设制造强国的进程中，中国制造业遇到了一些挑战，亟待转型升级。首先是关键技术领域短板凸显。中国制造业在先进工艺、关键基础材料、核心零部件等关键技术领域起步较晚、积累不够、人才紧缺，一些行业长期依赖进口，核心竞争力大大减弱。以芯片制造业为例，芯片是集成电路的一种物理载体，无论是生活日用的电脑、手机、家电、汽车，还是生产必需的电子器件、图形处理器、数控装备、单片机等，都离不开芯片。我国在芯片制造领域，从设备、材料到工艺，都落后于世界先进水平。光刻机作为芯片生产的核心设备，其精度决定了芯片的集成程度以及性能，是核心技术中的核心。但光刻机主要为欧美国家所垄断，中国的芯片制造工艺整整落后国际同行一个代差。2023 年，中国大陆的芯片制造能力还停留在 14 纳米，而美国、日本、荷兰同期已完成了 3 纳米级芯片的制造。中国芯片制造技术的落后，虽不妨碍我们在诸如显示处理、通信、定位导航、电源管理等中低端应用领域使用自己的芯片，但在需要中高端性能芯片的领域，如电子产品中用于防辐射的滤波器、各类音响器材中的功率放大器、车载电子的核心嵌入式微处理器等，却在短时间内无法赶超，严重依赖进口。不能掌握核心技术，就使得国外厂商可以决定是否出售、出售多少以及如何定价，将威胁国内相关产业的发展。而这只是中国制造业在关键技术领域被"卡脖子"的一个缩影。

其次是比较优势逐渐减弱。中国过去依靠人口红利、资源禀赋、投资驱动等比较优势，在实现制造业快速发展的同时，也长期扮演着世界代工厂的

① 张辛欣. 中国这十年·系列主题新闻发布|规模实力进一步壮大! 我国制造业增加值占全球比重提高至近 30%［EB/OL］.（2022-06-14）［2024-07-11］. http://www.xinhuanet.com/politics/2022-06/14/c_1128739648.htm.

② 刘育英. 工信部：将继续推动制造业领域高水平对外开放［EB/OL］.（2022-09-16）［2024-07-11］. http://www.china.com.cn/news/2022-09/16/content_78422010.htm?f=pad&a=true.

③ 国务院关于印发《中国制造 2025》的通知［EB/OL］.（2015-05-19）［2024-07-11］. https://www.gov.cn/zhengce/content/2015-05/19/content_9784.htm.

角色，利润微薄、附加值低。随着国内经济社会发展引起的成本上升、人口结构老龄化和少子化导致的人口红利消退、中美贸易战加剧和疫情暴发产生的业务风险、国内企业崛起带来的竞争加剧，中国制造业的比较优势逐渐减弱，面临着低端制造业迁出、高端制造业尚未形成的困难局面，结构调整、转型升级迫在眉睫。以劳动力成本为例，中国企业以往依赖低廉的劳动力价格和充足的劳动力供给，局限于传统的制造、加工、组装等低附加值活动，起到了增加劳动就业、带动产业发展、促进经济增长等积极作用，但同时也以"血汗工厂""外包接受者"的身份被锁定在全球价值链的低端环节，面临两方面的"代工困境"。一方面易受低端替代。代工企业的贴牌生产对劳动者技能要求不高，并且生产过程资源消耗多、环境污染重，因此发达国家多将工厂设在成本低廉的发展中国家。随着中国劳动力成本上升、物价水平提高、自主品牌竞争力提升，在华加工利润减少，大量跨国公司开始取消在中国设厂，将目光转向成本更低的东南亚国家。如世界知名运动品牌耐克和阿迪达斯分别于2009年和2012年关闭了在华工厂，将代工业务转向缅甸等国；全球著名轻奢品牌COACH在中国设厂23年后，于2012年将代工厂迁至菲律宾；2019年10月，三星关闭了在中国的最后一家手机工厂，将生产转移到越南、印度，同时启动了在华裁员计划；2022年1月，佳能停止在中国大陆的相机生产；2022年9月，松下、现代等知名制造企业也纷纷在华关闭工厂，缩减业务。造成中国大量低技能工人的失业和已有劳动密集型产业的"空洞化"。另一方面承受高端冲击。数字经济推动了信息通信技术（ICT）[①]在传统产业的广泛应用，工业机器人、人工智能开始大量出现在生产线上，冲击着中国低技能工人的就业前景和低端产业的劳动力成本优势。如运动品牌阿迪达斯在德国设立的智能工厂的生产成本，已经逼近中国半自动化半人工车间生产运动鞋的成本；2024年1月，马斯克投资的脑机接口技术完成人类第一

---

① 信息技术和通信技术的合称，前者是信息编码或解码的技术，后者是信息传送的技术。根据经济合作与发展组织（OECD）发展中心的报告，本书将信息通信技术定义为：将信息（图、文、声、像等）转化为电子设备（计算机、智能手机等）能识别的二进制数字"0"和"1"，并对其进行运算、加工、存储、显示、传输、还原的多种通用技术的总称，包括大（大数据分析）、智（人工智能）、移（移动互联网）、云（云计算）、网（工业互联网）等新一代信息技术以及BIT（商务信息技术）、ERP（企业资源规划）、MES（制造执行系统）、SCM（供应链管理）、PLM（产品生命周期管理）等传统信息技术和交换、无线、光纤等通信技术。

例植入手术，该技术通过在大脑和脊柱植入电极，模拟大脑向肌肉发出指令，使患者重新站立行走成为现实，未来轮椅将退出人类历史舞台，给中国康复辅具产业带来压力与挑战。中国制造业将面临人工取代、技术封锁与市场围堵等威胁。

最后是国际竞争日渐加剧。2008 年国际金融危机后，发达国家纷纷出台再工业化战略，将发展制造业作为缓解失业和复苏经济的重要手段。如美国自 2011 年起提出了一系列先进制造业计划，强调通过智能制造、工业互联网等创新举措重振国家制造业，抢占新一轮工业革命制高点，保持美国全球经济主导权；德国自 2013 年起提出了工业 4.0 战略，旨在通过数字经济和制造业融合，实现智能制造，并成为全球范围内智能制造设备的主要供应者；英国 2013 年出台的"英国工业 2050"计划，对新一代信息技术改造下的未来英国制造业发展方向进行了规划；日本也在同年提出"日本再兴战略"，将人工智能视为其核心竞争力，明确要保持其在世界机器人产业的主导地位；法国在 2015 年提出了"未来工业"计划，指出要通过新一代信息技术实现工业转型升级。这些战略规划体现了发达国家利用数字经济振兴本国制造业的决心。发达国家再工业化影响了中国产业的市场供求状况。从供给侧看，发达国家与中国围绕技术、知识、标准、人才和资本等创新要素展开的竞争不可避免[1]。发达国家再工业化和中国制造业转型升级都是以技术创新为根本，以智能制造为突破点，对创新要素的需求必然存在竞争。改革开放 40 多年来，中国积极通过以市场换技术、基于进口商品的逆向工程、基于外商直接投资的技术外溢、海外并购、出国留学和交流等多种正规渠道获取国际创新要素，弥补国内资源短缺，创新能力显著增强。根据世界知识产权组织（WIPO）发布的"全球创新指数"，2022 年中国创新指数全球排名第 11 位，自 2016 年成为首个跻身该指数 25 强的中等收入经济体以来[2]，名次连续 6 年上升。我国创新能力的不断攀升易被视作威胁，发达国家会利用其在创新要素领域的先发优势，对我国进行技术封锁，阻挠我国制造业升级。从需求侧看，发达

---

① 唐志良. 发达国家再工业化影响我国制造业转型升级的机制研究［J］. 西部经济管理论坛，2019，30（1）：58-70+86.

② 人民网 – 人民日报海外版. 全球创新指数 中国位列第 11 位［EB/OL］.（2022-09-30）［2024-07-11］. http://www.gov.cn/xinwen/2022-09/30/content_5713969.htm.

国家与中国的制造业对国际市场的争夺日渐加剧：首先是新兴大国和传统强
国的发展关系使然，中国作为负责任的新兴大国，始终致力于维护一个互利
共赢的开放型世界经济，中国制造业以"一带一路"倡议为契机实行的全球
化发展，必然引起美国等传统强国的不安和警惕；其次是制造业未来发展的
重点领域使然，生物、新能源汽车、新能源、新材料、节能环保、装备制造、
新一代信息技术等战略性新兴产业既是我国制造业转型升级的方向，也是发
达国家再工业化的目标，发展方向的相似性引发了出口市场的重叠性。因此，
以美国为首的发达国家热衷实行贸易保护主义，设置贸易壁垒、制造贸易摩
擦、挑起贸易争端，以此来遏制中国制造业的出口。根据商务部统计数据，
自 2001 年中国加入世界贸易组织（WTO）至 2021 年的 20 年间，全球对中国
发起的贸易救济案件中，反倾销 1314 起，占全球反倾销案件近三成；反补贴
196 起，超过全球反补贴案件的 1/3；保障措施 327 起，占全球保障措施案件
高达 85%；特别保障措施案件 88 起，全部针对中国。美国是发起涉华调查最
多的国家。

　　面对"内忧外患"，中国制造业迫切需要实现转型升级，迈向稳定健康
可持续发展的新轨道。数字经济以其数字化的信息和知识，具有强大先导性、
渗透性和融合性的新一代信息技术，以及互联互通的信息网络，渗透进传统
产业的方方面面，改变着其技术创新模式、资源要素特征和市场需求结构，
为中国制造业转型升级带来了巨大机遇。在这一背景下，党和政府提出了一
系列有针对性的发展战略。2015 年 5 月，国务院印发《中国制造 2025》，明
确提出要将新一代信息技术与制造业深度融合，以智能制造为突破口，形成
新的生产方式、产业形态、商业模式和经济增长点，促进制造业转型升级。
2017 年 3 月数字经济被首次写入《政府工作报告》，报告指出要推动"互联
网 +"深入发展、促进数字经济加快成长，大力改造提升传统产业。2017 年
10 月，党的十九大报告提到数字经济等新兴产业蓬勃发展，要加快建设制造
强国，加快发展先进制造业，推动互联网、大数据、人工智能和实体经济深
度融合 [①]。2020 年 1 月，教育部、发展改革委和财政部联合发布《关于"双一
流"建设高校促进学科融合 加快人工智能领域研究生培养的若干意见》，直

---

　　① 习近平. 决胜全面建成小康社会，夺取新时代中国特色社会主义伟大胜利：在中国共产党
第十九次全国代表大会上的报告［M］. 北京：人民出版社，2017：26.

指基础理论、原创算法、高端芯片和生态系统等四大薄弱环节，促进硕博学术型人才体系建设，鼓励高水平人才勇闯"无人区"[1]，标志着中央已将人工智能人才培养的重心由技能应用领域转向更高水平的核心科研领域。2021年10月，习近平总书记在中共中央政治局第三十四次集体学习时强调，要把握数字化、网络化、智能化方向，推动制造业、服务业、农业等产业数字化，利用互联网新技术对传统产业进行全方位、全链条的改造；要推动互联网、大数据、人工智能同产业深度融合，加快培育一批"专精特新"企业和制造业单项冠军企业；要增强产业链关键环节竞争力，完善重点产业供应链体系，加速产品和服务迭代[2]。2022年10月党的二十大对建设现代化产业体系提出要求，强调加快建设制造强国，推动制造业高端化、智能化、绿色化发展[3]。2023年9月，习近平总书记在黑龙江考察时首次提出新质生产力[4]，此后在中央经济工作会议、中央政治局第十一次集体学习和2024年全国两会等重要会议、重要场合对发展新质生产力作出一系列重要论述。新质生产力与制造业转型升级相辅相成、互为促进：一方面，新质生产力在单位时间内创造更大生产价值，为产业转型升级带来新技术新动能；另一方面，随着新质生产力外延的拓展，传统产业的深度转型也是新质生产力的一种体现。数字时代已经来临，我们必须抢抓全球数字竞争先机，围绕新的战略规划及时调整思路，实现中国制造业转型升级。

---

[1] 教育部，发展改革委，财政部. 关于"双一流"建设高校促进学科融合 加快人工智能领域研究生培养的若干意见［EB/OL］.（2020-01-21）［2024-07-11］. https://www.gov.cn/zhengce/zhengceku/2020-03/03/content_5486326.htm.

[2] 新华社. 习近平在中共中央政治局第三十四次集体学习时强调 把握数字经济发展趋势和规律 推动我国数字经济健康发展［EB/OL］.（2021-10-19）［2024-07-11］. https://www.gov.cn/xinwen/2021-10/19/content_5643653.htm.

[3] 习近平. 高举中国特色社会主义伟大旗帜 为全面建设社会主义现代化国家而团结奋斗：在中国共产党第二十次全国代表大会上的报告［EB/OL］.（2022-10-25）［2024-07-11］. https://www.gov.cn/xinwen/2022-10/25/content_5721685.htm.

[4] 新质生产力是由技术革命性突破、生产要素创新性配置、产业深度转型升级而催生的当代先进生产力，以劳动者、劳动资料、劳动对象及其优化组合的质变为基本内涵，以全要素生产率提升为核心标志。

二、研究意义

数字经济迎来了黄金发展期，开始显现出对传统产业的渗透和影响作用。数字经济在关键要素、技术突破和基础设施方面展现出的新动力，能否成为我国制造业克服当前阻碍的有力武器，是十分值得研究的问题。

（一）理论意义

本书力图回答数字经济背景下中国制造业如何实现转型升级的问题。一是深挖作用机理。对数字经济、中国制造业、制造业转型升级等基础概念，技术－经济范式理论、产业升级理论等相关理论，制造业转型升级的影响因素、数字经济对制造业转型升级的影响等相关研究进行了详细的文献梳理和综述。在此基础上，构建了本问题的理论框架，从技术创新、资源要素和市场需求 3 个因素入手，分析数字经济对制造业转型升级的影响，从理论角度回答数字经济范式下新的技术创新模式如何推进关键技术突破、新的资源要素结构如何缓解比较优势逐渐减弱，以及新的市场结构和市场需求特征如何提升企业竞争力。二是做好实证检验。分析数字经济影响我国制造业转型升级的现状。利用《中国统计年鉴》《中国工业统计年鉴》《中国电子信息产业统计年鉴》《中国高技术产业统计年鉴》《中国科技统计年鉴》《中国民政统计年鉴》《民政事业发展统计公报》的历年数据，对本书的理论框架进行实证检验。根据上述内容，提出本书的结论与展望。以期弥补这一研究领域的不足，为问题的后续研究提供一个可供参考的理论框架。

（二）实践意义

本书试图给出数字经济背景下中国制造业转型升级的路径与对策。一是把握数字经济机遇。人类历史上的 5 次技术革命，产生了相应的 5 个技术－经济范式，使发起国或中心国迎来了 20 世纪 50—60 年的飞速发展时期，并成为世界霸主。数字经济作为信息技术革命的范式载体，深刻改变着 21 世纪的社会经济实践，为发展中国家提供了缩小差距和实现赶超的机会。先进国家虽然也在利用这一重要窗口期学习，但可能因为在工业时代具有的优势产生惰性而落后，也可能因为长期处于全球价值链高端环节造成的产业空心化而后继乏力，世界经济格局将面临深刻调整。未来 30 年是数字经济范式的黄金发展时期，中国制造业能否抓住时代机遇，尽快完成核心技术突破，对经济发展十分重要。二是破解产业发展难题。自 21 世纪初以来，我国人口老龄化加快发展，带来的一个现实问题就是残障群体数量的快速增加，康复辅具产业成为"朝阳产业""先导产业"。然而现阶段产品和服务供给水平不高，人们的潜在消费需求并没有很好地转化为现实消费，产业高质量发展任务艰巨。需要紧抓数字经济机遇，着力研究破解阻碍产业发展的难点痛点堵点问题，推进康复辅具产业数字化、网络化、智能化转型升级，积极有效应对人口老龄化，实现残障群体对美好生活的向往。数字经济背景下中国制造业实现转型升级和跨越发展，是现阶段迫切需要正视的问题。

三、研究内容

本书沿着"文献综述—现状分析—理论分析—实证分析—案例分析—对策分析"的逻辑思路，层层展开研究。结构框架如下图所示。

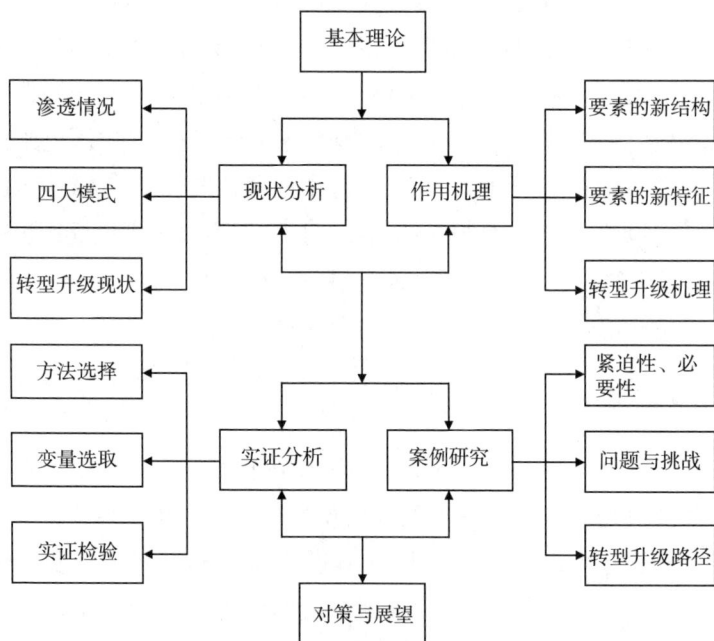

全书结构框架图

第一章 基本理论。通过梳理大量文献，一是对本书的研究对象数字经济、中国制造业和制造业转型升级进行概念界定，以精确研究的范围、基本内容和主要特征；二是介绍技术 – 经济范式理论和产业升级理论这两个经济学理论的主要内容和发展脉络，为本书的理论框架搭建提供参考；三是对本书的研究方向进行文献梳理，首先总结制造业转型升级文献中出现率最高的十大影响因素，其次整理对数字经济影响制造业转型升级的相关研究的最新成果，为全书的理论框架搭建和实证方法选择奠定基础。

第二章 数字经济背景下中国制造业转型升级现状。本章共分 3 节，依次呈递进关系：首先从总体产业、子行业和各区域 3 个层次分析了数字经济对我国制造业的渗透情况，这是制造业现阶段转型升级的基础；其次介绍了数字经济背景下我国制造业产生的个性化定制、网络化协同、智能化生产和服务型制造这 4 种新商业模式，这是制造业现阶段转型升级的载体；最后分别从"数智化"转型、价值链升级和产业结构升级 3 个方面展示我国制造业转型升级水平，这是制造业现阶段转型升级的成果。

第三章 数字经济背景下中国制造业转型升级的作用机理。本章对数字经济背景下中国制造业转型升级的机理和路径进行研究。首先根据技术 – 经济范式理论对范式体系构成要素的分析，从文献研究较多的 10 个制造业转型升级的影响因素中，选出受数字经济作用最大的 3 个因素，即技术创新、资源要素、市场需求，搭建本书的理论框架。然后分别从这 3 个因素入手，按照"数字经济背景下某因素的新结构"—"该结构带来的新经济特征"—"该因素的新结构新特征对制造业转型升级的影响"这 3 个层次进行逻辑展开，层层递进分析数字经济对制造业转型升级的作用机理。

第四章 数字经济背景下中国制造业转型升级的实证检验。本章通过中国制造业近年来的实际数据，对前述理论研究进行经验检验，从定量角度分析数字经济背景下中国制造业的转型升级问题。在对适合本问题的实证方法进行介绍后，首先采用熵权法计算被解释变量"中国制造业转型升级水平"和解释变量中的"技术创新基础能力"。然后根据计算出来的"中国制造业转型升级水平"综合指数，阐述我国制造业近 10 年转型升级的综合情况，根据"技术创新基础能力"综合指数，分析我国制造业技术创新在研发投入、成果转化和信息技术利用 3 个方面近 10 年的基础能力变化。接着选取因子回归分析法测度解释变量，即反映技术创新、资源要素和市场需求的新结构新特征的共计 8 个指标，对被解释变量"中国制造业转型升级水平"的影响。最后求出各指标的弹性系数，对实证结果作出解释和挖掘。

第五章 康复辅助器具产业案例研究。本章对数字经济背景下我国康复辅具产业转型升级的紧迫性和必要性、产业转型升级面临的问题与挑战，以及数字经济推动我国康复辅具产业实现转型升级的路径进行研究。人口老龄化、高龄化带来的一个现实问题就是残障群体数量快速增加，对康复辅具需求量较大。2016 年，《国务院关于加快发展康复辅助器具产业的若干意见》的发布，推动了我国康复辅具产业发展。但国内生产以中低端为主，消耗大量原材料、能源和其他资源，产品的附加值低，不利于产业长期发展、不利于实现市场需求、不利于积极应对人口老龄化，需要加快转型升级。目前我国康复辅具产业转型升级面临政策支持、成本动力、专业人才、行业标准、信息融合等方面的问题和挑战。应当紧抓数字经济机遇，解决医工交叉融合、人机交互、智能健康监测等前沿性科技问题，解决产业市场规模不大、资本投入吸引力不足问题，解决挖掘匹配个性化、潜在性市场需求问题。

第六章 继续推进中国制造业转型升级。基于前几章分析结果，通过对比国外政策，从技术创新、资源要素和市场需求 3 个角度出发，进行对策分析，同时对数字经济背景下中国制造业转型升级的前景作出展望。

第一章 基本理论

第一节 核心概念

本节对"数字经济""中国制造业""转型升级"3 个核心概念进行界定。关于"数字经济"和"制造业转型升级",本书对现有文献分角度进行梳理归纳后,综合给出本书定义。"中国制造业"的定义出自《国民经济行业分类》(GB/T 4754—2017)中对"制造"的阐释,并将该分类中对中国制造业划归的 31 个大类作为本书研究对象。

一、数字经济

"数字经济"这一概念最早由唐·泰普斯科特在 1995 年出版的《数字经济:网络智能时代的希望和危险》一书中提出。几十年来,各国学者和机构纷纷对数字经济作出定义,主要有 4 种角度。

第一种是从行业范围角度认识数字经济。1997 年,日本通产省将数字经济界定为广义的电子商务[①]。美国商务部在 1998 年发布的报告《新兴的数字经济》中,将数字经济定义为电子商务及其赖以实施的信息技术产业之和[②]。Brent R. Moulton[③]认为数字经济是包括信息技术和电子商务在内的经济活动。他将信息技术解释为信息处理和软件、半导体、通信设备等相关设备,将电

---

① 田丽. 各国数字经济概念比较研究 [J]. 经济研究参考,2017(40):101–106+112.

② 数字中国研究院. 新兴的数字经济:美国国家商务部最新报告 [M]. 北京:中国友谊出版公司,1999:10.

③ MOULTON B R. GDP and the digital economy:keeping up with the changes [R]. Washington, D.C.:Bureau of Economic Analysis,U.S. Department of Commerce,1999:34–48.

子商务解释为利用网络销售商品和服务。Mesenbourg[1] 将数字经济理解为电子商务基础设施、电子商务流程和电子商务这 3 个组成部分。但是，由于对行业范围的界定不同，行业规模也难以测算，这类定义给统计造成了困难[2]。

第二种是从投入产出角度认识数字经济。英国研究委员会认为，数字经济通过人和技术发生复杂关系而创造社会经济效益[3]。英国经济社会研究院[4]认为，数字经济是由以信息通信技术为基础的生产和销售工具的投入带来的产品和服务的产出。Bukht 和 Heeks[5] 认为数字经济是仅仅由或主要由新一代信息技术和基于数字商品或数字服务的商业模式所产生的经济产出部分。这类定义过于强调数字经济带来的产出增加，存在一定的片面性。

第三种是从技术驱动角度认识数字经济。唐·泰普斯科特[6] 认为，网络智能时代的经济就是数字经济，信息的呈现和传输都以 0 和 1 这两个数字来实现。何枭吟[7]认为数字经济是一场由新一代信息技术不断创新主导的经济革命，带来了社会生产潜力的变化，知识储备的本质变化，以及实现生产潜力的组织方面的本质变化。澳大利亚将发展数字经济视为国家优先战略，在《国家数字经济战略》[8] 报告中，数字经济被定义为由互联网、移动电话和传感器网络等信息通信技术驱动的经济和社会活动的全球网络。经合组织（OECD）发展中心的《发展中国家数字经济治理》报告[9] 指出，数字经济是多种通用技

---

[1] MESENBOURG T L. Measuring the digital economy [R]. Suitland, MD: US Bureau of the Census, 2001.

[2] 裴长洪，倪红飞，李越. 数字经济的政治经济学分析 [J]. 财贸经济, 2018（9）: 5–22.

[3] 逢健，朱欣民. 国外数字经济发展趋势与数字经济国家发展战略 [J]. 科技进步与对策, 2013, 30（8）: 124–128.

[4] NATHAN M, ROSSO A. Measuring the UK's digital economy with big data [R]. London, UK: National Institute of Economic and Social Research, 2012: 8.

[5] BUKHT R, HEEKS R. Defining, conceptualising and measuring the digital economy [R]. Manchester: University of Manchester, 2017: 4.

[6] TAPSCOTT D. The digital economy: promise and peril In the age of networked intelligence [M]. New York: McGraw–Hill, 1995: 18.

[7] 何枭吟. 美国数字经济研究 [D]. 长春: 吉林大学, 2005: 21.

[8] DBCDE. National digital economy strategy [R]. Canberra, Australia: Department of Broadband, Communications and Digital Economy, 2011: 12.

[9] DAHLMAN C, MEALY S, WERMELINGER M. Harnessing the digital economy for developing Countries [R]. Paris: OECD Development Centre, Working Paper No.334, 2016: 11.

术和人们通过互联网及相关技术进行的一系列经济社会活动的融合。李长江[①]将数字经济定义为以新一代信息技术方式进行生产的经济形态。这类定义突出了数字经济由新一代信息技术驱动这一重要特征，但忽略了作为一种崭新的经济形态，数字经济在关键要素、基础设施、生产组织形式、社会制度等方方面面具有的特征和变化。

第四种定义是对前三种角度的综合，将数字经济理解为基于新一代信息技术、网络设施和数据要素产生的新经济形态[②]，不仅包括电子信息制造业、电信业、软件和信息技术服务业、互联网行业等数字经济基础产业，还包括既有的三次产业因应用新一代信息技术获得的产出增加，以及政府利用新一代信息技术进行的治理模式、治理体系和治理能力的数字化创新[③]。如二十国集团领导人杭州峰会发布的《二十国集团数字经济发展与合作倡议》认为，"数字经济是以使用数字化的知识和信息作为关键生产要素、以现代信息网络作为重要载体、以信息通信技术（ICT）的有效使用作为效率提升和经济结构优化的重要推动力的一系列经济活动"[④]。中国信息通信研究院在《中国数字经济发展与就业白皮书（2019年）》中对数字经济作出了近似定义："数字经济是以数字化的知识和信息为关键生产要素，以数字技术创新为核心驱动力，以现代信息网络为重要载体，通过新一代信息技术与实体经济深度融合，不断提高传统产业数字化、网络化、智能化水平，加速重构经济发展与政府治理模式的新型经济形态。[⑤]"本书更倾向于从这个角度认识数字经济。因为随着信息通信技术的进步，不仅互联网行业等数字经济基础产业迅速崛起，成为经济社会成长最快的新兴部门，而且通过产业间的竞争与融合，数字经济基础产业带动传统产业乃至整个经济社会产生深刻变革，将重塑社会经济形态。因此不应将数字经济单纯看作某些产业，或是数据投入带来的产出增

① 李长江. 关于数字经济内涵的初步探讨［J］. 电子政务，2017（9）：84-92.

② WILSDON J. Digital future：an agenda for a sustainable digital economy，corporate enviromental strategy［J］. Corporate Enviromental Strategy，2001，8（3）：12-18.

③ 中国信息通信研究院. 中国数字经济发展与就业白皮书：2019年［C］. 2019中国数字经济发展论坛，2019：1.

④ G20. 二十国集团数字经济发展与合作倡议［R］. 杭州：二十国集团领导人杭州峰会，2016：1.

⑤ 同④.

加，抑或信息通信技术驱动的经济活动，而应将其看成一种新的经济形态或是技术 – 经济范式。

基于此，本书将数字经济定义为以使用数字化的知识和信息作为关键生产要素、以现代信息网络作为重要载体、以信息通信技术（ICT）的有效使用作为效率提升和经济结构优化的重要推动力的一种新型经济形态。该定义有3个优势：一是体现了数字经济的特征——数字经济以信息通信技术的使用为核心驱动力，在信息通信技术产生以前，不会存在数字经济；二是反映了数字经济的本质——数字经济是继农业经济、工业经济之后的一种新兴经济形态，是对当前社会最先进生产力的生产活动的抽象描述，包括主导产业、生产组织形式、商业模式、基本结构和政策制度等；三是便于统计——可以从要素成本变化、生产率变化、技术投入等角度测算数字经济给产业带来的影响。

二、中国制造业

国家统计局2017年最新修订的《国民经济行业分类》（GB/T 4754—2017）指出，"经物理变化或化学变化后成为新的产品，不论是动力机械制造或手工制造，也不论产品是批发销售或零售，均视为制造"[1]，将从事制造的经济活动都归为制造业范畴[2]。本书据此作出对中国制造业的定义，即利用物理或化学手段将原材料加工成新产品的中国所有行业的总称。

《国民经济行业分类》（GB/T 4754—2017）将我国制造业分为C13~C43的31个大类，179个中类和609个小类。这31个大类有：C13 农副食品加工业，C14 食品制造业，C15 酒、饮料和精制茶制造业，C16 烟草制品业，C17 纺织业，C18 纺织服装、服饰业，C19 皮革、毛皮、羽毛及其制品和制鞋业，C20 木材加工和木、竹、藤、棕、草制品业，C21 家具制造业，C22 造纸和纸制品业，C23 印刷和记录媒介复制业，C24 文教、工美、体育和娱乐用品制造业，C25 石油、煤炭及其他燃料加工业，C26 化学原料和化学制品制造业，C27 医

---

① 国家统计局. 国民经济行业分类（GB/T 4754—2017）[M]. 北京：中国标准出版社，2017：9.

② 赵立昌. 互联网经济条件下我国产业组织变化与发展研究：以制造业为例[D]. 北京：中央财经大学，2016：10.

药制造业，C28 化学纤维制造业，C29 橡胶和塑料制品业，C30 非金属矿物制品业，C31 黑色金属冶炼和压延加工业，C32 有色金属冶炼和压延加工业，C33 金属制造业，C34 通用设备制造业，C35 专用设备制造业，C36 汽车制造业，C37 铁路、船舶、航空航天和其他运输设备制造业，C38 电气机械和器材制造业，C39 计算机、通信和其他电子设备制造业，C40 仪器仪表制造业，C41 其他制造业，C42 废弃资源综合利用业，C43 金属制品、机械和设备修理业。其中，康复辅具制造是归属大类 C35 专用设备制造业和中类 C358 医疗仪器设备及器械制造下的小类 C3586。本书分别以中国制造业和康复辅具制造作为研究范围和重点。

三、制造业转型升级

关于制造业转型升级，目前学术界没有明确定义。有学者将制造业转型和制造业升级分开进行研究。转型一般被认为是转变发展方式[①]。通过制造业技术更新、装备升级等改造活动，来提高生产效率、物资利用率[②]。把依靠扩张、能源资源过度消耗的粗放发展方式转变为注重效率、发展质量和效益的科学发展和集约化发展[③]。以促进新一代信息技术的应用为途径，以加强自主创新为动力，走创新驱动、内生增长的可持续发展轨道[④]。制造业转型按其内驱动力可分为 3 种类型：第一种是技术创新推动的制造业转型；第二种是要素禀赋诱导的制造业转型，即按照制造业要素禀赋推动形成国与国、地区与地区之间的制造业分工，由此带来制造业转型；第三种是成本推动的制造业转型，即因为生产要素成本价格上升，推动了制造业转型[⑤]。

制造业升级主要有两种研究角度[⑥]。一是价值链升级角度，起源于 1985

---

① 国务院关于印发工业转型升级规划（2011—2015 年）的通知［EB/OL］.（2011-12-30）［2024-07-11］. https://www.gov.cn/gongbao/content/2012/content_2062145.htm.

② 汤杰新，唐德才，马婷玉. 制造业转型升级研究综述与新常态下的展望［J］. 改革与开放，2016（15）：15-16+25.

③ 刘志彪，陈柳. 政策标准、路径与措施：经济转型升级的进一步思考［J］. 南京大学学报（哲学·人文科学·社会科学），2014，51（5）：48-56+158.

④ 李毅中. 加快产业结构调整促进工业转型升级［J］. 求是，2010（6）：34-36.

⑤ 刘孝成. 城市产业转型升级与空间规模演化的经济学分析［J］. 产经评论，2012，3（3）59-64.

⑥ 戚亮. 安徽制造业转型升级路径的探讨［D］. 沈阳：沈阳师范大学，2018：8-11.

年美国学者迈克尔·波特提出的价值链理论①。波特认为，企业的价值创造是通过一系列活动构成的，包括生产、营销、运输和售后服务等基本活动，以及物料供应、技术、人力资源等支持活动②。这些互不相同但又相互关联的生产经营活动，构成了一个创造价值的动态过程，即价值链③。制造业升级是一个沿着价值链从原始委托制造（OEM，贴牌生产）、原始设计制造（ODM，依规设计）到原始品牌制造（OBM，自创品牌）的前进过程（Teck-Yong Eng et al.，2009）④，通过资源整合和技术创新在各环节创造附加价值⑤，实现制造企业在价值链上位置的提升⑥。制造业的价值链升级有 4 种路径：工艺流程升级是通过重组业务流程或引进新技术，提高投入产出比；产品升级是进入更复杂的产品线，增加产品单位价值；职能性升级是在价值链中取得新的、高层次的职能，如设计或销售，或放弃目前的低附加值职能，以集中于高附加值⑦的活动；跨部门升级是运用在某一特定职能中获得的能力，进入一个新部门⑧。制造业的价值链升级可以从 3 个层面来理解：从微观上看，制造业升级是企业通过技术进步提升资源能力、降低成本、提高生产率、开发新产品，从而获得更高附加价值的过程；从中观上看，制造业升级是产业从劳动密集型向技术密集型、从低生产率向高生产率、从低附加值产业向高附加值产业演变的过程；从宏观上看，制造业升级是国家产业体系向低投入、高产

① 孙汉杰．东北地区制造业升级问题研究［D］．长春：东北师范大学，2016：8.

② 波特．国家竞争优势［M］．李明轩，等译．北京：华夏出版社，2002：39.

③ 寇佳丽．全球价值链面临深度整合［J］．经济，2018（2）：54-58.

④ ENG T Y，JONES J G S. An investigation of marketing capabilities and upgrading performance of manufacturers in mainland China and Hong Kong［J］. Journal of World Business，2009（44）：463-475.

⑤ 祝亚如．电子商务对产业转型的影响研究［D］．广州：广东省社会科学院，2018：9.

⑥ GEREFFI G. The organization of buyer-driven global commodity chains：how U.S. retailers shape overseas production networks［M］//GEREFFI G，KORZENIEWICZ X M. Commodity chains and global capitalism. New York：Praeger Publishers，1994：95-122.

⑦ 高附加值产品是"投入产出比"较高的产品，其生产过程的技术含量、知识密集度、文化价值等比一般产品要高出很多，因而市场升值幅度大，获利高。

⑧ PIETROBELLI C，RABELLOTTI R. Upgrading to compete：global value chains，clusters，and SMEs in Latin America［M］. Washington，D.C.：Inter-American Development Bank，2006：11.

出质变的过程[1][2]。

二是产业结构调整角度。产业结构一般有 3 种含义：一是指社会再生产过程中，生产资料生产部门和生活资料生产部门之间的关联和比例关系，主要是农业、轻工业、重工业之间的比例关系；二是指国民经济物质生产部门内部的组成及比例关系，如工业内部原料工业与加工工业之间的比例关系；三是指国民经济中各产业的组成及比例关系，主要是第一、第二、第三产业之间的比例关系[3]。制造业结构调整是同一产业内部结构的调整，指制造业结构在供需、技术、政府、开放等因素的共同作用下，从生产效率低的结构形态不断向生产效率高的结构形态演变的过程[4]。制造业结构同经济发展相关且不断变动，表现为制造业结构横向演变的合理化和制造业结构由低级向高级演进的高级化[5][6]。合理化是制造业发展更加协调和资源利用更加有效[7]。高级化使制造业结构在合理、协调的基础上向更高层次进化，由低技术水平到高技术水平、由简单到复杂、由小规模到大规模、由刚性结构到柔性结构、由劳动密集型产业占优势向资本密集型、技术密集型、知识密集型产业占优势演进的动态发展过程[8]。

也有学者将制造业转型升级视为一体加以研究（季良玉，2016），认为制造业转型升级是以创新能力为核心，以打造制造创新链为基础[9]，不断从低附加值向高附加值升级，从高能耗高污染向低能耗低污染的演进的过

① GEREFFI G. International trade and industrial upgrading in the apparel commodity chain [J]. Journal of international economics，1999，48（1）：37-70.

② 杜鹏. 中国制造业产业升级研究 [D]. 武汉：武汉大学，2012：17.

③ 王俊豪. 产业经济学 [M]. 北京：高等教育出版社，2016：186.

④ 杜传忠，郭树龙. 中国产业结构升级的影响因素分析：兼论后金融危机时代中国产业结构升级的思路 [J]. 广东社会科学，2011（4）：60-66.

⑤ 齐亚伟，刘丹. 信息产业发展对区域产业结构高度化的作用机制 [J]. 数学的实践与认识，2014，44（6）：113-120.

⑥ 季良玉. 技术创新影响中国制造业转型升级的路径研究 [D]. 南京：东南大学，2016：9.

⑦ 张红霞，王丹阳. 要素投入、产业结构合理化与产业结构高级化：基于山东省面板数据的动态 GMM 检验 [J]. 华东经济管理，2016，30（3）：57-62.

⑧ 高远东，张卫国，阳琴. 中国产业结构高级化的影响因素研究 [J]. 经济地理，2015，35（6）：96-101+108.

⑨ 郭新宝. 我国制造业转型升级的目标和路径 [J]. 中国特色社会主义研究，2014（3）：33-37.

程^①。主要包括 4 个方面：一是制造业产值比重和劳动力数量增加；二是制造业产品附加值提升，在全球产业链的价值环节提高；三是要素密集度发生变化，资本、知识、技术密集型产业代替劳动密集型产业，呈现电子信息技术化、网络化和智能化特点；四是人力资本、知识创新能力等软实力要素重要性增强^②。

本书认为制造业转型升级应该由制造业发展方式转变、价值链升级和产业结构演进三部分有机构成。综上所述，将制造业转型升级定义为：制造业发展方式向数智化^③转型，价值链向高附加值升级，产业结构向合理化和高级化演进的一个动态过程。

第二节 技术－经济范式理论

技术－经济范式理论由技术创新经济学家卡萝塔·佩蕾丝提出，之后逐渐发展完善。该理论认为，技术－经济范式（Techno-Economic Paradigm，TEP）是随着新技术扩散而在整个经济社会形成的主导技术结构和理想生产组织形式^④。在要素投入、技术选择、组织架构、商业模式以及战略决策方面，它都是一套最成功和最有利的实践^⑤。该理论指出，技术－经济范式的扩散方

---

① 曾燕玲. 江西制造业转型升级影响因素研究 [D]. 南昌：江西财经大学，2014：10-14.

② 陈晓佳. 人口老龄化趋势下人力资本促进我国制造业转型升级研究 [D]. 长沙：湖南师范大学，2014：43.

③ "数智化"一词由阿里巴巴集团总裁张勇于2019年5月28日在杭州举行的2019全球智慧物流峰会上首次提出，用以形容企业由数字化向智能化的过渡。同年12月，阿里研究院发布《重构增长力量：2019企业数智化转型发展报告》，用消费者导向、需求端实现数据智能、供给端完善数字基础设施建设、供应链数字化和可持续增长等5个方面来定义企业数智化转型的内涵。本书借鉴这一用法，用"数智化转型"一词概括制造业由数字化（数据驱动、机器控制）到网络化（进一步，机器互联）再到智能化（更进一步，机器决策）的逐层递进的转型过程。

④ PEREZ C. Structural change and assimilation of new technologies in the economic and social systems [J]. Futures，1983，15（5）：357-375.

⑤ PEREZ C. Technological revolutions and techno-economic paradigms [J]. Cambridge journal of economics，2010，34（1）：185-202.

式是从初始产业传播到传统产业，进而影响整个经济[①]：技术突破所引发的技术革命会产生一批代表最先进生产力的初始产业，这批初始产业的生产技术、工艺流程和管理架构等是"第一重范式"；之后大量的金融资本蜂拥而至，新技术会借由资本的力量扩散到更为宽泛的传统产业，对其进行技术改造和组织形式变革，是"第二重范式"[②]。该理论在于说明经济中增长速度的加快、结构的优化和生产力的提高都可以被看作技术变革的驱动和技术 – 经济范式的塑造[③]。随着数字经济的兴起，一种新的技术 – 经济范式逐渐形成。

一、技术 – 经济范式理论的发展脉络

马克思对技术进步及其社会经济影响的论述是一切技术经济研究的起点[④]。马克思的辩证法为技术变化因果关系的分析提供了一种更为丰富的模式，强调技术与经济之间的相互作用和反馈。一方面，马克思坚持技术进步是经济社会发展的基础，将技术视作生产力的一部分，认为技术改变了生产方式进而影响一切社会关系，按照这些社会关系，人们又创造了相应的原理、意识和范畴[⑤]。另一方面，马克思也充分意识到经济社会发展对技术进步的反作用力。首先，技术进步"这一革命因素"源于经济社会发展的客观需要，"是直接由于需求超过了用以前的生产手段来满足这种需求的可能性而引起的"。[⑥]其次，经济社会发展为技术进步打开了未知的创新空间，创造了崭新的研究课题，奠定了丰厚的物质基础。马克思将人类社会发展的途径描绘成：需要—技术或生产力—生产方式—生产关系—意识形态，其唯物史观为研究技术 – 经济范式的更替提供了一种更为科学的方法，强调新事物取代旧事物是社会历史发展的总趋势。马克思认为，新的生产力萌芽于旧的社会形

① FREEMAN C, PEREZ C. Structural crises of adjustment, business cycles and investment behaviour [M] //DOSI G, et al. Technical change and economic theory. London：Francis Pinter, 1988：38–66+48.

② 祝亚如. 电子商务对产业转型的影响研究 [D]. 广州：广东省社会科学院, 2018：12.

③ PEREZ C. Technological revolutions and techno–economic paradigms [J]. Cambridge journal of economics, 2010, 34（1）：185–202.

④ ROSENBERG N. Inside the black box：technology and economics [M]. Cambridge：Cambridge University Press, 1983：34–35.

⑤ 马克思恩格斯全集：第四卷 [M]. 北京：人民出版社, 1958：144.

⑥ 马克思恩格斯全集：第四十七卷 [M]. 北京：人民出版社, 1979：472.

态中，其与生产关系之间的矛盾最终导致了新的社会形态的产生，"无论哪一个社会形态，在它所能容纳的全部生产力（技术）发挥出来以前，是绝不会灭亡的；而新的更高的生产关系，在它的物质存在条件在旧社会的胎胞里成熟以前，是决不会出现的"。①而 50 多年后熊彼特提出的创新理论和 100 多年后佩蕾丝提出的技术 – 经济范式理论都表明，新范式（长波）的"关键要素"形成并使用于前一个范式（长波）的经济衰退期，经济子系统的动力和社会体制框架的动力之间的互补性崩溃引发了结构性危机（长波萧条），通过结构性调整（长波复苏）这一痛苦且充满冲突的进程，在整个系统的不同领域间重新建立了新的动态和谐②③。显然，马克思的辩证法和唯物史观科学地揭示了技术 – 经济范式更替的内在规律。

康德拉季耶夫的长波理论和熊彼特的经济发展理论是技术 – 经济范式理论进行学习和吸收的对象④。1919 年至 1926 年间，苏联经济学家尼古拉·康德拉季耶夫接连发表文章，用大量历史事例和统计资料证明长波运动的存在，开创了长波理论。在他看来，资本主义的内在矛盾造成了经济运行的长期波动，周期为 50 年到 60 年。长波的前半段即上升期以繁荣年份为主，后半段即下降期以萧条年份居多，在前一个长波的下降期中孕育着新一个长波的上升前提，即一系列重要的生产技术的发现和发明，它们在新一个长波开始时才被大量应用⑤⑥。技术 – 经济范式理论在此基础上，以范式的扩散过程来解释经济发展的周期性。

---

① 马克思，恩格斯. 马克思恩格斯全集（第13卷）[M] 中共中央马克思恩格斯列宁斯大林著作编译局译. 北京：人民出版社，1962：9.

② 约瑟夫·熊彼特. 经济发展理论：对于利润、资本、信贷、利息和经济周期的考察 [M]. 何畏，等译. 北京：商务印书馆，1991：64–105.

③ PEREZ C. Structural change and assimilation of new technologies in the economic and social systems [J]. Futures，1983，15（5）：357–375.

④ IGI Global 电子期刊数据库，https://www.igi–global.com/dictionary/nanotechnology–long–waves–and–future–of–manufacturing–industry/52541.

⑤ PEREZ C. Structural change and assimilation of new technologies in the economic and social systems [J]. Futures，1983，5（15）：357–375.

⑥ 包晓峰. 从康德拉季耶夫长波理论看资本主义发展的新趋势 [J]. 当代世界与社会主义，2008（5）：83–86.

熊彼特关于经济发展的论述受教于马克思[①]，强调生产力变革是经济发展的根本。他在代表作《经济发展理论》中，提出了震惊学界的"创新理论"。熊彼特将"创新"（引入新产品或新技术、开辟新市场或原材料的新来源、实现企业的新组织）界定为在生产体系中引入生产要素的新组合，并依此建立新的生产函数。熊彼特对创新和发明有着强烈的区分，指出发明从属于科学技术领域，而创新是对一种新产品或新组合的商业引入，对利润的追求使得企业家不断把发明变成创新，把科学发现变成经济现实[②]。熊彼特还非常重视"企业家精神"在经济发展中的"灵魂"作用，把"企业家"看作创新、新生产要素组合和经济发展的推动者和组织者[③]。在书中，熊彼特用创新来分析商业周期的形成，强调正是由于创新的不均衡和不连续，才使经济出现周期性波动。熊彼特将资本主义制度看成是动态的、发展的，强调不断破坏旧的、创造新的结构的过程，即创造性的破坏过程是资本主义的本质特征[④]。由于世界观和立场的不同，作为资本主义制度的积极辩护人，熊彼特将"资本主义"看作永恒范畴。但不可否认，熊彼特的创新理论为技术 – 经济范式理论带来了启发，后者借此来探讨技术创新的几种类型在激发经济周期性行为方面的作用。

科学哲学家库恩在前人研究的基础上，于 1962 年首先提出"范式"一词，定义在某一专业领域为各学派所广泛接受和使用的概念方法和实践规范[⑤]。20 年后，这一词汇被引入对技术创新的研究，产生了"技术范式"的概念，即由市场需求与产业竞争共同决定的技术及其演变方式[⑥]，是一种包含技术潜

---

① 约瑟夫·熊彼特. 经济发展理论：对于利润、资本、信贷、利息和经济周期的考察 [M]. 何畏，等译. 北京：商务印书馆，1991：67.

② 同①：64–105.

③ 张培刚. 创新理论的现实意义：对熊彼特《经济发展理论》的介绍和评论 [J]. 经济学动态，1991（2）：57–63.

④ 约瑟夫·熊彼特. 经济发展理论：对于利润、资本、信贷、利息和经济周期的考察 [M]. 何畏，等译. 北京：商务印书馆，1991：236–283.

⑤ 托马斯·库恩. 科技革命的结构 [M]. 金吾伦，等译. 北京：北京大学出版社，2003：9.

⑥ DOSI G. Technical paradigms and technological trajectories: a suggested interpretation of the determinants and directions of technical change [J]. Research Policy，1982（3）：147–162.

力、相对成本、市场接受度、功能一致性等因素在内的广为接受的逻辑 [1]。
1983 年，英国苏塞克斯大学著名经济学家卡萝塔·佩蕾丝在论文《结构性变革及新技术在经济社会体系中的吸收》中用"技术 – 经济范式"的表达取代了"技术范式"，来描述"生产组织的一种理想形式或最佳技术法则" [2]。因为该范式所带来的变化超出了特定产品或工艺的技术轨迹，而影响了整个经济系统的相对成本结构和生产分配条件 [3]。这篇论文被视为技术 – 经济范式理论的开山之作，其重要意义在于说明了技术的重大变革不仅引起一些新兴产业的极端快速增长，而且会在更长的时间内，带来许多传统产业的复苏，这些传统产业受新兴产业的影响，找到了利用新技术进行组织和管理变革的方法。

1988 年，佩蕾丝与苏塞克斯大学的另一著名技术创新经济学家克里斯·弗里曼合作发表论文《结构性调整危机，商业周期和投资行为》，对技术 – 经济范式理论进行了完善。这篇文章从熊彼特的商业周期理论和创新理论出发，在回顾了投资行为和商业周期之间的共同点后，主要探讨了技术 – 经济范式的变革伴随着一场重大的结构调整危机，对经济各部门具有广泛影响，必须通过社会和体制改革来使新技术与经济社会管理制度更好地"匹配"。但是，这种良好的匹配一旦形成，可以在未来的二三十年里形成一种相对稳定的长期投资行为模式。文章论述了 4 种技术创新类型，分析了新关键要素在商业周期各阶段中的使用状态，并用信息技术的兴起证明了这一观点。

佩蕾丝在 2002 年出版的著作《技术革命与金融资本》中考察了金融资本和新技术崛起之间的互动关系，提出金融资本催生了成批的技术创新 [4]。她同

---

① PEREZ C. technological revolutions and techno–economic paradigms［J］. Cambridge journal of economics，2010，34（1）：185-202.

② FREEMAN C. Preface［M］//PEREZ C. Technical revolutions and financial capital：the dynamics of bubbles and golden ages. Cheltenham，UK：Edward Elgar Publishing，2002.

③ FREEMAN C，PEREZ C. Structural crises of adjustment，business cycles and investment behaviour ［M］//DOSI G，et al. Technical change and economic theory. London：Francis Pinter，1988：38-66+48.

④ PEREZ C. Technological revolutions and financial capital–the dynamics of bubbles and golden ages ［M］. Cheltenham，UK：Edward Elgar Publishing Limited，2002：71-138.

时指出，技术－经济范式就是由通用的技术和组织准则构建的一个最佳惯性模式，这是一种库恩意义上的范式，因为它界定了正常的创新实践模式，每次技术转型都伴有相对成本结构的重大变革，引导人们密集使用更强大的新要素和新技术。她总结了历史上 5 次技术革命及其对应的技术－经济范式的时间、范围和特征，创造性地描绘了技术革命的生命周期，并阐述了产业资本和金融资本在周期不同阶段的互动关系①。

2010 年，佩蕾丝发表了《技术革命与技术－经济范式》一文，标志着其技术－经济范式理论的成熟。这篇论文对以前的观点进行了补充和修正，着眼于技术－经济范式演变模式的微观和中观基础及其与创新环境之间的关系，考察了技术革命通过相应的技术－经济范式的传播，在振兴整体经济方面所起的作用，提出随着新技术扩散而演变的技术－经济范式在整个经济中具有成倍的影响，并最终改变了社会制度结构。文章对技术革命的定义来源于新熊彼特学派对创新及创新过程的规律性、连续性和不连续性的研究。

二、技术－经济范式理论的主要观点

技术－经济范式理论涉及内容广泛，系统地阐述了技术扩散与经济变迁的关系，可以归纳为 6 个方面。

（一）技术－经济范式的形成条件

技术－经济范式的变革是通过关键要素变迁实现的。在每一个新的技术－经济范式中，可以被称作"关键要素"的一项或一组特定的投入，都要具备 3 个条件：一是成本下降——能明显感觉到相对成本较低且迅速下降；二是供给迅速增加——在对新关键要素的需求快速增长期可能发生暂时短缺，但在长期，必须具备大规模且无限增长的供给，投资者才有信心作出重要投资；三是应用普及——在整个经济体系中使用新关键要素的潜力明显，直接或是通过创新的间接作用，既降低了成本，又改变了资本设备、劳动力和其他投入的质量。这些新关键要素早在新范式形成之前就已经存在并使用了，然而，只有当先前的关键要素及技术表现出收益递减，且生产率提升和投资增加的

---

① 付丽琴. 电子商务促进中国装备制造业转型升级研究 [D]. 北京：中央财经大学，2016：27.

潜力接近极限时，新的关键要素才能发挥满足上述 3 个条件的作用，并逐渐形成一种理想的生产组织形式。这种变化是不可逆转的，经济主体被无处不在的经济和技术优势"锁定"了。

这时，技术 – 经济范式的构建同时发生在实践和认知的 3 个主要领域：一是发生在生产投入的相对成本结构的动态变化中。低成本或成本递减的要素的出现，成为对创新和投资最具吸引力的选择。由于新基础设施的成本优势越来越大，因此总体价格水平也发生了根本性的变化。主要有两种途径，一种是直接降价，如业务量增加引起的单位运输成本减少；另一种是间接地通过扩大用户的市场范围，使生产和分销具有更大的规模经济。所以创新的方向已被要素和运输的相对成本结构所左右，而这一相对成本结构也成了技术 – 经济范式的一部分。二是发生在创新的感知空间中。"技术 – 经济范式"是关键技术创新对生产方式和商业模式造成改变后形成的新经济格局。在这里创新机会更多地体现为进一步发展新技术，或在现有部门中率先使用新技术。三是发生在组织标准和原则中。新技术在改变了相对成本结构和创新模式的同时，也转变了生产的组织原则。运用新技术和市场新条件的最佳实践对建立新的组织原则有所帮助，这些新的组织原则的优越性不断显现。

（二）技术革命与技术 – 经济范式

技术 – 经济范式是一种从技术革命中逐步涌现的最佳实践模式，目的是最优地利用每一次技术革命带来的创新潜力，大约形成于技术革命爆发后的 10 年甚至更久。每一个技术 – 经济范式都是一个包含和塑造单个技术发展轨迹的包络线，它的影响力从商业范围拓展到制度和社会范围。所以当沿着每一次技术革命的扩散曲线采用新的技术 – 经济范式时，该范式都会渐渐成为作出管理、工程、金融、贸易等决策的共享常识。在很长一段时间里，技术革命中的新产业扩张都是经济增长的引擎，而技术 – 经济范式则驱动着整个经济的大规模重组和生产率的普遍提高。表 1–1 列出了与 5 次技术革命相对应的 5 个技术 – 经济范式。

表 1-1　5 次技术革命及其对应的技术 - 经济范式

技术革命	技术 - 经济范式[1]的形成时间	技术 - 经济范式的"最佳实践模式"
第一次技术革命：工业革命，1771 年	早期的机械化范式：构建于 1770—1780 年代	工厂生产；机械化；高效 / 节省时间；流动性；本地网络
第二次技术革命：蒸汽和铁路时代，1829 年	蒸汽动力和铁路范式：构建于 1830—1840 年代	经济的聚集 / 工业城市；构建全国电力中心网络；规模发展；标准配件；机器和运输工具的发展
第三次技术革命：电力和重工业时代，1875 年	电气和重型工程范式：构建于 1880—1890 年代	巨型建筑；工厂规模经济 / 纵向一体化；工业分布式电源；跨国商业集团；通用标准；成本核算；世界市场
第四次技术革命：大规模生产时代，1913 年	福特制大规模生产范式：构建于 1930—1940 年代	大量生产 / 大众市场；规模经济；标准化产品；能源密集型发展模式；中央集权 / 分层的金字塔；世界协议和对抗
第五次技术革命：信息技术革命，1971 年	数字经济范式[2]：构建于 1980—1990 年代	信息密集型发展模式；网络结构；知识资本；异质性和多样性；范围经济 / 专业化的规模经济；全球化 / 全球即时通信

资料来源：作者根据弗里曼和佩蕾丝 1988 年的论文《结构性调整危机，商业周期和投资行为》，以及佩蕾丝 2002 年的著作《技术革命与金融资本——泡沫与黄金时代的动力学》（pp.17-19）整理。

　　每一次技术革命都带来了一个扩散和吸收的动荡过程：已有的主要产业被作为增长引擎的新兴产业取代；现有的技术和流行的范式被新技术和新范式淘汰；过去获得成功的工作和管理技巧逐渐过时和失效，面临归零、学习和再学习的过程。经济上的这些变化极大地干扰了社会现状，产生了新财富的爆炸式增长和收入分配的两极分化趋势。这些不平衡和矛盾从技术剧变开始，以创造了使整个制度框架发生同样深刻变革的条件结束。只有实现了这一点，才能充分发挥每一场技术革命创造财富的潜力。最终，新的技术 - 经济范式变成了在经济和社会制度框架下共享的、被承认的和无争议的"常识"，创造出一个明显偏向技术革命发展轨迹及其在整个经济中的应用的环境。技术和社会通过技术 - 经济范式相互适应，在每一次技术革命中释放出创新潜力，收获最大利益。但是，当潜力被耗尽且新的技术革命开始酝酿时，该范式就变成了具有强大惯性的阻力。因此，技术 - 经济范式扮演着环境塑造者

① 技术 - 经济范式的名称文献中并未明确给出，作者根据佩蕾丝对技术革命的描述定义。
② 中国信息通信研究院. 中国数字经济发展白皮书［C］. 2017：4.

的角色——对当前的技术革命有利，对下一次技术革命造成了阻碍。这很好地解释了为什么技术－经济范式的变革要通过技术革命发生。

（三）技术革命的生命周期

一次技术革命经过 50 年到 70 年的时间，潜力终会被耗尽。其生命周期服从创新逻辑曲线，如图 1-1 所示。

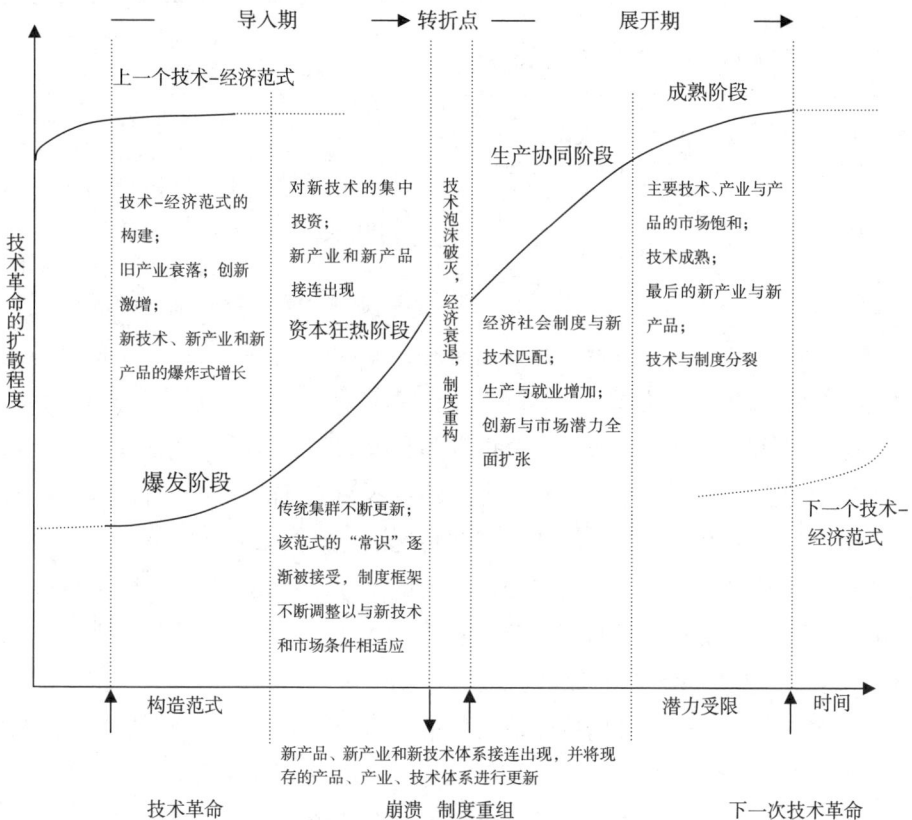

图 1-1　技术－经济范式的生命周期

资料来源：Carlota Perez. *Technological Revolutions and Financial Capital-The Dynamics of Bubbles and Golden Ages*（Cheltenham, UK：Edward Elgar Publishing Limited, 2002），pp.35, 44, 55, 166.

爆发阶段，技术革命刺激了新产业的爆炸式增长和迅速创新。新产品如雨后春笋般冒出来，并显示出未来发展的轨道和规律。新的技术－经济范式逐渐形成。

资本狂热阶段是技术革命迅速扩散的阶段，新的产业、技术体系和基础设施随着密集的投资和成长的市场一起繁荣起来。新的制度框架落实到位，新范式开始被社会所接受。

转折点是技术革命从资本狂热阶段向生产协同阶段过渡的过程，可能持续几个月，也可能是数年。转折点由技术泡沫破裂引起，造成了经济衰退和不稳定，需要采取制度改革、管制和扩张性政策来化解。如能度过这一转折点，技术 – 经济范式将迎来 20 年到 30 年的黄金发展阶段。

生产协同阶段，技术革命的潜力发挥到极致并被完全吸收，新范式在整个社会充分展开。这一过程产生了一套包容 – 排斥机制，支持那些与新范式相适应的创新，过滤掉那些"不兼容"的技术，经济得以继续保持高速增长。

成熟阶段，技术革命的活力殆尽。虽然仍有新的产品被引进、新的产业诞生，甚至新的技术体系被创造，但已经变得越来越少也越来越不重要。范式中的初始产业逐渐陷入市场饱和、创新收益递减的困境。部门与企业的成熟度和饱和度越严重，范式对生产率、增长和利润的限制就越大。

面对当前范式的限制和危机，人们开始搜寻新的方向。每一个技术 – 经济范式发展到极限时所遇到的特定障碍，都为找到新的技术体系提供了指引，直到单个重大创新汇聚起一场新的技术革命。

（四）创新的类型

技术变革中的创新可以分为增量创新、突破式创新、新技术系统和技术 – 经济范式变革 4 类。前 3 种创新只会带来技术的量变或局部质变，而最根本的创新是技术 – 经济范式变革，引导着技术变革的方向和节奏，带来的是主导技术群的完全质变。

增量创新（也称渐进性创新）是工程师作出发明或是用户提出建议的结果（"干中学"和"用中学"），持续发生在任何行业或服务活动中，经常与扩大工厂和设备以及为各种具体应用而改进产品和服务的质量联系在一起。单个增量创新的效果并不明显，它们的综合效应表现为生产力的稳定增长，以一系列现有产品和服务的系数变化反映在投入产出表中。这些细小的增量创新在每一次突破式创新之后涌现，推动着产品升级和流程改进，也不断推动着范式扩张。

突破式创新（也称根本性创新）往往是政企学研实验室中有意进行研究的结果，不是连续性事件，在行业和时间上的分布并不均衡。突破式创新意味着新产品的出现，往往会带来结构性变化，比如电视的问世刺激了制造接收和广播设备的工业和多种专门供应工业的出现，驱使着广告、电影、音乐等创意性产业的转型，产生出新的维修和分配活动等。突破式创新作为新市场增长和新投资激增的潜在跳板，是非常重要的，但总体经济影响相对较小，而且是局部性的，除非在新产业的崛起中，将一整套突破式创新联系在一起。

新技术系统是影响深远的技术变革，涉及经济的几个部门，并产生了全新的经济部门。它们的基础是增量创新、突破式创新和影响不止几家公司的组织管理创新的结合，即创新集群。一个典型的例子是 20 世纪 20—50 年代引入的合成材料创新、石油化工创新、注塑和挤出领域的机械创新，以及无数的应用创新。

技术 – 经济范式变革也称技术革命，是许多增量创新、突破式创新和新技术系统的集合，对整个经济具有重大影响。这类变革不仅自身创造出一批新产品、新服务和新产业，而且直接或间接地影响了经济的几乎所有分支。一种新的技术 – 经济范式最初是在旧范式的基础上发展起来的，在上一个康德拉季耶夫周期的"下行"阶段开始显示出独特的优势。但是，只有在发生结构调整危机——包括深刻的社会体制改革以及经济的动力部门更替——之后，新范式才成为一个占主导地位的技术制度。

（五）技术 – 经济范式变革中的核心部门

动力部门（the motive branches）是生产关键要素和其他普遍适用的投入品的部门，为技术 – 经济范式的发展创造了条件。如数字经济范式下，工业生产大数据资源服务、人工智能软件开发、新一代移动通信网络服务、云存储设备制造等产业，提供了信息通信技术和数据要素，为经济发展带来了源源不断的动力。但动力部门自身的增长要依赖于技术 – 经济范式在其他部门的普及程度。

传导部门（the carrier branches）是最密集和最活跃地使用新关键要素和新技术的部门，最适应这种"理想"的生产组织，为上下游产业提供了多元化的投资机会，其中最重要的是重大基础设施投资。传导部门是技术 – 经济范式的载体，其产品是技术 – 经济范式的代表，如数字经济范式下，中高档数控系统生产、智能物流与仓储装备制造、工业机器人与增材设备制造等产业，作为最密集使用数据要素和新一代信息技术的产业迅速成长，对经济增速的影响巨大。

诱发部门（the induced branches）的发展是传导部门发展的结果和补充。只有在必要的社会体制创新和适当的基础设施投资带动了新技术－经济范式的推广之后，该部门才开始流行并成倍增长起来。诱发部门涵盖的产业不一定在技术方面具有革命性，但是却促进了核心产业最大限度的扩散。该部门的产业可能以前就存在，但现在更加现代化，并扮演着不同的角色。如数字经济范式下，制造业焕发出新活力，催生出个性化定制、网络化协同、智能化生产和服务型制造等商业模式，提升了生产效率和市场竞争力，实现了转型升级。诱发部门常常雇用由传导部门转移的劳动力，这就是为什么在经济下行时，最初的技术性失业效应可以被抵消。

基础设施（the infrastructures）是技术－经济范式的一部分，包括无所不在的通用技术，以及能渗透到所有其他行业的运营环境中去的新型材料和设备。基础设施的影响体现在为所有产业拓展和塑造市场边界，如数字经济范式下，工业互联网、智能计算等数字基础设施不断完善，激发了"大平台＋小企业"的新的生产组织形式，使制造业不断向虚拟空间延伸，大大节省了企业独自进行需求响应、研发设计、数据处理、生产监控、运维管理的时间和成本。

（六）新技术－经济范式的体系构成

一个新的技术－经济范式一旦形成，将是一个完整的经济体系，含有九大组成部分。其中，技术创新和基础设施投资是范式扩散的驱动因素，新关键要素是范式成立和区分的重要标志。在此基础上，生产组织形式、劳动力技能、商业模式等一切经济实践都会发生变化。

这一新范式体系包括：①在公司和工厂层面的"最佳实践"的组织形式；②劳动力的新技能要求，影响到劳动力的质量和数量以及相应的收入分配模式；③一种新的产品组合，那些充分利用低成本关键要素的产品将是投资的首选，将在国民生产总值中占越来越大的比例；④增量创新和突破式创新的新趋势是更密集地使用新关键要素，以取代其他成本较高的要素；⑤由于相对成本结构变化改变了比较优势，一种新的国内和国际投资区位格局正在形成；⑥一种特有的基础设施投资浪潮，为整个系统带来外部效应，并促进新产品和新工艺的广泛使用；⑦一种使新的创新者－企业家型小公司也进入迅速扩大的新经济部门的趋势，在某些情况下还开创了全新的生产部门；⑧一种使大公司向产生和最密集使用新关键要素的经济部门集中的趋势，这一趋势导致在每个康德拉季耶夫周期的"上行"阶段都有明显不同的部门充当经济增长的引擎；⑨商品和服务的一种新消费模式，以及消费者行为的新类型。

三、数字经济是一个新的技术 – 经济范式

佩蕾丝在 2002 年的著述中指出，要被称作"技术革命"，除有短时间内创新集群的突破外，还要具备两个条件：一是这些技术突破"超越了它们最初发展的产业的界限"[①]，传播到更广阔的范围；二是旧范式的潜力被耗尽，"只有当信息技术革命的财富创造力接近极限时，新技术革命才更有可能发生"[②]。数字经济作为一种由数据要素投入、信息通信技术创新和信息网络建设引发的技术 – 经济范式[③]，改变了整个经济社会的主导技术结构、理想生产组织和最佳社会制度，把人类社会推向了一个新的时代。数字经济的发展阶段由信息技术革命的生命周期决定，信息技术革命的扩散国家可能会比发起国家落后 20～30 年的发展时间[④]。

20 世纪 70 年代到 20 世纪末是信息技术革命的导入期，数字经济在福特制大规模生产范式的瓦解中逐渐显现。1971 年世界上第一台微处理器的诞生标志着信息技术革命的爆发[⑤]，随之而来的是 20 世纪 80 年代的个人电脑销量暴增和 90 年代的互联网技术投入商用。信息技术革命带来了新的投资和增长潜力，人类的日常活动开始由物理空间向虚拟空间延伸。1995 年，美国经济学家唐·泰普斯科特首先用"数字经济"一词来描述这种"以人类智慧网络

---

① FREEMAN C. Preface [M] //PEREZ C. Technical revolutions and financial capital: the dynamics of bubbles and golden ages. Cheltenham, UK: Edward Elgar Publishing, 2002.

② 同①：13.

③ 中国信息通信研究院. 中国数字经济发展白皮书：2017年 [C]. 第十六届中国互联网大会，2017：30.

④ 同①：10.

⑤ PEREZ C. Technological revolutions and financial capital–the dynamics of bubbles and golden ages [M]. Cheltenham, UK: Edward Elgar Publishing Limited, 2002：3.

化为基础的新型经济"①，随后，大量数字经济相关的政府报告和学术著作相继问世，数字经济时代宣告来临。到 1998 年，全球互联网用户已达到 1.5 亿人，5 年内增长了近百倍；接入互联网的主机数量将近 2000 万台，10 年内增长了 10 倍；信息技术产业的总资本达到 5880 亿美元，10 年间翻了 50 番；对信息技术公司的风险投资年均高达 120 亿美元②。全世界掀起了一股数字化狂潮，数字经济范式成型。

2000 年互联网泡沫的迸裂将信息技术革命带入转折点，数字经济范式在互联网市场的冷却和调整中成熟。许多互联网企业因股价急速下跌而破产，大量劳动力被抛向市场，信息通信产业从发展过热转变为紧缩，失业危机和经济衰退一直持续到了 2008 年的国际金融危机爆发。各国政府开始反思前期的失误，希望通过政策调整，推动数字经济步入良性发展轨道，利用信息通信技术稳固提高社会生产力。21 世纪初，美国的"再工业化"战略、德国的"工业 4.0"战略、欧盟的"数字化欧洲工业"计划、日本的"工业再兴"战略、中国的"智能制造发展规划"和"中国制造 2025"战略相继出台，显示出各国政府利用数字经济机遇，巩固实体经济发展，建立新的市场秩序，重振本国经济的决心。数字经济范式已作为经济的、政治的和意识形态的"常识"为社会所接受，塑造了未来 30 年的经济发展轨迹，也决定着信息技术革命在展开期所能达到的潜力极限。

21 世纪的第二个 10 年，"大智移云网"等新一代信息技术的灵活性、共享性和高性能计算能力越发显现，与物理技术、先进制造技术融合，使主导技术群不断升级，吸引了大量的投资，信息技术革命进入了展开期。首先是涌现出一批生产数据要素和新一代信息技术产业，如工业生产大数据资源服务、人工智能软件开发、新一代移动通信网络服务、云存储设备制造等③，为整个经济社会带来了源源不断的动力；其次是最密集使用数据要素和新一代信息技术的产业迅速成长，如中高档数控系统生产、智能物流与仓储装备制造、工业机器人与增材设备制造等产业，每年的产量和利润总额成倍增加，

---

① 唐·泰普斯科特. 数字经济：网络智能时代的希望与危险 [M]. 北京：机械工业出版社，1995.

② 美国商务部. 浮现中的数字经济 [M]. 姜奇平，等译. 北京：中国人民大学出版社，1998：5-20.

③ 国家统计局. 战略性新兴产业分类：2018 年 [C]. 北京，2018.

极大地促进了经济增长；最后是传统产业在数字经济的渗透下焕发新活力，催生出个性化定制、网络化协同、智能化生产和服务型制造等新的商业模式，提升了效率和竞争力，实现了转型升级。数字经济迎来了黄金发展时期。

与之前范式最大的不同是，数字经济将人类社会带入了虚拟空间。数据化的知识和信息作为独立的核心要素参与生产，贯穿企业从需求分析、研发设计、模型验收、生产制造、市场营销到售后服务的全流程。新一代信息技术的通用性和外溢性使其与物理技术、生物技术和先进制造技术交互融通，形成了范式的主导技术群。数字基础设施促进了物与物、物与人、人与人的互联互通，为各行业接入数字化、网络化、智能化基因，使市场边界向虚拟空间延伸。对数据要素、新一代信息技术和数字基础设施的应用带来了经济效率的大幅提升，引发了生产方式、组织形式、商业模式的变革，深刻改变着人类社会实践。表 1-2 对比了数字经济与前四个技术 – 经济范式的主要特征。

表 1-2　数字经济与前四个技术 – 经济范式的比较

技术 – 经济范式	主导技术	关键要素和 基础设施	基础产业	新范式对旧范式的 突破	企业组织和竞争 形式
早期的机械化	机械技术	棉、生铁； 收费高速公路等基础设施	纺织业、纺织化工业、机械制造业、铸铁铸件业	机械化生产打破了手工生产在规模和过程控制中的局限性	个体户和小公司（100人以内）的竞争；地方资本和个人财富
蒸汽动力与铁路	蒸汽动力技术	煤炭、交通； 世界铁路运输等基础设施	蒸汽机、轮船、机床、铁、铁路设备	蒸汽机和运输系统克服了水力发电在地点、生产规模、可靠性和应用范围等方面的局限性	小公司竞争的高潮；出现了千人以上的大公司；产生了有限责任公司、股份公司等新的所有权模式
电气及重型工程	钢铁、电力、天然气、合成燃料技术	钢铁； 供配电等基础设施	电机工程、电力机械、电缆电线、重型武器、船舶用钢、重化学品、合成燃料	普遍易得的廉价钢材和合金打破了铁在强度、耐久性、精度等方面的局限性；电机、起重机改善了蒸汽机皮带和滑轮不灵活的缺陷	出现了巨头企业、卡特尔、信托和企业兼并；垄断和寡头变得常见；"自然垄断"和"公共产品"的国家所有权；银行和金融资本的集中；大企业出现中层管理人员

续表

技术 – 经济范式	主导技术	关键要素和基础设施	基础产业	新范式对旧范式的突破	企业组织和竞争形式
福特制大规模生产	石油、化工、航空航天技术	能源（特别是石油）；机场等基础设施	汽车、拖拉机、机动作战武器、飞机、耐用消费品、石油化工	流水线生产技术、标准化的零部件和丰富的廉价能源克服了批量生产的规模限制；汽车和航空运输的灵活性，形成了新的城市发展模式	寡头垄断控制下的竞争；跨国公司；垂直一体化；中央集权、分工和层级控制；存在于大公司的专家阶层
数字经济	信息通信技术	芯片、大数据；5G 网络、工业互联网、工业云平台等数字基础设施	新一代移动通信网络服务、人工智能软件开发、互联网平台、互联网数据服务	灵活的制造系统、网络和范围经济打破了规模不经济和流水线的不灵活性；智能控制打破了虚拟与现实的界限，解决了能源紧张问题	智能工厂、智能车间等虚拟生产系统的出现；"大平台 + 小企业"的企业组织形式；个性化定制、网络化协同、智能化生产、服务型制造的商业模式

资料来源：作者根据 Freeman 和 Perez 对技术 – 经济范式变革的描述整理归纳得出。

进入 21 世纪的第二个 10 年，"大智移云网"等新兴技术的出现，标志着数字经济在更高的技术水平上迅速扩张，呈现出向传统产业渗透的趋势。新一代信息技术在工业、服务业等传统领域广泛应用，智能制造成为制造业发展的新模式；生产组织形式和管理模式不断变革，传统信息服务业纷纷向云商转变；政府数字化治理能力不断完善，技术、经济、法律等多领域综合的网络治理格局正在形成；产业资本、金融资本与数字资本的结合更加紧密，数字经济与传统产业的融合不断加深。到 21 世纪中叶，数字经济将发挥出全部潜力，为经济社会面貌带来深刻变化。

第三节　产业升级理论

本部分对马克思和西方学者的产业升级理论进行了梳理，为理论框架的搭建提供方向。

一、马克思关于产业升级的主要观点

马克思最早开始对工业化的经济哲学研究，在其劳动价值论、资本积累理论、资本循环和周转理论、社会再生产理论中都有涉及产业发展的内容[①]。深入挖掘马克思的产业转型升级思想，对数字经济背景下中国制造业转型升级问题的研究具有重要指导作用。

（一）技术进步对产业转型升级的影响

一方面，马克思认为机器刺激了工业的发展。工业革命爆发后，蒸汽和电气成为新的动力，而不再是人的肌肉。"真正的机器体系替代了各个独立的机器"[②]，生产资料得以"顺次通过一系列互相联结的不同的阶段过程"[③]，从一个工艺环节自动进入下一个工艺环节。机器作为工业时代的技术进步和生产力基础，推翻了与之不适应的生产方式，工业从以分工为基础的协作转向以使用机器为条件的协作。

另一方面，马克思指出机器推动了工业的细分。随着工业使用机器的需求增加，机器制造业日益细分为各类独立部门。作为工业必不可少的劳动资料，机器的变革必然会引发劳动分工的变革，使大量的资本和工人从一个生产部门流向另一个生产部门，造成了劳动的更替、岗位的更迭和工人的更换。这时，与机械生产力相适应的生产关系逐渐形成，工业生产方式取得了跳跃式发展，形成了产业的生命周期。

（二）资本周转对产业转型升级的影响

马克思研究了产业资本这一最典型且唯一能创造价值的资本存在方式[④]，认为在资本循环过程中，产业资本分别采取了货币资本、生产资本和商品资本这 3 种职能形式，产业资本的不断循环就是以这 3 种形式的资本循环在时间上继起和在空间上并行为保障的。马克思详细分析了每一种资本形式的循

---

① 廖安勇，史桂芬，黎涵. 马克思制造业转型升级思想及当代价值［J］. 当代经济研究，2019（6）：55-63.

② 资本论：第一卷［M］. 北京：人民出版社，2004：436.

③ 马克思恩格斯全集：第二十三卷［M］. 北京：人民出版社，1972：416.

④ 马克思恩格斯全集：第二十四卷［M］. 北京：人民出版社，1972：66.

环过程、状态变化和对价值创造的作用，并表明产业资本的循环时间影响着价值增值：生产时间（劳动时间和生产资料在生产领域休止的时间）和劳动时间越接近，资本的生产效率就越高，资本的价值增值也就越大[①]。

资本循环的周期性重复过程即资本周转[②]。根据价值转移方式的不同，马克思将生产要素分成固定资本和流动资本两部分：前者的价值在一定时间内随物质损耗逐次转移，如厂房、设备等；后者的价值则在生产中一次性转移，如原料、辅料和劳动力等；在前者周转一次的时间里，后者可完成多次周转，预付资本总周转的速度由二者共同决定。生产要素中流动资本的比重越大，则预付资本总周转越快，作为流动资本的可变资本劳动力产生的剩余价值越多。此外，马克思还分析了信用对资本周转的影响，认为信用的出现缩短了商品的流通时间，加快了资本周转和对预付资本的追加，从而使工业的生产规模惊人地扩大了。

（三）社会再生产对产业转型升级的影响

马克思的社会再生产理论指出，社会再生产的条件是保持社会生产各部门之间的客观比例关系，使生产资料生产部门（第一部类，产品以生产资料的形式存在，价值为 c）和生活资料生产部门（第二部类，产品以消费资料的形式存在，价值为 v+m）这两大部类经过产品交换，补偿自身在价值和实物形式上的消耗。在简单再生产中，第一部类补偿了自身消耗的生产资料 I c，第二部类补偿了自身所需的生活资料 II（v+m），同时两大部类之间通过产品交换 I（v+m）= II c，满足了对方在实物形式上的需求，使第一部类的消费需求得到补偿，第二部类的生产耗费得到替换。最终两大部类的产品以货币为媒介成功实现，社会再生产得以顺利进行。马克思又将这一比例关系延伸到隶属两大部类的各个子类，认为所属子类之间仍是以 I（v+m）= II c 为条件按需生产。在此基础上，马克思提出了扩大再生产的实现条件，其为剩余价值中被资本家消费的部分。该实现条件表明两大部类因扩大再生产而追加的生产资料也要得到补偿，每一部类的资本积累率都要受到另一部类的制约。

马克思的社会再生产理论表明了产业结构升级要兼顾量的调整和质的优

---

① 资本论：第二卷［M］. 北京：人民出版社，2004：141.
② 马克思恩格斯全集：第二十四卷［M］. 北京：人民出版社，1972：174.

化。具体到制造业，只有生产被社会需要的量，才能既释放全部生产力，又实现市场出清，达到供需平衡，推动转型升级。因此要鼓励企业根据自身条件，通过调整发展战略，有效化解产能过剩，减少无效和低端供给；要在研发、设计、制造、销售各环节融入信息技术手段，开展协同创新、响应个性需求、降低生产成本、提高流通效率，通过完善的创新研发体系、柔性的设计制造流程、扎实的质量监督管理，增强供给结构对市场变化的反应，扩大有效和中高端供给。确保社会再生产按比例高质量进行，推动制造业向全球价值链的中高端迈进。

（四）产业转型升级的动力机制

马克思将追求剩余价值看成内生动力，将竞争视作外在压力，认为二者共同推动了产业转型升级。从内生动力来看，对剩余价值的追求促进了资本的自我增值运动，推动了产业升级。资本家通过延长工作时间来追求绝对剩余价值的手段，会受到法律、道德、时间和劳动力身体条件的制约，因此提高劳动生产率、缩短必要劳动时间的相对剩余价值生产越来越受推崇。资本家不断采用新技术和新设备，压缩生产商品的个别劳动时间，以获取超额利润。从外在压力来看，"自由竞争使资本主义生产的内在规律作为外在的强制规律对每个资本家起作用"[1]。竞争率先在产业内部展开，个别企业的逐利行为逐渐扩散到整个经济部门，从总体上提高了部门的劳动生产力，缩短了生产某种商品的社会必要劳动时间。竞争通过商品交换延伸至整个经济系统，新的技术和新的生产方式从原材料、零部件、中间品一路渗透至最终产品的生产部门，从总体上促进了产业转型升级。

二、西方学者关于产业升级的主要观点

西方学者对产业转型升级的研究成果较为丰富，这里选取与本书探讨问题相关的价值链理论和产业结构理论两个方面论述。前者注重阐述企业生产各环节的价值创造问题，后者主要分析产业结构演进的原因和表现。

---

① 资本论：第一卷［M］. 北京：人民出版社，2004：300.

（一）价值链理论

价值链理论是目前国内外研究最多的产业升级理论，经历了从价值链到价值增值链再到全球商品链最后到全球价值链的进化。

1. 价值链

美国经济学家迈克尔·波特在 1985 年的《竞争优势——创造和保持卓越的表现》一书中提出：“每个企业都是设计、生产、营销、交付和产品支持等一系列活动的集合。所有这些活动都可以用价值链来表示。”[①] 波特将价值理解为“买家愿意为企业提供给他们的产品支付的金额”[②]，可以用总收入（企业产品的价格乘以它所能销售的产品数量）来衡量。波特认为价值链是价值的展示，包含价值活动和利润（附加价值[③]）：价值活动是一个企业在物质和技术上所从事的独特活动，是企业创造对买者有价值的产品的基础；利润是总价值和执行价值活动的总成本之间的差额。企业间的竞争不是单个价值活动的竞争，而是整个价值链的竞争。波特指出企业价值链嵌入在更大的价值系统中：供应商价值链（上游价值）用于创建和交付企业链中使用的采购投入；渠道价值链（渠道价值）是产品在到达买方的过程中都要经过的，影响买方的附加活动，也影响企业自身的活动；企业的产品构成了买方价值链的一部分，企业及其产品在买方价值链中的角色是企业差异化的基础，决定了买方的需求。波特将成本和差异化视作企业的竞争优势，认为获取和保持竞争优势不仅取决于对企业价值链的理解，还取决于企业如何融入整个价值系统。虽然波特的价值链理论将交换价值这一表现形式当作价值本身，忽略了价值的劳动基础，绕过本质谈现象，缺乏科学的理论根基，但引发了学者对价值链的研究。其对物流、制造、销售等价值活动的辨认和划分成为全球价值链等后续研究的起点。现有文献常将企业利润或产值增加作为测评价值链升级的指标。

我国台湾宏碁集团创始人施振荣在波特的价值链理论和自身实践的基础

---

① PORTER M E. Competitive advantage – creating and sustaining superior performance[M]. New York：The Free Press，1985：37.

② 同①38.

③ 同①39.

上，于1992年始创"微笑曲线"，以描绘微机生产各环节产生的附加价值，如图1-2所示。施振荣认为，产业附加值的高低根据所处的产业链环节而有所不同：越接近微笑曲线两端（如前端的研发设计和后端的营销服务等环节），企业获取的附加价值越高；而越靠近微笑曲线中间（如加工制造环节），企业获取的附加价值越低。随着信息通信技术的发展和普及，制造业的工艺流程普遍优化，加工制造环节创造的利润显著提升，而营销服务等传统高附加值环节创造的利润相对下降。日本索尼中村研究所于2004年提出了"武藏曲线"（用日本剑圣宫本武藏创立的状似拱桥的二刀流剑术命名），用以描述这一现象。

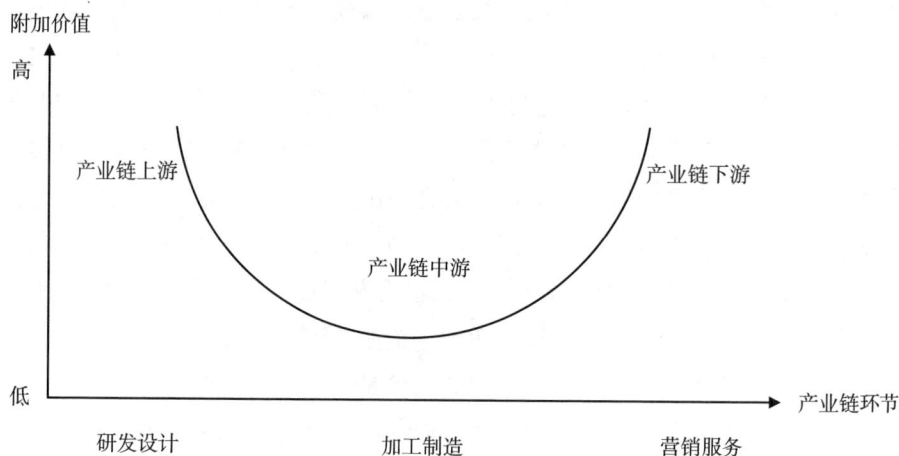

图1-2 微笑曲线

2. 价值增值链

为分析企业在全球产业中的竞争地位，布鲁斯·科洛特在《设计全球战略：比较和有竞争力的增值链》一文中提出了价值增值链的概念。他认为"价值增值链是将技术与原料和劳动力投入相结合，然后把这些经过加工的投入要素进行组装、营销和分配的过程。单个企业可能只涉及链条上的一个环节，也可能是广泛的纵向一体化，如从采矿到制造最终产品的钢铁企业"[1]。企业在设计全球战略时，要重点考虑两个问题：一是企业的价值增值链应该在哪

---

[1] KOGUT B. Designing global strategies：comparative and competitive，value-added chains［J］. Sloan management review，1985（26）：15-28.

里截止；二是企业应该把资源集中在哪些职能活动上。

科洛特认为这两个问题的答案建立在国家比较优势和企业竞争优势相互作用的基础上。当比较优势影响了一国的哪些生产要素（如劳动力）相对于其他国家具有较低成本时，竞争优势就决定着企业基于自身专有特性（如果没有大量的成本和不确定性，竞争对手是无法模仿的，如品牌名称），相对于同行业的全球其他企业，应集中投资和管理资源于价值增值链上的哪些技术和活动。

不难看出，科洛特的价值增值链理论实际是将波特的价值链理论扩展到了跨国企业设计全球战略的领域。在波特注重成本和差异化为企业带来竞争优势的基础上，科洛特强调应将国家区位差异导致的要素成本差异，进而形成一国的比较优势，与企业的竞争优势相结合，利用价值增值链来构建企业的战略配置决策。该理论突出企业价值链的全球空间再配置问题，是波特的价值链理论的进化。

3. 全球商品链

"商品链"一词源于 1977 年特伦斯·霍普金斯和伊曼纽尔·沃勒斯坦在《评论》杂志上发表的一篇文章。商品链最简单的定义是在连续的生产过程之间的链接，包括组织必要的原材料和半成品投入的采购、劳动力的招募及其供应、安排到下一个站点的运输，以及分销模式（通过市场和转移）的构建和消费，从而产生可供个人消费的最终产品。如果最终的消费品是衣服，那么商品链就包括布料、纱线等的生产，棉花的种植，以及参与这些生产活动的劳动力的再生产[①]。20 世纪 80 年代，有许多学者对商品链的内涵进行了丰富和延伸。世界经济结构的调整促进了国际贸易和生产的一体化，使商品链在资本、劳动和国家关系中的作用越发凸显。

在此基础上，格里芬提出了全球商品链的概念，重新制定了分析全球组织及其变化的基本模式类别。1994 年，由盖瑞·格里芬和米格尔·科尔泽尼维茨编辑的《商品链和全球资本主义》一书出版，该书载有在杜克大学举办的第 16 届世界政治经济学年会上提出的若干论文。在这些论文中，引用最广泛、影响最大的就是盖瑞·格里芬的《买方驱动的全球商品链架构：美国零

---

① HOPKINS T, WALLERSTEIN I. Patterns of development of the modern world-system [J]. Review, 1997（1）：128.

售商如何塑造海外生产网络》。这篇论文为研究全球商品链制定了一个框架，允许在过程之间更充分地建立宏观和微观的联系。格里芬认为可以从 4 个维度来分析每一个商品链：一是投入产出结构，即将原材料转化为最终产品的过程；二是属地性或地理范围；三是治理结构，描述一个链条的治理结构就是要阐明存在于链条上的权力关系的本质，也就是说，链条中的哪些企业最能够控制生产过程的各个方面，以及它们如何占有和分配所创造的价值；四是制度环境①。格里芬对生产者驱动（PDCC）和购买者驱动（BDCC）商品链进行了区分，提出前者更多的是资本密集型产业，如汽车制造业，在这些产业中，强大的制造商常常控制并且拥有几层垂直供应商；后者与之相反，代表是轻工业，如经典的服装制造业，在这些产业中，商品链这一远程分包网络由亲密程度不同的设计师、零售商和其他品牌企业共同经营，这些企业不一定生产该产品，只是用他们的牌子销售该产品②。

全球商品链理论所体现的是一种以网络为中心的、历史性的方法，它在国家层面之上进行探索，以便更好地分析当代世界的结构和变化。全球商品链文献主要有 3 个方面的贡献：方法学、理论和政策。首先，全球商品链框架的开发和应用为对全球产业感兴趣的研究人员提供了一种方法，来分析作为经济全球化重要组成部分的生产网络。其次，对全球商品链的研究有助于我们理解全球经济是如何运作的，特别是在全球产业中权力是如何行使的。最后，全球商品链研究的政策应用是其最富影响的成果。利用全球商品链方法提供的洞见进行有效的政策干预，使企业能够改善其在特定价值链中的地位——价值链文献将这一过程定义为升级："理解价值链如何运作对发展中国家的企业和政策制定者非常重要。经济主体如何取得参与全球价值链所需的技能、能力和支持服务？发展中国家的企业、产业和社会具有哪些潜力，通过积极改变它们嵌入全球价值链的方式实现升级？"③地方和国家政府，以及

---

① GEREFFI G. The organization of buyer-driven global commodity chains：how U.S. retailers shape overseas production networks［M］//GEREFFI G, KORZENIEWICZ X M. Commodity chains and global capitalism. New York：Praeger Publishers, 1994：95-122.

② GEREFFI G. Shifting governance structures in global commodity chains, with special referenceto the internet［J］. American behavioral scientist, 2001（10）：1617-1637.

③ GEREFFI G. Beyond the producer-driven/buyer-driven dichotomy：the evolution of global value chains in the internet era［J］. IDS Bulletin, 2001（3）：2.

国际劳工组织等国际机构都对这些问题的答案表达了兴趣，将全球商品链框架视作一种能够有效确定方向并为政策提供信息的范式。

4. 全球价值链

全球商品链只是利用网络或链条方法对经济全球化进行研究的几种概念中的一种，其他的概念还有国际生产网络、全球生产网络、全球生产系统等。考虑到这些方法的多样性，有学者认为，有必要对价值链分析的术语进行统一，这样就能将研究全球经济生产网络的学者组成一个联盟。这个统一术语就是"全球价值链"，其研究联盟于 2000 年 9 月在意大利贝拉吉奥举行的一次会议上形成，并于 2001 年 7 月在《IDS 公报》杂志上编辑了一期《价值链的价值：传播全球化的收益》的特刊，载有在贝拉吉奥会议上发表的若干论文。编辑们认为，与全球商品链框架所提供的方法相比，全球价值链代表了一种更具包容性的研究国际生产网络的方法，因为"全球价值链的研究可以允许人们识别不同行业中相似的链条结构和治理体系……认识到不同行业之间发展的相似性，而这些发展可能会被术语上的差异所掩盖"[1]。

全球价值链的支持者对价值链如何能为企业层面的产业升级战略提供信息非常有兴趣。格里芬在 2001 年的价值链特辑上发表的文章中指出，全球价值链理论的中心问题是（特别是发展中国家的）企业如何改善它们在链条中的地位，从而产生更多的价值。他认为，接近制定价值链参与规则的领先企业是成功参与全球市场的必要不充分条件："价值链治理的新形式的出现是由全球经济中领先企业的组织能力的进化驱动的……各国要想在今天的世界经济中取得成功，就需要战略性地嵌入全球网络，并制定战略以获得领先企业的准入，以改善它们的地位。"[2] 这些支持者将升级定义为在价值链中提升企业的地位，从而使企业能够通过生产过程获得更高的附加值，提高竞争力。他们认为价值链升级的一个可能途径是，企业通过增加职能范围，从更边缘的位置向同一价值链的更安全位置移动。例如，交钥匙制造商或全包制造商通常负责基本生产之外的其他职能，如设计或物流管理，这称为链内升级或职

① STURGEON T J. How do we define value chains and production networks? [J]. IDS bulletin, 2001（3）: 9–18.

② GEREFFI G. Beyond the producer–driven/buyer–driven dichotomy: the evolution of global value chains in the internet Era [J]. IDS bulletin, 2001（3）: 32.

能性升级。其他类型的升级包括产品升级（生产更复杂的单价更高的产品）、工艺流程升级（改进技术或生产系统）和链间升级（从一个行业转移到另一个行业，也称跨部门升级）[1][2]。

　　此后也相继有学者或组织对全球价值链的研究内容不断进行拓展。如联合国工业发展组织（UNIDO）在 2002 年的报告《通过创新和学习参与竞争》中指出："全球价值链中的企业在世界各地开展相关活动，将产品或服务从设计和开发带到生产和销售，再到售后服务和最终的回收利用。抓住全球价值链的优势在于，企业可以在其技术能力水平上寻求参与。"[3]该报告认为全球价值链是由大量互补企业构成的，通过其经济活动互相链接形成网络集群，因此不仅需要关注企业本身，也要关注该集群中动态变化的契约关系和链接方式[4]。格里芬等人在 2005 年的论文中，将全球价值链研究扩展到政策干预方向，表达了他们的希望："我们这里发展的全球价值链理论将有助于制定有关产业升级、经济发展、创造就业和扶贫的有效政策。"[5]此外，国内的学者也通过对国际贸易和国际生产网络的大量研究，从宏观（国家）[6]、中观（行业）[7]和微观（企业）[8]3 个层面补充了全球价值链升级的测度方法。

　　我们可以看到，上述 4 种价值链理论既对立又统一。从对立面来说，波特的价值链理论和科洛特的价值增值链理论更侧重于本土的企业层面的工业

---

① GEREFFI G, HUMPHREY J, KAPLINSKY R, et al. Introduction：globalisation, value chains, and development [J]. IDS bulletin, 2001, 32（3）：1–8.

② HUMPHREY J, SCHMITZ H. Governance in global value chains[J]. IDS bulletin, 2001,（2）：19–29.

③ 联合国工业发展组织. 通过创新和学习参与竞争 [M]. 北京：中国财政经济出版社，2003：4.

④ 同③：105.

⑤ GERRFFI G, HUMPHREY J, STURGEON T. The governance of global value chains[J]. Review of international political economy, 2005（1）：78–104.

⑥ 鞠建东，余心玎. 全球价值链研究及国际贸易格局分析 [J]. 经济学报，2014, 1（02）：126–149.

⑦ 王直，魏尚进，祝坤福. 量化双边和部门层面的国际生产共享 [D]. 美国国家经济研究局，2013.

⑧ 陈艳莹，原毅军. 治理机制与企业网络的规模：嵌入型视角的研究 [J]. 中国工业经济，2006（9）：102–108.

升级研究;全球商品链理论注重对在世界经济系统或国际生产网络中,影响链条动态或附加值分配的外部因素,如供应链动态、地区治理、制度环境等进行分析;而全球价值链理论偏向部门内部逻辑,对企业所处行业的结构特征、企业间关系和工艺流程特点等技术性的、组织性的、内部的问题进行分析。从统一面来说,4种价值链理论具有重要的连续性,都将链条看作是企业从采购到销售这一系列运营活动或动态过程的链接,价值(增值)链理论对企业活动价值创造的判断、全球商品链理论对链条治理的研究、全球价值链理论对企业在链条中所处位置的分析,不断影响着价值链理论的发展,丰富了产业转型升级的理论基础。

(二)产业结构理论

产业结构是产业的构成和比例,表现了产业内部及产业之间的技术经济关系。1672年,英国古典政治经济学创始人威廉·配第在其代表作《政治算术》中提出,产业结构是造成不同国家的国民收入和发展阶段的差异的主要原因,标志着产业结构理论的开端。后续学者也对经济增长与产业结构升级的关系不断进行研究,在产业结构的演变、影响因素、关联关系和政策治理等众多分支发表了颇有影响力的见解。

1. 霍夫曼定理

1931年,德国经济学家霍夫曼在《工业化阶段和类型》一书中提出了著名的霍夫曼定理。霍夫曼定理研究了一国在工业化的不同阶段,其产业结构的变化规律。霍夫曼同样将工业部门分为生产资料生产部门和消费资料生产部门两部分,通过对主要国家工业化历史数据的统计分析,提出了后者与前者的净产值之比随着工业化发展不断下降,即生产资料生产部门的产值比重越来越大,后人将这一比值称作"霍夫曼系数"。在此基础上,霍夫曼认为工业化过程有4个阶段,分别为消费资料生产部门较快发展阶段、生产资料生产部门较快发展阶段、二者产值平衡阶段,以及生产资料生产部门的产值最终超越消费资料生产部门阶段。这一规律的得出,与马克思的随着工业发展,机器设备等不变资本的比例增大,劳动力这一可变资本的比例缩小,从而资本的有机构成不断提高,以及生产资料生产部门和生产生产资料的部门的比重扩大等观点相近,意味着生产资料生产部门在工业化的最高阶段发挥着支配性作用。

2. 要素禀赋论

要素禀赋论又称赫克歇尔 – 俄林理论或 H–O 理论，由瑞典经济学家赫克歇尔首先提出，俄林理论于 1933 年系统创立。该理论用生产要素的丰缺来解释一国比较优势的形成，是产业结构理论的补充。

按照该理论，假定有资本与劳动力两种要素，如果 A 国与 B 国相比具有更高的人均资本，那么 A 国就是"资本丰裕"国家，而 B 国是"劳动力丰裕"国家。"资本丰裕"国家应生产并出口资本密集型产品，进口劳动密集型产品，而"劳动力丰裕"国家应生产并出口劳动密集型产品，进口资本密集型产品，由此两个国家在相同的劳动时间内都能收获最大的社会财富。美国经济学家斯蒂格利茨后将这一理论纳入他的经典著作《经济学》中，进行了举例说明。假设 A 国生产一台计算机需要 100 个小时，生产一吨小麦需要 5 个小时，B 国生产一台计算机需要 120 个小时，生产一吨小麦需要 8 个小时，虽然 A 国在生产计算机和小麦上都具有绝对优势，但 A 国生产一台计算机的时间是生产一吨小麦的 20 倍，而 B 国生产一台计算机的时间是生产小麦的 15 倍，显然 B 国具有生产计算机的比较优势。这时，如果两国进行专业化分工合作，则当 A 国增加了 1000 吨小麦的生产，它的计算机生产只减少了 50 台，而 B 国就可以减少 1000 吨小麦的生产，而增加 66 台计算机的生产，在这种情况下，全世界的小麦产量没有变化，计算机产量却增加了 17 台，A 国增加小麦的专业化生产而 B 国增加计算机的专业化生产是划算的。

要素禀赋论提出一个国家要顺应其资源禀赋，专门进行它们相对更有效率的商品的生产，优先发展资本密集型或劳动密集型产业，再通过国际贸易，使本国利益最大化，这样就形成了基于比较优势的国际分工，对各国的产业结构发展具有指导作用。但是，该理论也存在一定的局限性，即提出的前提假设都是静态的，忽略了国际国内经济因素的动态变化。就技术而言，现实生产中技术是不断进步的，而进步能使旧有产品的成本降低，也能产生新产品，因而会改变一国的比较利益格局，使比较优势升级换代，扩大贸易的基础；就要素来说，不同生产要素的性质不同，初级生产要素和高级生产要素的经济特征不同，新旧机器的有形磨损和无形磨损有所差别，熟练工人与非熟练工人的劳动生产率也不能相提并论；就价格而论，同种要素在不同国家的价格全然不是该理论所指出的那样，会随商品价格的均等而渐趋均等。发达国家与发展中国家工人工资的悬殊、利率的差距，足以说明这一问题。

3. 钱纳里的产业结构变革与发展政策理论

霍利斯·钱纳里是二战后对发展中国家的宏观经济特征进行系统实证分析的主要经济学家之一。他是哈佛大学教授，曾任职世界银行负责发展政策的副行长。1979 年，钱纳里出版了《结构变革与发展政策》一书，整合了他 20 年来对产业结构变革的研究成果。这些研究包括：经济发展可被视为一系列相互关联的结构性变化；许多发展中国家在过去 20 年的发展转型中取得了实质性进展；对结构性问题的研究需要修正传统经济理论，以考虑不同国家在经济系统功能上的限制；政策结论应该针对特定国家，而不是像新古典主义所认为的那样具有普遍性。但钱纳里也没有极端地认为每个发展中国家都是一个特例，不能一概而论，而是寻求规律性的"发展模式"，希望可以在特定主题上为相当一部分发展中国家提供有益的启发。他的著作始终具有直接的政策导向，在一定程度上，该书的标题准确地描述了其内容。他自始至终都在关注工业化及其带来的结构变化。在这本书中，钱纳里运用相对简单的计量技术，整理了大量的准工业化的发展中国家的数据，建立了一个适用于多国的标准产业结构模型。他以人均 GDP 为基础，提出从落后的工业经济转变为发达的工业经济需要经历 3 个阶段共 6 个时期，并且从一个阶段向下一个阶段迈进要依靠产业结构的转型实现。

4. 其他经济学家的产业结构理论

其他学者在产业结构升级问题上也颇有建树。诺贝尔经济学奖得主华西里·列昂惕夫是投入产出分析法的鼻祖，并将这一方法运用到对美国经济结构的研究中。刘易斯在他著名的二元结构模型中，着重分析了发展中国家存在的农业主导型经济体系和工业主导型经济体系并存的问题，在很长一段时间对我国的工业化发展都具有重要的启发。罗斯托的主导产业扩散理论提出，经济的持续不断增长，是主导产业的迅速扩散和不断更替的结果，其扩散过程通过回顾效应（主导产业对产业链上游的生产要素供应商产生刺激）、旁侧效应（主导产业对周边环境类经济变量的影响）和前向效应（主导产业对下一个主导产业的诱发）发挥作用。日本经济学家针对东亚发展中国家创造了雁阵模型，认为利用好进口发达国家的先进机器和设备的机会，可以刺激国内产业的发展。发达国家和发展中国家通过产业转移，促使比较优势发生动态变化，呈现倒"V"字形的雁阵形状。上述理论互相关联，又各成体系，为我国的国际产业合作、国内重点产业扶持、二元结构转变等产业政策的制定带来了很大的启发。

第四节　数字经济影响制造业转型升级研究的最新成果

本节先对国内外学者讨论最集中的影响制造业转型升级的 10 大因素进行梳理；在此基础上，总结了与选题相关的文献，讨论其研究方法和大致框架；最后进行综合述评，找到切入点，为正文写作做好铺垫。

一、关于制造业转型升级的动因

目前国内外学者对制造业转型升级的动因的讨论主要集中在 10 个方面。

（一）技术创新

技术创新是一个新构思（新工艺、新产品或新服务）从研究开发到市场实现的全过程，即科技成果的商业化过程[1]。技术创新是制造业转型升级的核心推动因素，技术创新、产业升级和经济增长之间存在着必然的因果联系[2]。Humphrey[3]认为企业通过获取和掌握一些新技术，可以提升企业产品的科技含量和市场竞争力，有助于企业迈入产业链高端位置。Albert[4]在研究企业内部研发和技术转让的交互作用对制造业影响时，发现二者的交互作用可以显著提高制造业生产效率。Ngai[5]认为随着产业内技术的进步，劳动生产率和产业规模都会得到显著提高，产业地位得到提升。Arthur[6]指出技术创新是通过规

---

① 汪和平，钱省三. 我国制造业技术创新思路探讨［J］. 科学学研究，2005（12）：240-243.

② 任保全，刘志彪，王亮亮. 战略性新兴产业生产率增长的来源：出口还是本土市场需求［J］. 经济学家，2016：13-23.

③ HUMPHREY J，SCHMITZ H. How does insertion in global value chains affect upgrading in industrial clusters?［J］. Regional Studies，2002，36（9）：1017-1027.

④ HU A G Z.，JEFFERSON G H，XIAOHING G，et al. R&D and technology transfer：firm-level evidence from Chinese industry［J］. Review of economics and statistics，2005，36（4）：780-786.

⑤ NGAI L R，P Christopher A. Structural change in a multisector model of growth［J］. American economic reviews，2007，97（1）：429-443.

⑥ ARTHUR W B. Competing technologies，increasing returns，and lock-in by historical events［J］. The Economic Journal，1989，394（99）：116-131.

模拟酬递增作用促进产业升级的。林毅夫[①]认为发展中国家实现产业转型升级的关键在于选择与自身要素结构相适应的技术结构，通过技术进步获得的创新竞争优势对于产业转型升级具有可持续性的促进作用。目前，文献中主要存在3种途径度量技术创新：第一种是投入法，指标如制造业R&D经费投入；第二种是产出法，指标如制造业专利数量；第三种是技术的影响，指标如制造业全要素生产率（TFP）（高远东，2015）。

（二）资源要素

劳动过程的简单要素包括劳动对象、劳动资料和劳动本身[②]。作为厂商生产商品的投入，这些要素被称作生产要素，厂商的生产成本就是这些生产要素的成本之和[③]。在制造业中，最基本的供给要素是资本和劳动力[④]，产业转型升级本质上表现为要素的升级和能力的提升[⑤]。拥有资源要素的质量决定了转型升级的质量，形成竞争优势的关键在于如何控制资源要素保持高质量低成本的状态[⑥]。资本在不同行业部门的投向偏好会影响制造业的结构变动。新的投资方向会形成新的产业；对不同产业的不同投资比例，会造成不同的产业发展程度。劳动力质量和数量的差别，会产生不同的产业聚集形态，从而影响一国制造业的转型升级。提高劳动力质量和优化劳动力资源，可以提升劳动生产率，进而促进制造业转型升级。技术结构变化和技术进步是制造业转型升级的根本动力。技术进步速度会影响生产率的上升速度，导致资源从生产率较低的部门向生产率较高的部门转移，从而影响制造业结构变化，推动制造业转型升级（曾燕玲，2014）。

① 林毅夫. 新结构经济学的理论基础和发展方向［J］. 经济评论，2017（3）：4-16.

② 资本论：第一卷［M］. 北京：人民出版社，2004：208.

③ 约瑟夫·E. 斯蒂格里茨. 经济学：第四版（上）［M］. 北京：中国人民大学出版社，2010：137.

④ 杜传忠，郭树龙. 中国产业结构升级的影响因素分析：兼论后金融危机时代中国产业结构升级的思路［J］. 广东社会科学，2011（4）：60-66.

⑤ 林玉妹，林善浪. 我国产业转型升级的关键因素与路径分析［J］. 北华大学学报（社会科学版）. 2013，14（1）：32-38.

⑥ BAZAN L，ALEMAN L N. The underground revolution in the sinos valley：a comparison of upgrading in global and national value chains［C］//SCHMITZ H. Local enterprises in the global economy. Cheltenham，UK：Edward Elgar Publishing，2004：110-127.

（三）市场需求

市场需求表现为市场的性质和大小，决定了企业的生产活动和技术资本投入，它既是进行创新活动的前提，又是实现技术进步的前奏，同样也是实现升级的内生动力[1][2]。市场需求会刺激企业对自身的产品和服务进行创新。通过分析市场需求的特征，以创新活动满足市场需求，形成企业的竞争优势，从而达到制造业转型升级的目的[3]。因此，制造业转型升级不仅要从技术方面进行追赶，也要突破市场需求的限制[4][5]。市场对外开放程度以及市场化水平越高，越能够促进制造业转型升级[6]。市场需求主要体现在消费者的个人需求和政府的公共需求两方面[7]。消费者的需求是随着经济发展而升级的，因此，制造业也应匹配需求而升级[8]。需求总量和需求结构的变化会引起制造业的扩张与收缩，进而对产业结构产生影响（曾燕玲，2014）。

（四）政策制度

政策制度对制造业转型升级的影响更多体现在宏观层面[9]。政府可以对影

---

① SCHERER F M. Firm size, market structure, opportunity, and the output of patented inventions [J]. American economic reviews, 1965, 55（5）: 1097-1125.

② MAZZOLENI R. Learning and path-dependence in the diffusion of innovations: comparative evidence on numerically controlled machine tools [J]. Research Policy, 1997（26）: 405-428.

③ 波特. 国家竞争优势 [M]. 李明轩，等译. 北京：华夏出版社，2002: 81-94.

④ 陈爱贞，刘志彪，吴福象. 下游动态技术引进对装备制造业升级的市场约束：基于我国纺织缝制装备制造的实证研究 [J]. 管理世界，2008（2）: 72-81.

⑤ 任曙明，原毅军，王洪静. 损失厌恶、需求萎缩与装备制造业技术升级 [J]. 科学学研究，2012，30（3）: 387-393.

⑥ 安苑，宋凌云. 财政结构性调整如何影响产业结构？[J]. 财经研究，2016，42（6）: 108-120.

⑦ 武晓霞，梁琦. 集聚经济的空间演变及产业结构升级效应：基于长三角服务业的分析 [J]. 南京审计学院学报，2014，11（5）: 14-22.

⑧ 梁树广，李亚光. 中国产业结构变动的影响因素分析：基于省级面板数据的实证研究 [J]. 经济体制改革，2012（4）: 93-97.

⑨ 苏贝. 制造业智能化转型升级影响因素及其实证研究 [D]. 西安：西安理工大学，2018: 8-9.

响制造业转型升级的诸要素进行调整，通过制定财政、货币等政策，采取立法、协调等手段，实施政府投资、管制等措施，来调整供需结构、国际贸易结构和国际投资结构，进而影响制造业转型升级（曾燕玲，2014）。拉尔[1]认为政府政策在制造业转型升级的过程中扮演着重要角色，特别是当经济出现特殊状况的时候，制定有目的性的干预管制或扶持政策，能够推动制造业转型升级。一部分学者认为政府补贴会对制造业转型升级产生一定的影响，而其中补贴的差异化会导致国内制造业生产率分布的离散与资源误置[2][3]。马修斯[4]在研究亚洲经济发展规律时指出政策制度因素推动了新技术向发展中国家转移，发展中国家通过吸收消化新技术，实现产业转型升级，而这个过程的核心就是改变本国的政策制度环境。约翰逊[5]通过研究日本通产省产业政策对日本重化工业发展的影响，发现产业政策对提升日本重化工业的国际竞争力有显著效果。菲利普·阿吉翁[6]对1998—2007年中国工业数据进行实证研究发现，竞争性产业政策可以提高产业生产效率。朴忠焕[7]认为节能减排政策可以提高制造业部门的能源利用效率和经济发展水平。高远东（2015）提出对政策制度的测度指标主要有市场化进程指数、工业总产值中非国有企业比重、固定资产投资中非国有经济份额等。

① LALL S. Competitiveness, technology and skills [M]. Cheltenham, UK: Edward Elgar, 2001: 53.

② MAI K, JINGMING S. A divergent path of industrial upgrading: emergence and evolution of the mobile handset industry in China [J]. ETRO, 2007 (10): 1–40.

③ 蒋为，张龙鹏. 补贴差异化的资源误置效应：基于生产率分布视角 [J]. 中国工业经济，2015 (2): 31–43.

④ 约翰·马修斯，赵东成. 技术撬动战略：21世纪产业升级之路 [M]. 刘立，等译. 北京：北京大学出版社，2009: 52–70.

⑤ JOHNSON C. Miti and the Japanese miracle: the growth of industrial policy, 1925–1975 [M]. Stanford, California: Stanford University Press, 1982: 101.

⑥ AGHION P, CAI J, DEWATRIPONT M. Industrial policy and competition [J]. Social science electronic publishing, 2005 (7): 1–54.

⑦ PARK C W, KWON K S, KIM W B. Energy consumption reduction technology in manufacturing – a selective review of policies, standards, and research [J]. International journal of precision engineering and manufacturing, 2009, 10 (5): 151–173.

（五）环境规制

环境因素既包括市场结构和竞争环境，也包括市场环境、制度环境、区位环境、生态环境、人居环境和人文环境等（林玉妹，2013）。迈克尔·波特[1]认为，由于各个产业对其发展环境有不同的要求，有的国家会特别有利于某些产业的发展，使这些产业特别发达，同时会阻碍另一些产业发展，使其变得特别落后。唐国华等[2]指出环境规制通过技术创新、企业进入退出和国际贸易 3 个因素影响制造业转型升级，通过将这 3 个因素设为中介变量进行中介效应检验，表明这 3 条影响路径均存在且有效。

（六）金融发展

雷蒙德·菲斯曼[3]通过实证研究发现，金融可以推动产业结构优化，金融业发展水平与产业结构升级程度联系紧密。王立国等（2015）[4]利用 1992—2012 年数据建立 VAR 模型研究中国金融发展与产业结构升级之间的关系，结果显示金融发展规模扩大对产业结构升级具有正向促进作用。安佐拉托斯[5]利用 1990—2001 年间 29 个国家的 28 个工业部门的面板数据，通过协整分析方法研究金融结构和产业结构的关系，发现金融发展显著推动产业技术进步，进而影响产业结构升级。王楠[6]利用 1993—2009 年中国 34 个中心城市的动态面板数据证明了金融发展对城市产业升级具有显著的正向推动作用，但推动存在时滞效应。周永涛等[7]认为金融发展和外商直接投资在促进产业升级方面

① 波特. 国家竞争优势 [M]. 李明轩，等译. 北京：华夏出版社，2002：266-267.

② 唐国华，李晨韵. 环境规制对制造业转型升级的作用机制研究 [J]. 经济论坛，2018(9)：33-40.

③ FISMAN R, LOVE I. Trade credit, financial intermediary development, and industry growth [J]. Journal of finance, 2003, 58（1）：353-374.

④ 王立国，赵婉妤. 我国金融发展与产业结构升级研究 [J]. 财经问题研究，2015(1)：22-29.

⑤ ANTZOULATOS A A, APERGIS N, TSOUMAS C. Financial structure and industrial structure[J]. Bulletin of economic reaearch, 2011, 63（2）：109-139.

⑥ 王楠. 金融发展对中国城市化进程影响的实证分析 [D]. 长春：吉林大学，2011：57-94.

⑦ 周永涛，钱水土. 金融发展、技术进步与对外贸易产业升级 [J]. 广东商学院学报，2012，27（1）：44-45.

具有互补关系。

（七）国际贸易

国际贸易对制造业转型升级的影响主要体现在两个方面：一是通过引进技术和高技术含量中间产品，改造更新制造业设备，降低中间消耗，提高制造业技术水平；二是通过与发达国家或地区的贸易活动，学习和引进其先进技术，产生技术扩散和外溢效应，帮助制造业转型升级（曾燕玲，2014）。蓝庆新和田海峰[1]定义了对外贸易结构与产业结构变化的指标，实证研究发现二者之间存在显著的线性关系。王桤伦[2]通过实证分析1990—2003年数据，得出国际贸易与产业升级存在显著相关性。

（八）营销能力

德永恩等[3]分析了营销能力对制造业转型升级的影响。文章以中国内地和香港的电子设备制造商为例，将营销能力拆分成定价、产品开发、渠道管理、市场沟通、销售、市场信息管理、行销计划和市场执行8个方面，利用问卷调查获取的数据，通过结构方程建模分析，得出其中的产品开发、市场沟通和渠道管理3个方面对转型升级有显著的正面效应，其余5个方面具有辅助支持作用。

（九）人力资本

人力资本的多寡将直接影响制造业的发展、制造业结构变动和制造业转型升级（高远东，2015）。陈晓佳（2014）研究了人力资本对制造业转型升级的影响。首先从替代效应、收入分配效应、外溢性、人力资本比较优势、生产效率、研发创新和出口结构这7个方面分析人力资本对制造业转型升级的

---

① 蓝庆新，田海峰. 我国贸易结构变化与经济增长转型的实证分析及现状研究 ［J］. 株洲工学院学报，2002（2）：39-44.

② 王桤伦. 对外贸易与中国产业结构高度化进程实证研究 ［J］. 技术经济，2006（2）：24-27.

③ ENG T Y，JONES J G S. An investigation of marketing capabilities and upgrading performance of manufacturers in mainland China and Hong Kong ［J］. Journal of World Business，2009（44）：463-475.

影响。然后利用面板数据和年截面数据进行实证分析，得出能够进行研发创新的人力资本更能促进制造业转型升级，而出口结构的优化与人力资本相互作用，能够产生倒逼机制，进而促进制造业转型升级的结论。

（十）城镇化发展

陈晨子等[①]以我国 1978—2011 年的经济数据为研究对象，通过构建 ECM 模型，实证得出产业结构与城镇化存在相互强化关系。蓝庆新和陈超凡[②]通过构建空间计量模型分析新型城镇化对我国产业升级的影响，研究得出新型城镇化对产业升级具有显著的空间冲击效应。赵永平等[③]利用 2000—2012 年的省级面板数据构建分位数回归模型，实证得出新型城镇化在所有分位点上均对产业升级具有显著的正向促进作用。

二、关于数字经济对制造业转型升级的影响

关于数字经济对制造业转型升级的影响，目前国内外研究较少。一是由于数字经济概念源起于 20 世纪末，国内也从 2016 年才开始用“数字经济”取代信息经济、网络经济等名词，因此对数字经济的定义、范围、测算争议不断，尚未形成大规模的学术研究；二是因为数字经济对传统产业的改造融合尚在摸索阶段，对其内在机理和实证检验的研究较少。鉴于此，本部分将文献范围扩大，首先梳理技术创新、资源要素和市场需求这 3 个因素对制造业转型升级影响的文章，其次总结数字经济与制造业转型升级相关的文章，最后述评新工业革命、新一代信息技术、信息化等数字经济相关范畴对制造业转型升级作用的文章，以求为本选题获取尽可能多的研究基础和参考对象。

---

① 陈晨子，成长春. 产业结构、城镇化与我国经济增长关系的 ECM 模型研究 [J]. 财经理论与实践，2012，33（6）：85-88.

② 蓝庆新，陈超凡. 新型城镇化推动产业结构升级了吗？：基于中国省级面板数据的空间计量研究 [J]. 财经研究，2013，39（12）：57-71.

③ 赵永平，徐盈之. 新型城镇化、技术进步与产业结构升级：基于分位数回归的实证研究 [J]. 大连理工大学学报（社会科学版），2016，37（2）：56-64.

（一）关于技术创新、资源要素、市场需求等因素对制造业转型升级的影响

许多学者（赵惠芳等，2008；季良玉，2016；张文欣，2019；闫姗娜，2019）专门研究了技术创新对制造业转型升级的影响。赵惠芳等[①]从技术创新投入、产出角度设计评价指标体系，利用灰色关联模型，探讨了不同技术层次制造业技术创新与产业结构升级的关系，提出不同技术层次制造业企业的技术创新投入指标对产业结构升级的影响程度不同，应该同时关注不同技术层次行业技术创新对产业结构的作用。季良玉[②]利用制造业研发经费、机构、人员数目等指标构建技术创新能力评价指标体系，运用熵权法测算出技术创新能力综合指数，作为解释变量；再从产业结构集约化、产业结构高度化和产业结构合理化3个角度分别构建指标体系，利用评价矩阵的离差最大化方法测算出3个指标的值，作为被解释变量；构建了3个多元回归模型，选取29个制造行业11年的面板数据，进行回归分析，得出了不同的技术创新能力对制造业转型升级的影响，最终从政府和企业两个层面给出了对策建议。这类研究的特点是将制造业技术创新看作是由研发投入、专利申请、新产品销售、劳动力提高等多方面能力共同组成的，通过构建多层次指标体系，得到技术创新综合指数，再进行后续对制造业转型升级的回归分析，并给出路径和对策，对技术创新的评估较为全面。本书在选取技术创新的指标值时也将运用这一方法。

其他学者将各影响因素综合起来，研究对制造业转型升级的影响。杜传忠等[③]将供给、需求、技术、政府、对外开放等因素综合起来，分析其对中国产业结构升级的影响。在分别简要叙述了各因素的作用机理后，文章将各因素融入一个多元线性回归模型中，采用逐步回归的方法，不断剔除不显著变量，得出各被解释变量（影响因素）对解释变量（产业结构水平——二、三产业产量增加占 GDP 比重）的影响显著程度，并给出相应的形势分析和政策建

① 赵惠芳，牛姗姗，徐晟，等. 基于技术创新的我国制造业产业结构升级 [J]. 合肥工业大学学报（自然科学版），2008（9）：1485–1488.

② 季良玉. 技术创新影响中国制造业转型升级的路径研究 [D]. 南京：东南大学，2016：9.

③ 杜传忠，郭树龙. 中国产业结构升级的影响因素分析：兼论后金融危机时代中国产业结构升级的思路 [J]. 广东社会科学，2011（4）：60–66.

议。这种分析方法的好处是简单明了，各因素对产业结构升级的作用机理和实证检验相互对应、一目了然，值得借鉴。但文章的理论和实证分析过于简单片面，对各影响因素只选取了一两个简单的变量，代表性不强，也未能体现各因素之间的关系，影响了结论的说服力。张红霞等（2016）研究了要素投入对山东省产业结构合理化与高级化的影响。文章认为，产业结构合理化和高级化是产业结构升级的两个具体表现。合理化选用泰尔指数来度量：

$$T = \sum_{i=1}^{n} \left(\frac{Y_i}{Y} \right) \ln \left(\frac{Y_i}{L_i} \Big/ \frac{Y}{L} \right) \qquad 式（1-1）$$

其中，T 表示结构偏离度，Y 表示产值，L 表示就业人数，i=1，2，3 代表三次产业。该公式的核心思想是，产业结构的合理化体现为要素投入结构与产出结构的耦合程度，即在考虑了不同产业重要程度的基础上（式 1-1 第一项），用不同产业的产值与就业的比例（式 1-1 第二项）作为结构偏离度，来度量产业结构的合理性。T 值越大，产业结构越不合理。高级化方面，鉴于发达经济体普遍存在的经济服务化趋势，选用服务业产值与工业产值的比值 U 作为衡量指标 U=Vm（服务业产值）/Vs（工业产值）。显然，U 值越大，产业结构越向服务化发展，文章认为越能说明产业结构处于升级过程。在要素投入或解释变量方面，文章分别采用从业人员数、固定资产投资额和研发经费作为就业、资本投入和技术投入的衡量指标。在此基础上，建立了分别以合理化和高级化作为被解释变量的两个动态面板模型，检验要素投入对产业结构升级的影响。回归结果表明，山东省的就业和技术投入对产业结构合理化和高级化呈正向影响，而资本投入的增加则不利于产业结构升级。因此产业政策应注重劳动力质量和技术创新率的提升，而将资本投入保持在稳定状态。

国内学者不光将熵权法运用到对解释变量的评估中，更多人选择利用熵权法来测度制造业的转型升级水平。余东华等[1]构建了包含要素集约化、技术绿色化、价值链高度和生产智能化等 4 个一级指标和 8 个二级指标、20 个三级指标的评价体系，来衡量中国制造业的高新化水平。其中，价值链高度方面，作者选择了"研发投入强度""研发人员比重""新产品产值比重""单位产值专利申请数" 4 个三级指标。这 4 个指标在测算制造业技术创新水平的

---

[1] 余东华，李捷，孙婷. 供给侧改革背景下中国制造业"高新化"研究：地区差异、影响因素与实现路径 [J]. 天津社会科学，2017（1）：97-107.

文献中多有使用，前两个指标用于衡量设计研发水平，后两个指标用于解释成果转化效率。生产智能化方面，作者共选取了 7 个三级指标，是该文的一大创新。"IT 人才储备和规模""信息化在商业贸易中的应用程度""制造业企业机床的应用程度"这 3 个指标很好地反映出数字经济对制造业的渗透情况。作者将运用熵权法求出的"制造业高新化水平"综合指数作为被解释变量，将产业惯性（因变量滞后一期）、技术创新（技术市场成交额占总人口比例）、国有经济发展水平（国有企业工业产值占比）、环境规制（废水废气治理费用占比）、政府支持（财政支持、贷款支持、土地支持）等影响因素作为解释变量，构建多元线性回归模型计量各因素影响程度，得出了环境规制的影响不显著、政策支持的影响先增后减、其他因素影响均为正向显著的结论，并基于此给出了中国制造业"高新化"发展的路径选择。该研究的启发性在于对"高新化"指标的选择全面且新颖。但文中对解释变量的指标选择略显简单，个别指标超出了制造业的研究范围。潘为华等[①]从质量效益、创新能力、信息技术和绿色发展 4 个方面，构建中国制造业转型升级的评价指标体系，选取制造业 28 个行业 2007—2016 年间的数据进行熵权法计算，得出中国制造业10 年间转型升级的综合指数和波动情况，以及每个方面指标在制造业转型升级中所占权重。然后，作者分别计算了除青海和西藏外的 29 个省级行政区的转型升级水平，得到广东、北京、江苏、上海、天津、山东和浙江排名靠前，东部地区制造业转型升级水平高于中西部地区的结论。该研究的优势是简单明了，但在信息技术的指标选择上有"互联网上网人数""互联网宽带接入端口""电信业务总量"3 个指标，偏向于互联网方向，无法概括信息技术的全部内容。

可以看出，在研究不同因素对制造业转型升级影响的这类文章中，普遍使用的方法是先构建因变量或自变量的评价指标体系，将更多因素网罗在内，使用熵权法客观全面地测评，然后将得到的综合指标数据作为变量值，进行回归分析，归纳出适合中国制造业转型升级的路径和政策建议。这类方法的好处是全面直观。在对制造业转型升级水平的测度上，产业结构高度化、合理化、集约化等是常用的指标。

---

① 潘为华，潘红玉，陈亮，等. 中国制造业转型升级发展的评价指标体系及综合指数 [J]. 科学决策，2019（9）：28-48.

（二）关于数字经济与制造业转型升级的关系

这类研究普遍从实践出发，描绘数字经济对制造业流程、业态和模式的现实改变，较少涉及机理分析和实证检验等深层次研究。如赵西三[①]认为，数字经济通过破解创新链瓶颈、提升制造链质量、优化供应链效率、拓展服务链空间驱动中国制造转型升级。在数字经济的影响下，中国制造呈现出软件定义、数据驱动、平台支持、服务增值、智能主导的新特征。闫德利等[②]认为数字经济作为融合型经济，有助于推动传统产业的供给结构从"中低端增量扩能"走向"中高端供给优化"，动力引擎从"密集的要素投入"走向"持续的创新驱动"，优化资源配置，实现转型升级。马化腾等[③]认为，数字经济促进制造业转型升级，体现在提升劳动力、资本、土地、技术、管理等要素的配置效率，增强制造业供给能力和水平，为经济增长注入新活力、新动力，拓展制造业发展的新空间等方面。曹正勇[④]认为，数字经济的发展培育了我国制造业新模式：通过建设网络化生产设施和智能化生产系统，生产过程可以自动执行且远程可控；在网络的支持以及需求和技术的驱动下，制造企业间实现了研发设计和供应链管理的网络化协同发展；借助工业互联网和智能工厂，制造企业可以将用户需求直接转化为生产订单，实现大规模生产向大规模定制转变；新一代信息技术发展和市场竞争加剧催生出的服务型制造，使价值链不断整合和增值，有效促进了传统制造业转型升级。

这类研究的优势在于前瞻性。作者或为互联网企业的经济学家，或对数字经济与中国制造业的融合发展有较长的研究与实践经历，在其研究成果中较多反映前沿的企业实践案例，可以帮助读者很好了解数字经济对制造业转型升级的实际影响。

---

① 赵西三. 数字经济驱动中国制造转型升级研究［J］. 中州学刊，2017（12）：36-41.

② 闫德利，周子祺. 数字经济：制造业是主战场［J］. 互联网天地，2017（4）：34-36.

③ 马化腾，孟昭莉，闫德利，等. 数字经济：中国创新增长新动能［M］. 北京：中信出版集团股份有限公司，2017：73-125.

④ 曹正勇. 数字经济背景下促进我国工业高质量发展的新制造模式研究［J］. 理论探讨，2018（2）：99-104.

（三）关于数字经济相近范畴对制造业转型升级的作用

国外学者近年来开展了一些数字经济对制造业影响的研究。一部分学者致力于探讨信息技术发展为企业带来的新机遇。Carlsson[1]提出信息技术使范围经济比规模经济更为重要，倡导政策措施应向中小企业倾斜："相对于过去150年占主导地位的标准化大规模生产技术，基于计算机的信息技术的出现，提高了中小型生产的质量和效率。"他指出对"市场结构"（通常被理解为一个行业中各企业的相对规模分布，反映在各种集中度指标上）的研究需要拓宽和深化，以找到影响不同行业中企业和工厂的绝对规模的机制，以及导致不同国家的绝对规模不同的原因。联合国贸发会议（UNCTAD）[2]在2017年10月发布的一份报告中，将先进制造业与"大智移云网"等新一代信息技术合称"新数字经济"（NDE），认为其诱发了开放式平台的创新，改变着研发和制造的组织形式和地理分布，为发展中国家的中小企业带来了新机遇。Raul[3]将数字化转型分为计算机、宽带、移动电话普及的第一阶段，互联网传播的第二阶段，以及"大智移云网"出现的第三阶段，分别概括其发展特点，并提出了能够最大化第三阶段技术红利的政策建议。海伦娜·劳伦特和思诺·德布尔[4]研究了制造业中的"灯塔企业"在第四次工业革命中的引领作用，认为"灯塔企业"作为数字化制造和全球工业4.0的典范，展示了第四次工业革命的所有基本特征，并具有创造新经济价值的潜力，对制造业价值生产的驱动因素——资源的生产效率、敏捷性和响应性，满足客户需求的个性化定制和市场响应速度等——具有全面的提升作用。

---

[1]　CARLSSON B. The evolution of manufacturing technology and its impact on industrial structure：an international study［J］. Small business economics，1989（1）：21–37.

[2]　UNCTAD. The "new" digital economy and development［M］. Geneva，Switzerland：Technical Note No.8，2017：1–31.

[3]　KATZ R L.Social and economic impact of digital transformation on the economy［R］. Geneva，Switzerland：International Telecommunication Union，2017：4–36.

[4]　LEURENT H，BOER E D. Fourth industrial revolution beacons of technology and innovation in manufacturing［R］. Geneva，Switzerland：White Paper on the World Economic Forum，2019：10–37.

　　另一部分学者侧重于研究不同国家制造业数字化转型的特点。卡里希玛·邦高和德克·威廉·特·维尔德[①]研究了数字经济对非洲发展中国家制造业的影响，通过经验检验，提出由于数字鸿沟、基础设施建设落后、技能型人才培养慢于技术进步等原因，肯尼亚的劳动力成本要到 2034 年才能低于工业机器人，出现制造业数字化转型的转折期，整整晚于美国 10 年，而埃塞俄比亚等国则要落后 15 年，需要政策在教育、金融、投资环境、企业能力、国家整体创新能力、数字基础设施建设、参与全球价值链等方面提供支持。在同年的另一份报告中，卡里希玛和德克二人[②]又以肯尼亚为例，研究了在数字经济背景下如何发展制造业，以及创造更多的就业岗位，缓解信息技术对低技术制造工人的代替，通过对肯尼亚服装、家具和汽车制造企业的案例研究，提出了包含构建数字能力（加强数字基础设施共享、发展数据隐私保护的法律架构、制定国家知识产权政策、促进数字化制造企业和技术创新中心的创建、以区域性方式推进电子商务和数字服务）、培养竞争力（降低投资数字产品的利率和担保要求、提高电力供应和降低电费、改善物流运输和增加市场准入）和适应数字化变革（劳动力技能开发、问题驱动型治理和公私合作）3 个方面的 10 项政策建议，为政府扶持制造业由低生产率的非数字化向高生产率的数字化转变提供政策参考。斯蒂芬·伊泽尔（Stephen，2018）考察了阿根廷、澳大利亚、奥地利、加拿大、中国、德国、日本、韩国、英国和美国 10 个国家的中小型企业制造业支持计划和政策，提供了各国可用于支持其制造业数字化转型的见解，进一步研究了共同标准的发展如何促进技术采用，并提出了一种有助于概念化不同制造生产系统和策略的类型学。但值得注意的是，斯蒂芬所在的信息技术与创新基金会（ITIF）作为特朗普政府倚仗的智库，对我国的科技创新政策一贯持有偏见。如在这份报告中提到，"中国制造业的数字化转型采取自上向下的方式，始终以政府为

---

① BANGA K, VELDE D W. Digitalisation and the future of manufacturing in Africa [R]. UK：Supporting Economic Transformation（SET）Programme，2018：1-71.

② BANGA K, VELDE D W. How to grow manufacturing and create jobs in a digital economy – 10 policy priorities for Kenya [R]. UK：Supporting Economic Transformation（SET）Programme，2018：41-43.

主导，偏好在高科技领域制定本土标准，即使国际标准已经存在"。[①] 这显然是美国在先进制造技术领域的完全垄断地位受到威胁后，以扭曲视角看待中国在构建对等的国际工业互联体系和推动制造业技术发展中所作的努力和贡献。同时，该报告将《中国制造 2025》概括为中国在智能制造领域的又一次"自立门户"，虽然注意到中国与德国等制造业先进国家的开放合作，但仍将其形容为"受现阶段系统兼容性和底层技术限制的不得已而为之"，只有浅显而简要的主观介绍，没有任何客观数据和深入分析。而在谈到本国的制造扩展伙伴计划时，则通篇列举其对美国 GDP 和就业带来的增长等数据，不作价值判断，避开"美国优先"，大谈"中国实用"。ITIF 作为时下最受美国政府重视的科技创新智库，其观点很可能影响美国未来的科技创新政策，因此掌握其观点和评价，对我国制造业国际合作的前景预测与风险防范具有一定的意义。

国内学者则对制造业转型升级更为关注。有从影响因素的角度考虑制造业转型升级的问题。祝亚如[②]认为技术创新和供需结构是影响产业转型升级的最重要因素，电子商务从扩大市场辐射范围、解决信息不对称、推进产业集聚发展、改变竞争形态和提高社会资源配置效率这 5 个方面，促进了技术创新进步和供需结构优化，从而推动了产业转型升级。付丽琴[③]认为电子商务从扩大本土市场规模、提高我国装备制造业的自主创新能力、促进我国装备制造业组织模式网络化发展 3 个方面促进了我国装备制造业的转型升级。苏贝[④]选取"智能制造效率"和"智能制造效益"作为制造业智能化转型升级的衡量指标，将市场需求、技术创新、装备资源、智能交互能力、数字化集成能力、智能服务平台和市场竞争强度这 7 个影响因素选为变量，向制造企业发放问卷进行数据收集，实证分析了各影响因素对制造业智能化转型升级的影

①　EZELL S. Why manufacturing digitalization matters and how countries are supporting it [R]. Washington, D.C.: Information Technology and Innovation Foundation, 2018: 1-51.

②　祝亚如. 电子商务对产业转型的影响研究 [D]. 广州：广东省社会科学院, 2018: 17-26.

③　付丽琴. 电子商务促进中国装备制造业转型升级研究 [D]. 北京：中央财经大学, 2016: 27.

④　苏贝. 制造业智能化转型升级影响因素及其实证研究 [D]. 西安：西安理工大学, 2018: 8-9.

响方向和程度。李捷[①] 提出信息网络技术可以降低人均资本、提高劳动力质量、促进知识创新、增强消费外部性，推动制造业转型升级。作者分别通过索罗模型、投入产出模型、三部门经济增长模型来分析前 3 个因素的动力机制，并对 4 种因素分别选取投入产出变量来印证信息网络技术的作用。薛纯等[②] 以"制造业服务化"作为中介因子分析信息化对装备制造业转型升级的驱动作用。他采取依次检验法，通过 3 个回归分析方程，得出了中介效应存在且显著的结论。不足的是作者使用"互联网宽带接入用户数量"指标代替信息化水平，范围较窄且代表性不够。

也有从效率角度出发研究数字经济背景下制造业转型升级的问题。刘虹涛等[③]、杜传忠等[④] 从信息化本身特性出发，认为信息化过程本身蕴含着高新技术产业的快速成长机制、高效的产业资源配置效率、提高产业附加值等特点，信息化可以直接改造、升级传统产业。韩先锋等[⑤] 利用 2005—2011 年中国工业部门分行业面板数据，实证得出信息化对工业部门技术创新效率有显著提升作用。谢康等[⑥] 从技术效率的角度提出，信息化与产业融合可以较好地实现成本最小化和收益递增。左鹏飞[⑦] 认为信息化推动产业结构转型升级的作用机理有产业改造和产业融合两个方面：在产业改造方面，依据创新理论，信息化利用新技术、新模式和新市场改造了传统产业的生产效率、内在活力和创新能力；在产业融合方面，依据产业融合理论，信息化以新引擎、新平

---

① 李捷. 基于信息网络技术扩散的制造业转型升级动力机制研究 ［D］. 济南：山东大学，2019：24–110.

② 薛纯，杨瑾. 信息化驱动装备制造业转型升级机理研究 ［J］. 西安财经学院学报，2019，32（5）：120–127.

③ 刘虹涛，靖继鹏. 信息技术对传统产业结构影响分析 ［J］. 情报科学，2002(3)：333–336.

④ 杜传忠，马武强. 信息化与我国产业结构的跨越式升级 ［J］. 山东社会科学，2003(4)：68–70.

⑤ 韩先锋，惠宁，宋文飞. 信息化能提高中国工业部门技术创新效率吗 ［J］. 中国工业经济，2014（12）：70–82.

⑥ 谢康，李礼，谭艾婷. 信息化与工业化融合、技术效率与趋同 ［J］. 管理评论，2009，21（10）：3–12.

⑦ 左鹏飞. 信息化推动中国产业结构转型升级研究 ［D］. 北京：北京邮电大学，2017：23–31.

台和新业态影响了产业融合的效率、周期和内容。在实证分析中，作者分别构建了信息化水平和产业结构转型升级程度的评价指标体系，并通过动态面板数据模型，利用2003—2014年我国30个省市的信息化水平和产业结构转型升级程度数据，测算了信息化对产业结构转型升级的推动作用和时滞效应。宋林等[①]使用随机前沿分析法（SFA），在研发创新阶段，以研发人员和研发经费作为投入指标，以专利申请数量作为产出指标；在技术转化两个阶段，以专利申请数量作为投入指标，以新产品销售收入作为产出指标，计算制造业创新效率。再将创新效率作为核心解释变量，将人力资源水平、开放程度等作为控制变量，将工业增加值增速、高技术行业比重和主营业务盈利作为被解释变量，构造多元线性回归模型，研究技术创新效率对制造业转型升级的影响。

还有从全球价值链、产业融合这两个角度来研究数字经济背景下制造业转型升级的问题。这两个角度都是非常热门的话题，已经形成了较为固定的测算方法。全球价值链升级主要通过建立多国投入产出模型，测算中间产品和最终产品占总出口的比例来评估[②③]；产业融合水平则多通过电子信息制造业的投入和制造业的总产出比值来测度[④⑤⑥]。此外，工信部下设的中国信息通信研究院等机构，也在每年推出"智能制造发展蓝皮书""两化融合发展蓝皮书"等系列，用一套固定的指标体系测算全国及各省市的工业转型升级水平。

总体而言，这类研究都将信息通信技术对制造业的改变作为切入点，力图在评价指标、计量方法和路径建议上反映出时代特点，为数字经济背景下的制造业转型升级研究奠定了丰厚的基础。但普遍存在两点不足：一是更注

① 宋林，张杨. 创新驱动下制造业的产业转型升级［J］. 西安交通大学学报（社会科学版），2020，40（1）：38-47.

② 李馥伊. 中国制造业及其在数字经济时代的治理与升级［D］. 北京：对外经济贸易大学，2018：41-62.

③ 黄光灿. 全球价值链视角下中国制造业升级研究［D］. 西安：西北大学，2018：27.

④ 胡金星. 产业融合的内在机制研究：基于自组织理论的视角［D］. 上海：复旦大学，2007：125.

⑤ 郑明高. 产业融合发展研究［D］. 北京：北京交通大学，2010：83-114.

⑥ 刘昭洁. 数字经济背景下的产业融合研究［D］. 北京：对外经济贸易大学，2018：80-103.

重产业一侧，而对数字经济、信息技术、信息化是什么分析得不够深入，在指标选取上多以移动电话拥有率、网站拥有量、长途光缆线长度、互联网宽带端口接入量等泛泛的指标笼统地概括信息通信技术；二是重实证轻理论，在这类文章中，普遍简要给出作用机理，然后通过大量的行业、省市面板数据，测算信息通信技术在空间、时间上对制造业转型升级的影响，较少从经济理论角度来系统分析如何产生与为何产生这些影响。这都是后来者可以继续深入研究的方向。

三、综合述评

通过对现有文献的梳理，可得出如下结论。

第一，在各因素对制造业转型升级影响的文章中，技术创新因素被分析得最多，从环境规制、城镇化发展和人力资本角度进行研究的文章近年来有所增多，从资源要素和市场需求角度进行深入理论分析的文章却凤毛麟角。

第二，对数字经济从学术角度进行研究的文章较少，多数文献只是将数字经济作为一个时代背景处理，没有深入探讨其理论构成，这与数字经济概念较新，相近概念混用，还未有明确的官方认定有关。

第三，就从影响因素角度探讨制造业转型升级类的文章来说，对各影响因素的作用机理没有深入从经济学理论出发进行研究，多数文献只是将现实作用进行抽象，或是讨论升级路径。

第四，实证分析方面，目前文献对制造业的产业结构升级和全球价值链升级的研究较多，对产业转型和企业价值链升级的研究较少，几乎很少有对制造业智能化转型进行研究的实证文章。

结合上述文献梳理结论，本书将从数字经济给制造业的技术创新、资源要素和市场需求这 3 个因素带来的变化入手，分析数字经济背景下制造业转型升级的问题。从制造业转型升级的众多影响因素中选出这 3 个，是因为这 3 个因素是一个技术 - 经济范式体系中最具代表性的构成。第一，信息通信技术作为一种通用目的技术，具有强烈的外部性。在自身不断发展创新的同时，也使制造业本身的生产技术发生了改造和提升。信息通信技术和制造技术融通互补，使信息通信技术得以渗透进制造业的方方面面，有助于制造业的数智化转型。第二，在数字经济的影响下，数据日益成为制造业生产的关键要素，数据不是独立的变量，它与劳动力、资本、技术等传统生产要素紧密结合，共同发挥作用，促进生产效率的提升和生产成本的下降，带动制造业转型升级。第三，数字经济背景下，市场条件发生了巨大变化，市场结构开始出现平台垄断趋势，刺激了多样化、个性化的市场新需求，对制造业的利润空间和产值提升起到了积极影响，从需求端拉动了制造业转型升级。数字经济未来 30 年将处于黄金发展期，对社会经济实践具有深刻影响。中国制造业在转型升级的过程中，如果能够有效利用数字经济带来的时代机遇，将对建设制造强国，实现对发达国家的赶超至关重要。

第二章　数字经济背景下中国制造业转型升级现状

第一节　数字经济不断向中国制造业渗透

数字经济以信息通信技术、信息网络、数据要素为触角，不断向制造业渗透，从整体产业、子产业到各区域对中国制造业产生全方位影响，为中国制造业转型升级奠定基础。

一、总体产业数字化规模持续扩大

随着我国制造业的关键技术短板凸显、比较优势逐渐减弱、国际竞争日渐加剧，企业对数字化、网络化、智能化转型方案的需求急剧增加，数字经济发展势头强劲。2022 年，我国数字经济规模为 50.2 万亿元[①]，总量稳居世界第二，比 5 年前翻了一番，同比名义增长 10.3%，连续 11 年显著高于 GDP 增速[②]。根据上海社科院发布的报告预测，到 2030 年，我国数字经济规模有望超过美国，位列世界首位[③]。数字经济的持续健康发展，为我国产业转型和经济增长提供了动力。我国的数字经济规模和产业数字化规模在经济总量中的比重不断攀升，如图 2-1 所示。2022 年我国产业数字化规模达到 41 万亿元[④]，同比名义增长 10.3 个百分点，占 GDP 比重为 33.9%。在数字经济的渗

[①]　国家互联网信息办公室 . 数字中国发展报告：2022 年［C］. 2023：2.

[②]　中国信息通信研究院 . 中国数字经济发展研究报告：2023 年［C］. 2023：11.

[③]　上海社科院信息研究所 . 2018 全球数字经济竞争力发展报告［C］. 2018 数字经济上海论坛，2018：2.

[④]　同②：12.

透下，制造业的产业数字化规模持续扩大。2022年，我国工业数字经济渗透率为24%，介于农业和服务业之间，较2021年上升了1.2个百分点，增长幅度创新高[①]。制造业数字化发展步入良性轨道。

（万亿元）

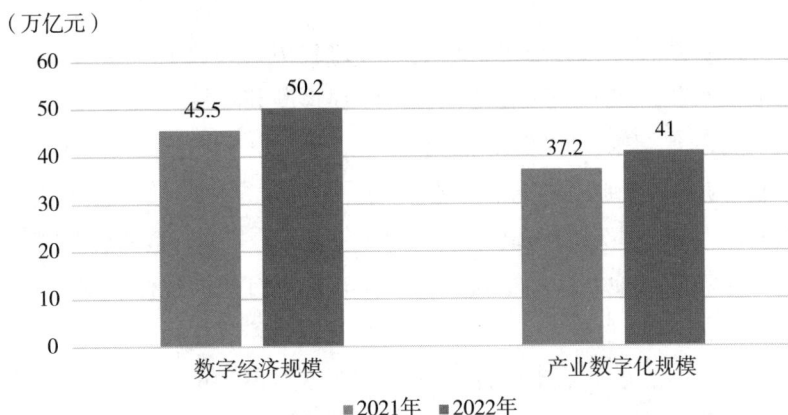

图 2-1　中国数字经济规模和产业数字化规模

数字经济对制造业的渗透和转化表现为由内到外、由点到面。通过信息通信技术和信息网络，实现政企学研高效对接，加快人才聚集、科研创新，推动制造业关键技术突破。例如，中国长三角地区聚集了一批国内综合性科学中心、国家制造业创新中心、优秀高校和行业骨干企业，通过集体努力，形成了一个产业技术创新生态系统，诞生了世界上第一条万吨级熔体直接纺丝生产线，研发成果在这里可以更及时地转化为产业，带动了整个长三角地区制造业的转型升级。通过数据元素和网络平台，有效整合全球设计、制造、服务、知识等资源，形成低成本、高效的制造体系，大大缩短产品研发和生产周期。例如，上海商飞集团通过构建全球网络协同研发平台，整合国内外资源，共同参与了国产首架大型客机C919的研发制造，使研发周期缩短20%，生产效率提高30%。中信云网在全球拥有4个研发中心和20多个生产基地，当出现订单时，会进行全球生产调度，综合分析全球多个工厂当前的库存、产量、产能和物流部署，最终得出应该由哪个工厂交付订单的结论，大大提高了整个供应链的运行效率，设备利用率提高了8%，在制品库存成本降低了5%。在"点"上通过数字孪生技术、智能生产设备和决策监控系

---

①　中国信息通信研究院 . 中国数字经济发展研究报告：2023 年［C］.2023：18.

统，打造一条智能生产线，提高企业的柔性生产水平和生产效率，形成范围经济。例如，九江石化建立了自动化能源管控优化系统，对能源规划、能源生产、能源优化、能源评价进行闭环管控，2016 年至 2019 年，能源利用率提高了 4%。华龙迅达通过应用数字孪生技术，在真实设备的生产线上安装大量传感器，采集运行数据，通过物理建模和过程仿真实现生产过程的数字化同步，及时定位生产过程中存在的问题，快速诊断和维修，提高机器的运行效率，使设备的平均维护时间减少 83%。在"表面"上通过工业互联网平台和 5G 商用，构建行业通用的识别分析系统，使不同企业的设备实现高可靠性、低时延互联互通，实现硬件设备和软件解决方案的共享，节约行业整体成本。例如，海尔考斯工业互联网平台针对房车行业，打造大规模定制综合解决方案，实时监控生产过程中的各个环节，实现生产环节之间的优化合作，使产品溢价提升 63%，生产成本降低 7.3%。根据互联网为中小企业打造"绿色智能铸造"方案，通过统一集中采购高成本、分散需求的生产设备，并将设备产能出租给中小企业，按需收费，使具有共同需求的企业共同分担模具的生产成本，大大减轻了中小企业的负担。

在数字经济的渗透下，制造业的数字化基础设施建设不断完善。制造业的数字化基础设施包括传统物理设施的数字化，以及新兴的网络基础设施和平台基础设施。从传统的物理设施来看，制造业生产设备数字化改造的比例逐年提高。例如，江苏大力推进制造业智能化改造和数字化转型，通过龙头企业示范引领，组织免费诊断服务，支持企业面向关键制造环节转型，截至 2023 年 9 月底，江苏省累计实施"智改数转"项目 3.7 万多个，两化融合发展水平连续 8 年保持全国第一[①]。截至 2023 年底，我国工业软件企业关键工序数控化率达 62.2%，数字化研发设计工具普及率达 79.6%，较 2019 年分别增长 12.5% 和 9.9%，如图 2-2 所示，制造业传统设施"智改数转"仍有较大发展空间。

从新兴的网络基础设施和平台基础设施建设来看，5G 和工业互联网在中国制造业的应用率逐步提高。5G 网络作为一种新兴的网络基础设施，可以满足高精度制造、智能制造、化工危险品生产、分布式自动化生产等新型应用

---

① 微讯江苏. 江苏力推"智改数转"赋能制造强省建设［EB/OL］.（2023-09-10）［2024-07-11］. https://m.sohu.com/a/724890637_121106832.

场景对高可靠性、高速率、低功耗、低时延通信的需求。其最大的价值在于为各行业提供统一高效的生产网络,"5G+工业互联网"项目数超 1 万个[①],是实现万物互联、智能制造的杀手铜。2019 年 7 月,全国首条全流程 5G 智能制造生产线在武汉上线,通过硬件设备联网和云平台指令传输,可完成生产、检测、交付全过程的智能协同,生产效率提升 70%;2023 年,中国联通联合天津华电利用 5G 专网和相关平台应用,在天津建成了"京津冀地区首个 5G 智慧电厂",可以实时采集各类设备数据并进行边缘计算,并快速精准地传输到工业互联网平台。工业互联网是物理基础设施和平台基础设施的结合,其核心是工业云和多种新一代信息技术集成的平台。工业互联网平台提供 SaaS、PaaS 和 IaaS 3 种形式的服务,可以对企业的设备、数据、劳动力等生产要素进行集成和管理,创新业务流程,大大节省了企业单独进行需求响应、研发设计、数据处理、生产监控、运维管理的时间和成本。2022 年,全国 32 家重点工业互联网平台连接设备超 7900 万台[②],覆盖多个制造行业。国内制造业领域主要的工业互联网平台如表 2-1 所示。显然,数字基础设施的建设和完善为中国制造业的转型升级奠定了坚实的基础。

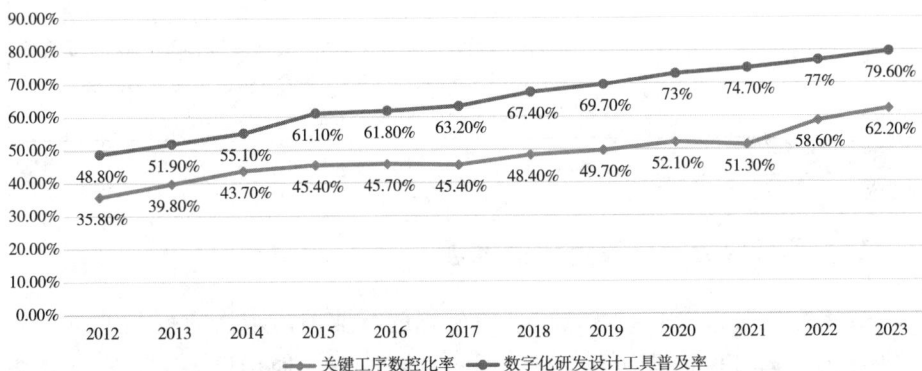

图 2-2 2012—2023 年国家两化融合工业企业的数字化情况

数据来源:工信部两化融合发展数据地图。

---

① 王政. 我国 5G 基站总数超 337 万个 [N]. 人民日报,2024-02-18(1).

② 工信微报. 加快制造业数字化网络化智能化发展!"新时代工业和信息化发展"系列新闻发布会第六场实录 [EB/OL].(2022-09-09)[2024-07-11]. https://www.miit.gov.cn/gzcy/zbft/art/2022/art_70337b64b11d45139460e9d2e1b034c9.html.

表 2-1　中国制造领域的主要工业互联网平台

企业 / 平台	主要领域	具体实践
树根互联 / 根云	机械	连接超 90 万台高价值工业设备，覆盖 48 个工业细分行业，覆盖超过 60 个国家和地区
美的 / M.IoT	家电	基于数字孪生和仿真技术，提出可复制的采购、加工、装配、销售一体化的行业解决方案
徐工信息 / 汉云	装备、军工	服务装备制造、建筑施工、有色金属、工程机械、新能源、纺织机械、物流运输、智慧城市、核心零部件、教育等 80 多个专业领域，构建了 20 个行业子平台
华为 / FusionPlant	汽车、装备、机械、电子设备	基于 30 多年的技术积累，为制造企业提供从研发设计、生产制造一直到上线运维的全流程解决方案。服务企业用户 10 万多家，连接设备超过 240 万台套，工业应用软件数量超过 2000 个
海尔 / COSMOPlat	家电、装备、汽车	拥有开放创新子平台和智能制造子平台，赋能范围覆盖全球 20 多个国家，链接企业近 80 万家，服务企业 7 万余家
宝信 / xIn³Plat	钢铁、医药	制造执行管理、制造能源管理等服务在钢铁行业市场占有率第一，热轧、冷连轧智能工厂是国家钢铁示范项目；制药生产质量管控系统成为医药领域拳头产品
航天云网 / INDICS	航空航天设备、模具、家具、汽车、新材料	开发了多个工业 App，实现资源共享、协同创新，将航天设备制造的研发周期缩短 40%，设计改动率降低 50%，资源配置效率提高 50%，生产效率提升 33%。赋能范围覆盖全国 12 大区域以及全球 20 多个国家

资料来源：国家工业信息安全发展研究中心，前瞻产业研究院。

二、子行业数字化改造迅速推进

数字经济对制造业的渗透已从基础好的行业向需求大的行业进而向全行业拓展，且呈现加速增长态势。从行业基础看，通用设备（制造业分类 C34）、电气机械（C38）、电子信息（C39）、仪器仪表（C40）等电子化程度高、技术密集的制造行业转型基础较好，数字经济对行业产出的贡献率达到 50% 以上[①]；从行业需求看，纺织服装（C18）、家具（C21）、医药（C27）、钢铁（C31）、汽车整车（C361）和家用器具（C385 家电类 ~ C386 非家电类）等

① 中国信息通信研究院. 中国数字经济发展白皮书（2017 年）［R］.北京：第十六届中国互联网大会，2017：30.

个性化需求较高的生活用品制造行业转型速度较快，数字经济占比年均增长
1%左右[①]；从行业规模看，机械（C34和C35）、汽车（C36）、钢铁、轻工（纺
织服装、家具、家用器具等）、纺织（C17）、医药等主要制造行业的数字经
济规模都已达到千亿级别[②]，如图2-3所示。未来制造业的数字经济规模还将
继续扩大。

　　在数字经济的渗透下，各制造行业的数字化基础设施建设不断完善。
2018年，中国制造业数字化研发设计工具普及率达到67.4%，生产设备数字
化率为45.9%，数字化生产设备连接率为39.4%，关键工序数控化率为48.4%
（如图2-2所示）。其中，汽车制造行业（C36）对数字化研发设计工具的应用
最为普遍，达到83.5%，体现了汽车制造行业对产品外观美观和内部性能的
高要求，医药制造行业（C27）对数字化基础设施的要求略低于其他几个行业，
但也达到了50%。显然，数字化生产在中国传统制造行业中越发普遍。

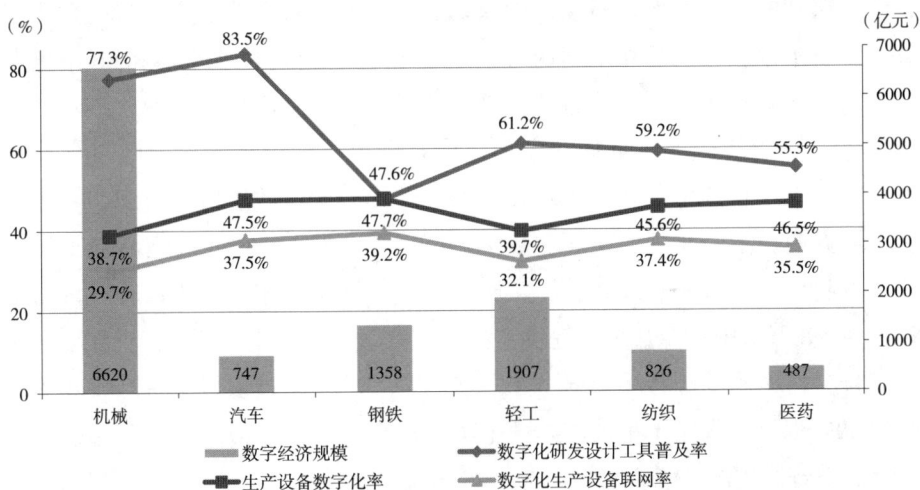

图2-3　各主要制造行业数字经济规模和普及指标

数据来源：工业部两化融合服务平台。

---

① 中国信息通信研究院. 中国数字经济发展与就业白皮书（2019年）［R］. 北京：2019中国
数字经济发展论坛，2019：28.

② 中国信息百人会. 2017中国数字经济发展报告［R］. 北京，2018：225.

三、各区域制造业数字化发展更加协调

数字经济向制造业的渗透呈现区域协调发展的趋势。中国制造业数字经济发展水平第一梯队的省市有广东、浙江、江苏、北京、上海和山东，主要集中在中东部地区。这些区域在支持重点企业转型升级的基础上，形成了数字经济对整个区域制造业的渗透效应。浙江省在制造业数字化转型中努力塑造高质量发展新动能、新优势：海康威视利用数字化赋能，在物联感知、人工智能、大数据技术等产品研发与生产上努力突破关键核心技术，发挥了龙头企业带动作用；浙江强脑科技针对残疾、孤独症、睡眠障碍等群体研发脑机接口产品，服务人民生命健康，更加彰显了科技创新的意义和价值；广立微电子坚持科技自立自强，推进集成电路全产业链发展，加强协同攻关，提高自主可控水平。江苏省按行业、产业梳理企业在解决智能化改造和数字化转型中遇到的共性问题，对接近千家资源服务商以及专业院所，帮助企业攻关关键技术以及研发通用的解决方案，对 16 个先进制造业集群和 50 条重点产业链上的企业实施"智改数转"项目建设，采取政府购买"智改数转"诊断服务、智能制造项目贷款贴息和建设补助等方式，加大资金政策支持力度；针对中小企业不愿转、不敢转、不会转的问题，政府协同组织"智改数转"服务商，围绕车间、工厂和数字化应用 3 个方向，制定免费诊断工作指引，编制细分行业"智改数转"实施指南，开展制造业"智改数转"诊断工作，为 1.8 万家中小企业免费提供"一企一策"的数字化转型方案；江苏企业与高校合作实施的焊接生产线"小、快、轻、准"改造项目，将焊接效率提高到 40% 以上，满足了小批量柔性化客户需求[①]。表 2-2 为一线 6 省市制造业数字经济普及情况。

表 2-2　中国 6 省市制造业的数字经济普及情况

省市	生产设备数字化率	数字化研发设计工具普及率	关键工序数控化率	应用电子商务比例	智能制造就绪率	工业云平台应用率
全国（合计）	47.0%	68.9%	49.2%	60.8%	7.7%	44.2%
山东省	52.2%	80.7%	53.1%	70.0%	14.8%	54.7%

---

① 何聪. 以学促干，在推进中国式现代化中走在前做示范［N］. 人民日报，2023-09-03（1）.

续表

省市	生产设备数字化率	数字化研发设计工具普及率	关键工序数控化率	应用电子商务比例	智能制造就绪率	工业云平台应用率
江苏省	53.2%	82.4%	52.3%	69.5%	13.1%	51.5%
浙江省	52%	79%	51.6%	65.6%	15.0%	64.1%
上海市	50.9%	85.4%	44.3%	58.2%	7.6%	54.6%
广东省	47.1%	73.5%	46.6%	61.2%	8.8%	39.4%
北京市	52.2%	67.9%	51.6%	54.0%	6.2%	38.9%

资料来源：工信部两化融合服务平台－数据频道。

在制造业数字经济发展水平相对落后的东北、西北地区，数字经济增速也在加快。东北以传统制造业为起点，以独特的自然资源，成为全国工业体系最完整的地区，拥有一汽、鞍钢、沈阳机床等一大批传统老工业基地。然而，在席卷全球的数字化变革浪潮中，东北地区大量制造业企业未能及时转型，受到了极大的冲击。近年来，在国家振兴东北老工业基地政策的支持下，东北积极与国内智能制造专业服务商合作，希望通过"工业云"服务平台等开拓合作新模式，帮助东北制造企业实现数字化转型，节约和降低成本。2022 年，辽宁已累计培育制造业数字化转型标杆企业 30 家，建成数字化车间和智能工厂 152 个、应用场景 1235 个，全省工业企业关键工序数控化率达到59.7%，数字化研发设计工具普及率达到77.2%，超过全国平均水平[1]。西北推动传统产业与数字经济融合奋起加速跑，2018 年，西北地区制造业数字经济增速为 16.7%，超过京津冀地区 14.2% 的增速。截至 2021 年底，陕西累计建设开通 5G 基站 3.9 万座，培育形成 55 个数字化典型应用场景；西安、宝鸡等重点市（区）建设数字经济园区 45 个、数字经济平台 90 个；西安获批国家新一代人工智能创新发展试验区，全省"上云"企业超过万家[2]。蔡家坡陕汽商用车的总装车间，自动化总装配线近 500 米，包含 30 多道主要装配工序，在 AGV 机器人与机械臂的配合下，每 6 分钟就有一辆整车下线，一天能生产

---

[1] 刘成友，郝迎灿，刘佳华. 辽宁老工业基地激发制造活力［N］. 人民日报，2023-07-03（1）.

[2] 苏怡. 数字经济新赛场 陕西奋起加速跑［N］. 陕西日报，2022-11-30（2）.

100 多辆重型卡车 [①]。近年来，东北、西北地区制造业数字经济普及程度与全国差距不断缩小，如表 2-3 所示。

表 2-3 东北和西北地区制造业的数字经济普及指标

省市	生产设备数字化率	数字化研发设计工具普及率	关键工序数控化率	应用电子商务比例	智能制造就绪率	工业云平台应用率
全国（合计）	47.0%	68.9%	49.2%	60.8%	7.7%	44.2%
辽宁省	40.9%	64.9%	48.0%	45.0%	3.8%	31.0%
吉林省	35.1%	56.7%	39.1%	49%	3.4%	33.9%
黑龙江省	36.7%	42.3%	35.7%	39%	2.0%	40.4%
陕西省	41.5%	64.0%	47.7%	54.5%	4.7%	31.8%
甘肃省	41.8%	45.8%	41.9%	48.3%	1.7%	25.4%
青海省	36.2%	34.9%	47.5%	37.9%	3.5%	20.8%

资料来源：工信部两化融合服务平台－数据频道。

数字经济向制造业的渗透，在向全行业、子行业和各个区域扩散的同时，也为制造业孕育了多种新的商业模式。

第二节 数字经济催生出中国制造业新模式

数字经济在向中国制造业渗透的过程中，催生了个性化定制、网络化协同、智能化生产和服务型制造 4 种新的商业模式，为中国制造业的"数智化"转型、价值链升级和产业结构升级提供了现实载体。

一、个性化定制

个性化定制是指消费者参与产品的设计、生产和交付的全过程，以获得极具个性化属性或匹配个性化需求的产品。个性化定制模式萌芽于人们基本生存需求得到满足、同质化产品产能过剩与个性化产品供给不足并存的发展阶段，并在数字经济出现后大规模实现。消费者通过在线选择生产资料、自

---

① 蒋雪婕，史哲，张丹华. 陕西宝鸡找准优势转型发展［N］. 人民日报，2023-08-13（1）.

主产品配置，参与个性化定制；厂商通过数据分析、模型计算、自动排产、模块组装实现大规模个性化定制。大规模个性化定制一方面通过以销定产，减少库存积压；另一方面通过迎合消费者偏好，激发市场需求，从而从成本和收入两方面拓展企业利润空间，推动了制造业的价值链升级。

　　近年来，个性化定制在中国制造业中逐渐兴起，改变了传统的大规模批量生产模式。从行业来看，目前中国最能推动个性化定制的领域主要是服装、家具、家电等轻工行业，这些行业大多是生产面向个人消费者的生活资料，较易进行需求的选择和转化，以及任务的分解和集成，如表2-4所示。从区域来看，目前中国中东部地区制造业的个性化定制发展较好，山东、江苏、浙江等省份开展个性化定制的企业数量位居全国前三，而甘肃、宁夏、青海、西藏等西部省份的个性化定制发展明显滞后，如图2-4所示。这与我国数字经济规模呈现东大西小有关。

表2-4　个性化定制在各制造行业的发展情况

制造行业	开展个性化定制的企业比例	代表企业及成果
服装	2017年7.0% → 2019年9.3%	宁夏汇川服装：首先，消费者在移动终端拍照，系统识别并生成消费者的身体部位数据；随后，消费者在"线上更衣室"进行面料、款式的选择，通过MTM系统生成工艺信息并自动向工厂下单；接着，CAD系统生成服装样板，并通过智能生产线进行自动排产和剪裁；最后，消费者可通过MES系统对生产过程进行查询和监控
家具	2017年7.8% → 2019年8.3%	大信整体厨房：消费者通过大信官网选择自家户型，进行自助设计，经过大信云平台的快速渲染，消费者即可使用虚拟现实眼镜，全方位立体检视自身设计效果。消费者确认订单后，工厂实时生产并出货，实现零库存
家电	2017年7.2% → 2019年8.9%	海尔：支持500多种家电的大规模个性化定制，生产速度达到每10秒一台，成为全球冰箱行业生产速度最快和定制种类最多的厂商

　　资料来源：中国信息百人会《2017中国数字经济发展报告》、工信部两化融合服务平台、人民日报"互联网+"优秀案例征集。

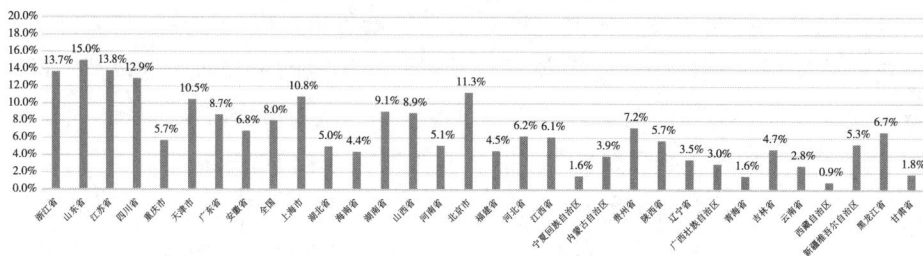

图 2-4 中国各省市开展个性化定制的企业比例

数据来源：工信部两化融合服务平台-数据频道。

二、网络化协同

网络化协同是指各经济主体通过互联网、云平台等技术手段，突破空间限制，整合各方资源、发挥自身优势、深化沟通合作，实现的开放、共享、节本、高效的运营模式。协同模式萌芽于 20 世纪 80 年代美国麻省理工学院提出的"计算机支持的协同工作"，但数字经济赋予了这一概念新的内涵。一方面，网络和平台的出现打破了资源流动的物理瓶颈，使生产要素更加有效地整合和共享。另一方面，新一代信息技术将知识和经验总结和沉淀在软件中，形成标准化的行业解决方案，供后续参考和创新。网络化协同促进了制造业技术创新更加开放，组织形式向"大平台＋小企业"转变，有效提高了研发效率，降低了运营成本，增加了产品价值，带动了产业升级。

中国制造业网络化协同具有深厚的实践基础，在制造业 4 种新型商业模式中发展最好。近年来，在数字经济的推动下，中国制造业网络化协同呈现出向国际空间延伸、向重点领域渗透的趋势，核心技术不断取得突破，如表 2-5 所示。与个性化定制的发展类似，网络化协同也具有中东部地区优于西部地区的特点，这与区域制造业的整体实力有关。同时，该模式形成了点面结合的发展趋势，单个企业的突破带动了区域制造业的全面发展，使得开展该模式的企业比例在 4 种模式中排名第一，如图 2-5 所示。

表 2-5 网络化协同在各制造行业的发展情况

制造行业	开展网络化协同的企业比例	代表企业及成果
汽车	2017 年 34.2% → 2019 年 35%	长安：在全球 9 个国家和地区打造了高耦合、跨地域的网络化协同体系，分别负责汽车的外观、内饰、发动机、底盘设计和整车装配。掌握了汽车研发的大部分关键技术，攻克了不同坐标系车型与发动机兼容、混合动力、无人驾驶等技术难题
机械	2017 年 30.1% → 2019 年 33.7%	沈阳机床：与 8 家企业、6 所科研机构一起组成"数控机床技术创新联盟"，解决了单一企业的研发困境，在核心技术领域不断取得突破。接下来将联合上下游企业共同加入创新联盟，实现链条延伸
家电	2017 年 29% → 2019 年 33.4%	海尔：利用卡奥斯工业互联网平台将消费者、供应商、专家团、研究机构、设计师、技术公司聚集起来，通过实时透明的协同开发，设计出整套创新方案，节省了企业独立进行开发、设计、验收和调试的时间
纺织	2017 年 29% → 2019 年 37.6%	新乡白鹭：2012 年加入河南纺织协同创新中心，积极与中原工学院、英国曼彻斯特大学等国内外院校合作，密切联系当地的服装、重工、金融企业共同开展创新项目，在功能性再生纤维素纤维这一关键技术领域取得突破

资料来源：中国信息百人会《2017 中国数字经济发展报告》、工信部两化融合服务平台、人民日报"互联网+"优秀案例征集。

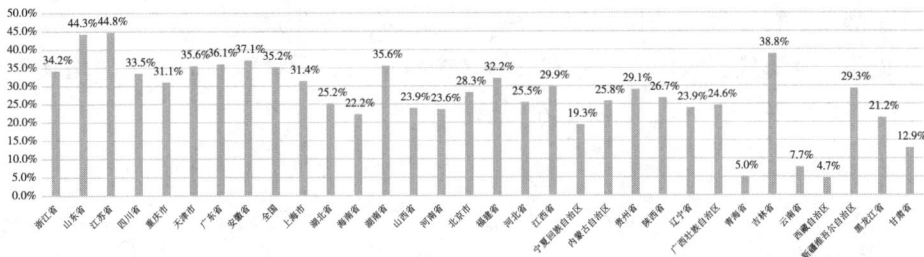

图 2-5 中国各省市开展网络化协同的企业比例

数据来源：工信部两化融合服务平台 - 数据频道。

三、智能化生产

智能化生产是将先进制造技术与新一代信息技术相融合，对生产全过程进行基于数据、场景、算法和算力的智能化改造，以实现自动接单、机器学习、智能决策、智能排产、流程监控、设备感知等智能化的生产方式。智能化生产由美国于 20 世纪 90 年代率先提出，德国、日本等工业发达国家随后也制订了各自的智能制造发展计划。智能化生产经数字化生产、网络化生产发展而来，完成了从程序控制到万物互联再到智能制造的进化。智能化生产能够节约时间、土地和劳动力成本，降低能耗，提高产品的数量、质量和技术含量，提高整个产业链尤其是制造环节的附加价值，抬升并拉平"微笑曲线"①，促进制造业升级。但受制于现阶段的制造业进化程度和新一代信息技术发展水平，"自学习、自决策、自执行、自感知"的完全智能化生产远未实现，智能制造仍是未来制造业的主攻方向。

智能化生产在我国制造业中起步较晚，技术积累不深，企业就绪率在四大新模式中比例最低。这是由于国内制造业发展水平参差不齐，大部分企业还处于数字化转型阶段，只有少数信息化基础较好的大型制造企业搭建了智能工厂或智能生产线，实现了部分智能化生产，与发达国家相比还有一定差距。但我国制造企业对智能化生产的预期最高，对智能制造的战略部署最为积极，未来上升空间很大。麦肯锡的调查报告显示，有 86% 的中国受访企业看好智能化生产的潜力，高于美国、德国和日本 3 个工业发达国家的比例（美 67%、德 62%、日 40%）②。从行业角度看，我国机械、纺织、交通设备、装备等资金充足、政府扶持的行业智能化发展势头良好，智能制造就绪率和发展速度都处于行业领先地位，如表 2-6 所示；从区域角度看，浙江、山东、江苏、四川、重庆、天津、广东和安徽 8 个省市的企业智能制造就绪率均高于全国平均水平（7.7%），如图 2-6 所示。

---

① "微笑曲线"是以制造业产业链各环节为横轴，以附加价值为纵轴，呈微笑嘴形的一条曲线，由中国宏碁集团创始人施振荣先生提出。该曲线反映出在传统制造业中，处于产业链两端的研发和营销环节附加价值最高，而处于产业链中间的制造环节附加价值最低。

② 纺机网. 中美德日智能制造大比拼：中国热情最高　日本最冷淡！［EB/OL］.（2019-07-10）［2024-07-11］. http://www.168tex.com/2019-07-10/1019160.html.

表 2-6 智能化生产在各制造行业的发展情况

制造行业	开展智能化生产的企业比例	代表企业及成果
机械	2017 年 2.8% → 2019 年 7.1%	14 家企业入选工信部 2018 智能制造试点示范项目（共选出 99 家企业） 徐工：经历了从物理制造到数字制造再到智能制造的转型历程；正在打造"二二一"的智能制造体系，即具备数字研发和精益生产这两个能力，拥有万物互联和智能工厂这两个环境，搭建工业互联网平台这一个转型核心
纺织	2017 年 5.7% → 2019 年 7.3%	7 家企业入选工信部 2018 智能制造试点示范项目 华纺：构建数字印染工厂，利用大数据、条码等技术动态感知生产对象，运用多元回归模型、遗传算法分析工艺参数，基于大数据分析进行智能决策，通过万物互联远程控制海外工厂。设备参数采集率、故障诊断率、产品合格率显著提高，单位能耗、生产成本大幅缩减
交通设备	2017 年 8.1% → 2019 年 9.7%	8 家企业入选工信部 2018 智能制造试点示范项目 商发制造：提出三步走智能制造战略目标——到 2019 年建成智能工厂基础设施，突破智能装配关键技术；到 2022 年突破智能零部件加工技术和智能整机装配技术；到 2025 年基本建成具有自感知、自执行能力的智能工厂，实现优质航空发动机的批量交付
装备	2017 年 5.5% → 2019 年 8.9%	7 家企业入选工信部 2018 智能制造试点示范项目 大全集团：规划全方位的智能改造和机器换人，近年来在电力装备的智能控制领域重点突破，共获得智能发明专利 101 件，实现了 4 条光伏组件生产线的全方位智能化

资料来源：中国信息百人会《2017 中国数字经济发展报告》、工信部《2018 年智能制造试点示范项目名单》、工信部两化融合服务平台、人民日报"互联网＋"优秀案例征集。

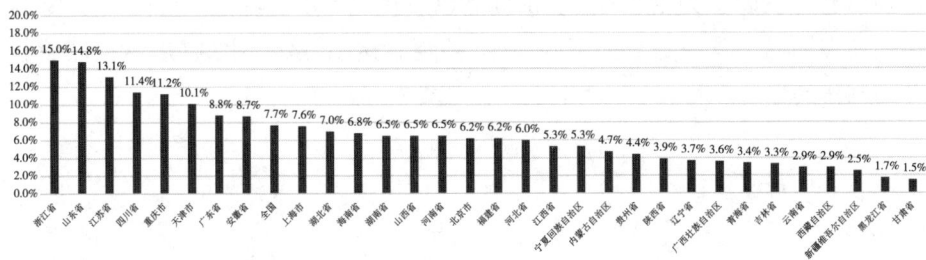

图 2-6 各省市开展智能化生产的企业比例

数据来源：工信部两化融合服务平台 - 数据频道。

四、服务型制造

服务型制造是在企业经营的投入和产出中增加服务要素的比重，在投入端提高研发、物流等服务环节的占比，在产出端将产品联网并采集其运行数据，通过大数据分析提供多样化的售后服务，由出售产品向出售"产品＋服务包"转换，从而延伸产业链条，提高利润空间，增强企业综合竞争力。服务型制造萌芽于20世纪70年代，生产自动化的出现使人们对研发、设计、维护、物流等的需求增加。而21世纪初新一代信息技术的突破和数字经济基础产业的发展，则推动了服务业和制造业的深度融合。5G技术投入商用、人工智能和大数据分析技术贯穿生产全过程，都使服务型制造变得容易和寻常，服务型制造成为全球制造业发展的新模式。服务型制造通过差异化竞争极大地扩大了市场需求，有效地推动了制造业价值链升级。一方面，以消费者为中心的全方位服务能够提升消费者黏性，拓展市场空间，取得更加稳定显著的利润增长；另一方面，服务型制造倒逼企业发挥自身潜力，不断突破创新，通过异质化的"产品＋服务"，实现价值增值。

近年来，在市场驱动和政府推动的作用下，服务型制造越来越受到中国企业的认可。2023年，工信部公布了第五批服务型制造示范名单，以信息增值服务、综合总承包服务、全生命周期管理、供应链管理等服务型制造示范模式作为标杆。共有110家服务型制造示范企业、51个服务型制造示范平台和9个服务型制造示范城市入选。从行业来看，装备制造领域选出的示范企业和示范项目最多，主要集中在全生命周期管理和总集成总承包这两种服务模式，服务型制造的开展情况如表2-7所示；从区域来看，服务型制造行业东强西弱的发展态势更加明显，浙江省已有接近50%的企业开展了服务型制造，而在西藏，这一数字还不到5%，差距高达10倍。图2-7展示了区域服务型制造的发展。

表 2-7　服务型制造在各制造行业的发展情况

制造行业	开展服务型制造的企业比例	代表企业及成果
家电	2017 年 19.2% → 2019 年 21.7%	供应链管理——海尔：以供应链为中心进行集团内部业务流程重建，横向采用企业资源规划系统集成从采购管理、运营管理到销售管理的物流、信息流和资金流，纵向通过电子商务平台整合从第一层供应商、制造商到分销商的链条关联和信息共享
装备	2017 年 24.2% → 2019 年 27.2%	全生命周期管理——合心机械制造：为汽配企业提供智能化生产线，帮助企业完成天窗、座椅、离合器等产品从研发、生产、装配直到售后的全过程管理，提高生产效率
		总集成总承包服务——陕鼓：除出售鼓风机外，还可以根据实际需求，为消费者打造集设备成套（环境规划、安装调试）、工程承包（厂房改造、外围设施）和融资服务（银行贷款、回购设备）为一体的总体解决方案
		信息增值服务——杭汽轮：将汽轮机联网并安装智能软件，获取汽轮机运行参数，远程帮助消费者进行机器监控和维护，减少机器发生故障的概率

资料来源：中国信息百人会《2017 中国数字经济发展报告》、工信部两化融合服务平台、人民日报"互联网＋"优秀案例征集。

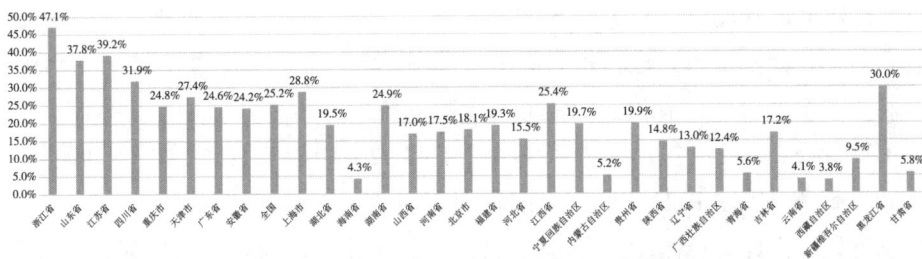

图 2-7　各省市开展服务型制造的企业比例

数据来源：工信部两化融合服务平台－数据频道。

可以看出，数字经济的渗透和新一代信息技术的突破，推动了制造业四大商业模式的发展，对技术创新、资源因素、市场需求等制造业转型升级的驱动因素发挥了积极作用，从而带动我国部分制造企业初步实现转型升级。

第三节　数字经济推动中国制造业初步实现转型升级

在数字经济的推动下，中国制造业在数智化转型、价值链升级和产业结构升级 3 个方面不断取得进展。一些企业抓住机遇，初步实现了转型升级。

一、数智化转型

近年来，为了更好地应对来自发达国家制造业的高端技术封锁和来自发展中国家制造业的低成本竞争，中国制造业积极转变发展方式，大力投入数字基础设施建设，正在经历从传统资源消耗型的物理制造向数字化、网络化、智能化的智能制造转型的过程。

（一）数字化转型基本实现

数字化转型是对物理信息的数字转化，如手工填写单据转变为信息系统录入，再如生产设备由硬件电路控制转变为计算机程序控制，是企业走向智能制造的基础。在这一阶段，大量的信息系统投入使用：在企业资源管理方面，ERP（企业资源计划）和 SCM（供应链管理）系统可以收集和利用企业运营数据，显示报表，进行报表展示，实现采购、生产、销售、财务、人力、物料等各个环节的信息流、物流和资金流的统一。2022 年，中国典型制造企业 ERP 和 SCM 系统普及率分别为 68.2% 和 32.1%[①]，实现了数据驱动决策。在企业研发方面，PLM（生命周期管理）系统可以贯穿产品开发的全过程，包括计划、设计（总体设计、工艺设计、详细设计）、流程、维护等数据的管理，以及审批、更改、发放、执行等命令的处理。2022 年，我国企业 PLM 软件普及率为 24.2%，较 2021 年提高了 2.8 个百分点[②]。在企业生产方面，FMS（柔性制造系统）和 MES（制造执行系统）等系统可以实现生产任务的自动执行和监控管理。FMS 系统由中心控制设备、物料储运设备和数控加工设备 3 部分组成，具有独立的自动加工制造能力，能够适应生产对象的变换。MES

---

① 数据来源：《中国两化融合发展数据地图（2022）》。

② 数据来源：《工业和信息化蓝皮书——数字化转型发展报告（2022—2023）》。

系统负责采集车间数据，控制生产顺序、设备状态、流程可视化和产品质量，完成顶端管理层与底端设备层的交互反馈。2022年，我国企业MES软件普及率为28.5%，较2021年提高了2.1个百分点[①]。这反映出企业在生产环节数字化转型的需求和发展空间远远大于其他环节。中国制造业数字化转型形势虽好，但问题依然存在。由于成本高，很多企业重生产数字化投资，轻管理数字化投资，目前全国只有不到50%的制造企业实现了数字化多点推广，数字化转型需要更进一步。考虑到数字化转型的内涵和数据的可获得性，本书采用了"ERP软件渗透率"（数字化转型软件基础，工信部两化融合指数）和"计算机应用程度"（数字化转型硬件基础，平均每个企业拥有的计算机数量）这两个指标，来反映近年来中国数字化转型的发展趋势（见图2-8）。可以看出，在数字经济背景下，中国制造企业的数字化水平每年都在稳步提升。

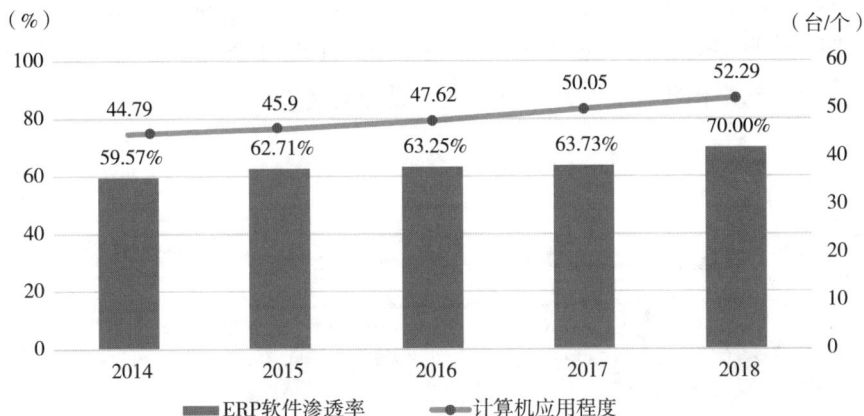

图 2-8　数字经济背景下中国制造业数字化转型现状

数据来源：《工信部两化融合蓝皮书》《中国统计年鉴》。

（二）网络化转型初见成效

企业与外部伙伴需要协同制造、形成业务关联的生态圈，才能获得效率和利润的进一步提升；企业的各类工业软件、生产设备需要互联互通，打破信息孤岛，才能达成一体化、自动化和流程化运营。因此，在实现数字化转型的基础上，一些制造企业开始向网络化转型迈进。网络化转型分为两个方

---

① 数据来源：《工业和信息化蓝皮书——数字化转型发展报告（2022—2023）》。

面：一方面是流通领域网络化，企业通过网络与消费者和合作伙伴进行贸易往来，大大拓宽了市场范围，节省了交易成本和物流成本，提高了制造企业在商品流通阶段的效率，2018 年，我国"电子商务应用程度"[①] 为 58.8%；另一方面是生产领域网络化，企业的生产设备越来越多地接入网络，软件系统也开始互相联通、数据共享，通过网络平台（物联网、工业互联网、信息物理系统）的作用，分散在不同位置的企业分支机构、上下游企业也能够协同作业，共享网络资源。根据工信部两化融合平台的调研数据，2018 年，中国工业企业的数字化生产设备联网率为 39.4%（见图 2-9 所示），有一定基础且稳中有升，但与数字化转型和流通领域网络化转型相比，还有较大差距。究其原因，一是制造业的业务流程复杂多变，难以形成解决方案或最佳实践；二是生产工艺是企业的生命线，难以共享。随着云服务的发展，企业通过多个云供应商来实现业务多样性，确保共享合规性，成为必然趋势。截至 2023 年 3 月底，全国企业工业设备上云率达 18.11%，工业互联网平台应用普及率达 23.32%[②]，网络化转型在未来仍有很大的提升空间。

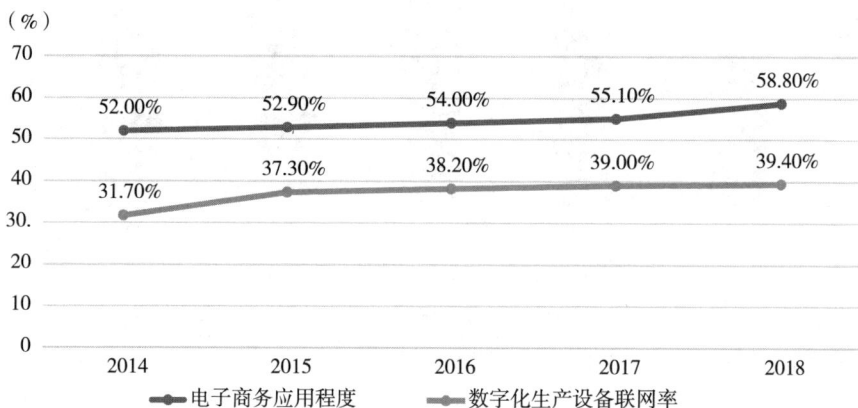

（%）

图 2-9　数字经济背景下中国制造业网络化转型现状

数据来源：工信部两化融合发展数据地图。

---

① 数据来源：工信部两化融合发展数据地图。

② 国家工业信息安全发展研究中心. 工业和信息化蓝皮书：数字化转型发展报告（2022—2023）[M]. 北京：社会科学文献出版社，2023.

（三）智能化转型稳步推进

近年来，人工智能、知识工程、神经元网络等使能技术的突破，开启了制造业的智能化转型时代。与数字化、网络化转型中机器对人的体力劳动的替代不同，智能化转型实现了机器对脑力劳动的扩展和替代，使机器具备自学习、自感知、自决策的功能，形成了智能制造这一新的发展方式。现阶段，我国只有一些先进制造企业具有半智能化水平，想彻底实现智能制造还有很长的路要走。比如对设备动作的信息收集、积累和数据分析就是一个复杂的过程，牵扯众多技术和利益问题，需要产业链上下游的厂商协作完成，目前做到的并不多；再比如，不同制造行业需要的智能设备差异较大，医药制造业和汽车制造业对工业机器人和数控机床的要求就截然不同，而同一行业对智能设备的需求也会因为企业战略、资本实力、业务人员数字素养等差异而有所不同。这些都为国内制造企业的智能化转型带来了困难。根据《中国两化融合发展数据地图（2018）》的数据，截至 2018 年，我国智能制造就绪率为 7%，制造业全面实现智能化还有很长的路要走，我国欠发达地区智能制造水平在国内也往往较低。但制造业智能化转型也显示出广阔的前景：一是智能化转型的利润贡献率显著提高，2013 年，智能制造为企业带来的利润贡献率不到 10%，而到 2017 年，这一数字已达到了 30%，利润根源主要是生产效率和产品价值的提高[1]；二是智能装备的供给水平和市场需求量都在稳步上升，2017 年，我国高档数控机床的营业收入同比增长 8.8%，部分增材制造装备的技术水平达到国际领先，工业机器人的单月产量同比增加 56.5%，其中高附加值的多关节机器人和 SCARA 机器人正在逐步取代在精准度和自由度上存在一定欠缺的串联机器人和并联机器人，这无疑对我国制造业的长远发展具有积极影响[2]。因此，从智能制造生态系统的顶层设计、制造业价值链的智能化重构、智能制造人才培养、生产性服务业的配套支持等方面出发，推进制造业智能化转型，对我国制造业的高质量发展至关重要[3]。

---

[1]　德勤．中国智造　行稳致远：2018 中国智能制造报告［R］．北京：RITM0130148，2018：3-4.

[2]　中国电子信息产业发展研究院．2017—2018 年中国智能制造发展蓝皮书［M］．北京：人民出版社，2018：25.

[3]　唐飞泉．抓住制造业智能化转型的"牛鼻子"［N］．大众日报，2019-02-20（6）.

学界对制造业智能化水平的评估近年来才刚刚开始，参考已有文献和企业实践，笔者选取"工业机器人应用程度"[①]和"高档数控机床应用程度"[②]两个指标分析我国制造业智能化转型现状（见图2-10）。可以看到，我国工业机器人的应用程度是平均每家企业不到1台，是制造企业计算机拥有量的1/34，一些机械重复可替代的流水线作业，由于机器人的成本高于低技能劳动力，也由于许多传统制造企业的操作惯性，还在人工进行。随着数字经济背景下制造业大环境的改变，率先使用智能制造技术的企业将会占领更大的市场份额，拥有产业链上更多的话语权，获得更丰厚的超额利润，优胜劣汰的市场竞争机制也会造就制造业的智能生态逐步迭代。中国制造业的智能化转型仍在路上。

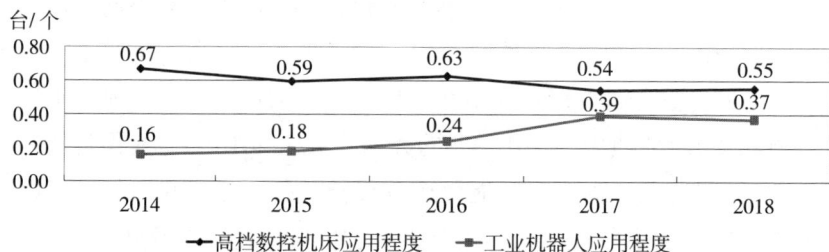

图2-10 数字经济背景下中国制造业智能化转型现状

数据来源：《国际机器人联合会报告》，前瞻研究院，《中国统计年鉴》。

---

① 工业机器人是具有自动执行和控制功能的多关节、多自由度的机器，最先应用于汽车制造业，能实现焊接、搬运等多种制造工艺的自动化。工业机器人是人工智能技术的载体，是实现智能制造的基础。本书使用"制造业工业机器人安装量/制造业企业数"来表示工业机器人应用程度。其中，"制造业工业机器人安装量"的数据出自国际机器人联合会（IFR）历年的报告，"制造业企业数"的数据出自《中国统计年鉴》。

② 数控机床是安装了程序系统的自动化机床，能将程序指令转化为数字信号，按规定完成动作。数控机床是制造业向智能化转型的工作母机，体现了智能制造基础设施的准备情况。"数控机床＋工业机器人"的成套安装，意味着无人化自动生产车间的就位，是打造未来智慧工厂与智能生产线的第一步。本书使用"t+1期数控金属切削机床产量/t期制造业企业数"来表示高档数控机床的应用程度。其中，"t+1期数控金属切削机床产量"是厂商根据t期数控机床市场表现所作的生产决策，可以代表t期数控机床的使用情况，数据出自前瞻产业研究院和国际机器人联合会报告。

二、价值链升级

数字经济通过新一代信息技术、数据要素和信息网络，帮助制造企业优化生产流程，提高产品附加价值，向产业链的研发和营销环节延伸，进入新的经济领域，从而推动中国制造业实现工艺流程升级、产品升级、职能性升级和跨部门升级，获得利润或价值增值。

工艺流程升级是指通过重组生产系统或引进先进技术，更有效地将投入转化为产出。数字经济日益融入企业的生产环节，提高企业的生产效率和生产质量，将低端工艺流程向高端化升级。一方面，企业通过信息系统中的行业解决方案优化业务流程，利用云平台中的设施和服务整合设备、数据、劳动力等资源，运用数字化机器设备替代低技能劳动力，提高生产效率。另一方面，企业借助大数据分析、人工智能、云计算等技术手段，对生产过程进行设计和监控，降低生产成本，提高产品质量，优化生产运作。如青岛啤酒厂运用数字化手段，建成包装产线管理等七大智能管理系统 12 个应用场景，2020—2023 年厂区碳排放密度降低 48%，智能产线单日平均产量提升 60%，成品出库效率提高 50%[①]。

产品升级是通过提高产品性能（改进产品功能，优化产品结构）或进行产品创新（推出新产品，改进旧产品）来增加产品的单位价值。数字经济与制造业的融合，促进了制造产品的智能化升级，使其具有更高的技术含量和附加价值。例如，智能汽车在传统汽车的基础上加入了智能公路、现代传感和自动控制等技术，集成了多个智能系统，实现了汽车的智能联网和自动驾驶。其中，定位导航系统可以将车辆位置与数据库中的道路信息进行比对，确定下一步的行驶方向；辅助驾驶系统可以感知其他车辆和障碍物的位置，并向汽车发送减速或刹车等指令；运动控制系统可控制车辆启动、换挡、转向、变速等功能；生活服务系统可以将人的语音指令传递给车辆，完成信息查询和人车互动。2023 年，我国新能源汽车销售 773.6 万辆，同比增长 36.2%，占汽车销量的 35.65%，其中智能电动汽车销量环比提高 17.7%，占

---

① 刘文波，吕莉．聚焦主业，带动上下游转型升级［N］．人民日报，2023-07-24（10）.

新能源汽车销量的 52.3%[①]。

职能性升级是在价值链中取得高附加值的职能，即从生产环节向高技术含量的研发设计环节和高利润的营销售后环节延伸。数字经济催生了网络化协同模式，并提升了企业的技术创新能力，帮助更多企业搭建自创品牌和销售网络，使企业实现了从 OEM（贴牌生产）到 ODM（依规设计）再到 OBM（自创品牌）的升级。调查显示，2008 年以来，我国制造企业贴牌生产的销售额上涨 13%，而依规设计和自创品牌的销售额分别上涨 42% 和 49%，显示出企业职能性升级的步伐明显加快[②]。以服装制造企业为例，数字经济为我国服装制造业植入了互联网基因，带来了职能性升级的巨大可能。如红领集团近 10 年来在"大智移云网"等新一代信息技术的支撑下，不断向产业链上游的设计环节延伸，采集了超过 200 万名消费者的版型、款式、工艺等定制数据，建立了涵盖人体 18 个部位的量体模型，搭建了 20 个每天自动接单、自动剪裁、自动整合的定制子系统，具有日产 3000 套个性化服饰的能力。同样，我国的一些中小型服装企业也依靠网络平台和电子商务，由低附加值代工转向自主品牌建设，在价值链上不断攀升。如我国广东省东莞虎门镇的一些小型服装制造商，通过与网络意见领袖合作，吸引消费者注意力，打响自创品牌，向上拓展品牌设计，向下实现网店销售，完成了从贴牌生产到自创品牌的价值链升级。

跨部门升级是运用在某一特定职能中获得的能力，向本部门上下游延伸或进入一个新部门。跨部门升级可以为企业带来新的发展机遇，拓宽效益空间，是 4 种价值链升级模式中的最高形态。但传统的投资并购等升级手段对企业的资金和技术要求很高，导致一些企业不敢轻易选择这一路径。数字经济的出现很大程度上解决了这一难题：一方面，一些管理软件供应商、工业云服务商提供的标准化行业方案，可以帮助企业更快进入产业链上下游环节，形成了从原材料生产到产品销售的完整价值链，给企业带来了巨大收益；另一方面，智能化生产和服务型制造的出现，激发了企业跨入新行业的动力和能力，帮助越来越多的制造企业向战略性新兴产业、高技术制造业和生产性

① 车市物语，曼达. 中国新能源蓬勃十年：汽车智能化的跃迁［EB/OL］.（2024–01–15）［2024–07–11］. https://learning.sohu.com/a/751892424_250147.

② 邱海雄，于永慧. 中国制造的腾飞［M］. 北京：人民出版社，2018：101.

服务业迈进，实现链条升级。宝钢集团在"从钢铁到材料、从制造到服务、从中国到全球"的转型战略驱使下，于2015年成立了欧冶云商股份有限公司，形成了贯穿钢铁行业全产业链环节的服务型生态体系。从产业链延伸角度看，欧冶云商集合了供应商、生产厂商、物流商、贸易商等主体，打造了线上钢铁生产一体化平台；从进入新部门角度看，欧冶云商以钢铁生产为中心，开展了技术服务、金融服务、贸易服务等线上服务，跨地域、跨行业、多维度地拓展了企业利润空间。2023年，钢企龙头企业宝钢股份凭借120.07亿元的净利润领跑上市钢企[①]，成为中国最具影响力的钢铁企业集团。借助数字技术新动能新优势，北京芯智达公司等脑科学企业全面发力脑机接口，与北京大学、清华大学、中国科学院等高校院所合作，布局立项高通量柔性微丝电极、千通道电生理采集系统等器件研发，以及运动和语言神经解码算法构建等10余个创新项目。在产业链上游，植入式芯片样片流片成功，实现首代产品成功量产；中游，便携式脑活动传感设备技术指标达到国际先进水平，建立起微观脑图谱的高通量技术体系；下游，不同场景的解决方案在工业安全监测领域、神经疾病诊断治疗和康复领域、辅助生活等方面实现应用[②]。

价值链升级的表现是企业利润或产值的增加，所以主要有两个衡量指标：利润率和增值率。利润率可以用制造业利润总额除以营业收入来表示（PORTER，1985；孙本志，2014；闫珊娜，2019）。2008—2023年中国制造业利润率如表2-8所示。可以看出，近年来，随着一批平台制造商和自主品牌制造企业的形成，制造业价值链不断升级，我国制造业利润总额稳步上升。到2018年，由于中国经济增长放缓，加上美国对第一批中国商品（价值340亿美元）加征关税的影响，制造业陷入低迷，利润总额和利润率下降。虽然这种打击只是暂时的——中国制造业拥有齐全的产业门类、庞大的产业规模和牢固的产业基础，短期内无法被超越——但我们需要尽快找到应对方案，深化新一代信息技术在制造领域的应用，努力打造制造产品的差异化和竞争力，提高产品附加价值，刺激国内国际市场，及时扭转这一下滑趋势。

---

① 有色资讯. 29家钢企披露2023年业绩预报12家净利预增2024年能否有更多钢企扭亏为盈？［EB/OL］.（2024-02-29）［2024-07-11］. https://news.smm.cn/news/102621088.
② 王昊男. 北京着力完善脑机接口产业生态［N］. 人民日报，2023-12-02（2）.

表 2-8 2008—2023 年中国制造业的利润总额和利润率

年份	制造业利润总额（亿元人民币）	制造业利润率（%）
2008	21674.4	5.01%
2009	27971.91	5.93%
2010	42550.45	7.02%
2011	47843.1	6.56%
2012	48570.46	6.03%
2013	50705.69	5.02%
2014	56898	5.82%
2015	57975	5.84%
2016	65281	6.23%
2017	66368	6.51%
2018	56964.4	6.12%
2019	51903.9	5.86%
2020	55795	6.08%
2021	73612.2	6.81%
2022	64150.2	6.09%
2023	57643.6	5.76%

数据来源：《中国统计年鉴》《中华人民共和国国民经济和社会发展统计公报》。

制造业增值率可以用制造业增加值除以制造业总产值来表示（张文新，2019；宋林，2020）。2004—2022 年中国制造业增加值增速如表 2-9 所示。可以看出，中国制造业的增加值连年上升，但制造业的增值率波动较大，在经历了 2013—2016 年的历史最低水平后，2017 年有所回升，2018 年再次下降，这与制造业利润率的波动情况基本相似。表明在 2013—2016 年劳动密集型产业向东南亚转移的影响下，以及在 2018 年中美贸易摩擦的影响下，市场预期和中国制造业的表现都受到了不同程度的影响。

表 2-9　2004—2022 年中国制造业增加值和增值率

年份	制造业增加值（万亿元人民币）	制造业增值率（%）
2004	5.175	—
2005	6.012	16.17
2006	7.121	18.45
2007	8.746	22.82
2008	10.254	17.24
2009	11.012	7.39
2010	13.028	18.31
2011	15.646	20.10
2012	16.981	8.53
2013	18.187	7.10
2014	19.562	7.56
2015	20.242	3.48
2016	21.429	5.86
2017	24.051	12.24
2018	26.482	10.11
2019	26.41	27.00
2020	26.64	26.00
2021	31.66	28.00
2022	33.52	27.70

数据来源：根据世界银行数据库数据计算得出。

　　虽然近年来中国制造业波澜起伏，但总体上仍在不断发展，从制造大国向制造强国转变。图 2-11 是近年来中国制造业的增加值、增值率与美国的对比。可以清楚地看到，十多年来，中国制造业的增加值开始超越对方并逐渐拉开距离，特别是 2015 年以来，中国制造业的增值率也明显超过美国，反映出中国制造业价值链升级的良好势头。

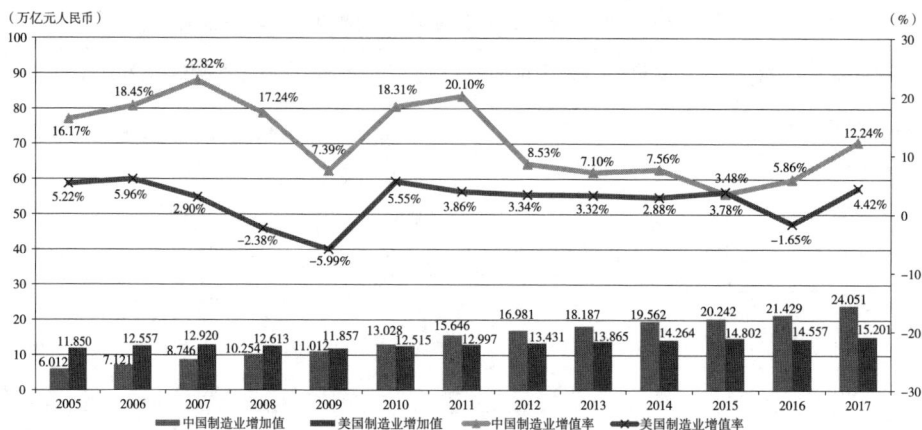

图 2-11　2005—2017 年中美两国制造业的增加值和增值率比较

三、产业结构升级

制造业结构升级是制造业在技术变革的推动下，由劳动密集型产业向技术密集型产业迈进的过程。数字经济在促进制造业结构升级方面发挥着重要作用。一方面，数字经济通过技术创新和要素投入带动产业升级。新一代信息技术具有较强的渗透性和突破性，与制造技术不断融合和创新，增强制造业的智能化生产和服务型外延，提高产业生产率和产出水平，吸引新一代信息技术和数据要素的投入从高技术产业向中低技术产业扩散，从而引发整个制造业的产业结构升级。2023 年《国民经济和社会发展统计公报》显示，我国制造业技术改造投资和高技术制造业投资分别增长 3.8% 和 9.9%，后者增速比制造业投资高 3.4 个百分点，其中计算机及办公设备制造业投资增长 14.5%，电子及通信设备制造业投资增长 11.1%，显示数字时代对数据和技术的投资已经超过了传统要素，成为制造业升级的新引擎。另一方面，数字经济通过调整需求结构带动产业升级。市场需求结构决定着产业发展的顺序和规模。数字经济催生了智能化生产、个性化定制等新商业模式，激发了市场对制造业原材料、中间品和最终产品多元化、个性化、智能化的更大需求，促进了战略性新兴产业和先进制造业优先发展，推动了传统制造业的智能化改造。2023 年，医疗器械及设备制造业、电子信息制造业、汽车制造业等中国先进制造业市场规模分别增长 12.3%、10.4% 和 13%，分别快于制造业整体增速 6.6 个、4.7 个和 4.8 个百分点；传统行业对智能制造装备的市场需求持续扩大，2022 年，我国智能制造装备产业规模超过 3.2 万亿元[①]，同比增长 32.2%，发展步伐明显加快。

制造业结构升级的表现为高技术制造业比重的扩大和中低技术制造业技术含量的提高，可作为产业结构合理化指标，即泰尔指数的倒数（张红霞，2016；左鹏飞，2017）和产业结构高级化指标，即高技术产业产值比重（杜传忠，2011；徐伟成，2018）来评估。本书以 OECD 和国家统计局对高技术产业的分类为基础，考虑到数据的可得性，并参考了国内学者的研究（赵惠芳，2008；苏芬，2010），将中国制造业的 31 个大类按照技术含量进行划分，如表 2-10 所示。

表 2-10　我国制造业按技术含量划分情况

按技术分类	制造行业
高技术制造业	医药制造业（C27）、通用设备制造业（C34）、专用设备制造业（C35）、航空航天和其他运输设备制造业（C37）、电气机械和器材制造业（C38）、电子设备制造业（C39）、仪器仪表制造业（C40）
中技术制造业	造纸和纸制品业（C22）、化学原料和化学制品制造业（C26）、化学纤维制造（C28）、橡胶和塑料制品业（C29）、非金属矿物制品业（C30）、黑色金属冶炼和压延加工业（C31）、有色金属冶炼和压延加工业（C32）、金属制品业（C33）、汽车制造业（C36）
低技术制造业	农副食品加工业（C13）、食品制造业（C14）、酒、饮料和精制茶制造业（C15）、烟草制品业（C16）、纺织业（C17）、纺织服装服饰业（C18）、皮革、毛皮、羽毛及其制品和制鞋业（C19）、木材加工和木、竹、藤、棕、草制品业（C20）、家具制造业（C21）、印刷和记录媒介复制业（C23）、文体用品制造业（C24）、石油、煤炭及其他燃料加工业（C25）、其他制造业（C41）、废弃资源综合利用业（C42）、金属制品、机械和设备修理业（C43）

从高技术制造业来看，产业规模连年扩大。2023 年，中国制造业增加值同比增长 5.0%，其中高技术制造业增加值增长 2.7%[②]。从产业结构高级化测量指标来看，中国高技术制造业产值占制造业总产值的比重已连续 13 年超过一半，并且随着数字经济对制造业的渗透和扩散，呈现不断上升的趋势（见图 2-12）。

---

① 申佳平. 工信部：我国智能制造装备产业规模超 3.2 万亿元［EB/OL］.（2023-07-11）［2024-07-11］. http://finance.people.com.cn/n1/2023/0711/c1004-40033053.html.

② 国家统计局. 中华人民共和国2023年国民经济和社会发展统计公报［EB/OL］.（2024-02-29）［2024-07-11］. https://www.stats.gov.cn/sj/zxfb/202402/t20240228_1947915.html.

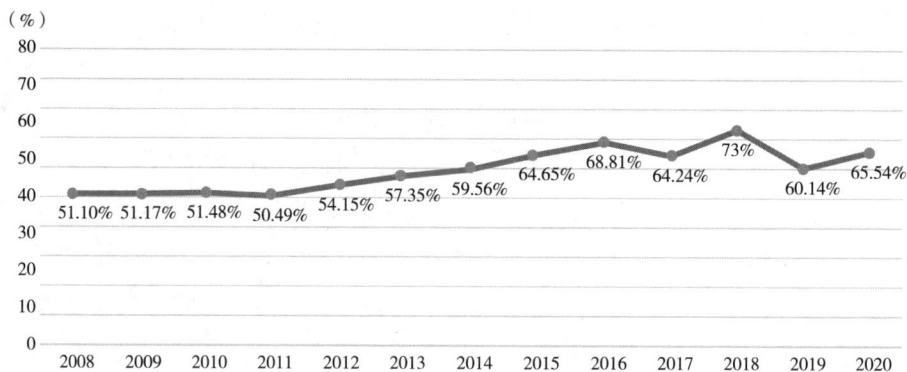

图 2-12   2008—2020 年中国制造业产业结构高级化水平

数据来源：《中国高技术产业统计年鉴》《中国工业统计年鉴》，世界银行数据库。

从中低技术制造业来看，近年来研发投入较大，成果丰硕。在有色金属加工、黑色金属加工、石油加工、化学制品制造等原材料领域实现多项技术突破，打破国外垄断，荣获国家科技进步奖；纺织工业、家具制造等消费品领域智能化改造和新技术攻关步伐加快，智能设备和新一代信息技术融入传统生产线，推动大批量生产向大规模定制转变，填补市场空白。表 2-11 给出了 2007 年和 2022 年中国中低技术制造业技术投入（研发经费、研发人员）和技术产出（劳动生产率）的对比，从中可以看出，近 15 年来中低技术制造业技术水平有了明显提高。

表 2-11   中国中低技术制造业 15 年前后的技术投入与产出情况对比

制造行业	研发经费（万元）		研发人员全时当量（人年）		平减后的劳动生产率（元/人）		
	2007 年	2022 年	2007 年	2022 年	2007 年	2022 年	增长率
中技术制造业							
纸制品 C22	244745	1384317	21100	41246	60159	85246	41.70%
化学制品 C26	1447100	10048609	147800	220273	92137	134511	45.99%
化学纤维 C28	263839	1709805	18100	30081	85290	96053	12.62%
橡胶和塑料 C29	469217	5354683	46600	149703	97840	155792	59.23%
非金属矿物 C30	336659	6287193	52800	181748	51619	81763	58.40%
黑色金属 C31	2353546	8164445	168600	96286	141226	177369	25.59%
有色金属 C32	694904	5051135	60700	87432	136769	192489	40.74%

续表

制造行业	研发经费（万元）		研发人员全时当量（人年）		平减后的劳动生产率（元/人）		
	2007 年	2022 年	2007 年	2022 年	2007 年	2022 年	增长率
低技术制造业							
纺织 C17	467441	2462512	72000	109582	37453	48930	30.64%
纺织服装 C18	121334	1178195	18500	48935	26104	31342	20.07%
皮革 C19	54931	1170428	11400	47004	27497	36269	31.90%
木材 C20	43314	959709	6600	24414	46316	60676	31.00%
家具 C21	33965	1017965	5000	40831	33813	45615	34.90%
印刷品 C23	54497	1117058	6800	35676	45632	56772	24.41%
文体用品 C24	31583	1059364	7600	51860	22185	41852	88.65%
石油加工 C25	240708	1706481	24400	22464	183317	268119	46.26%

数据来源：根据《中国统计年鉴 2008》《中国统计年鉴 2018》《中国科技统计年鉴 2008》《中国科技统计年鉴 2018》计算得出。其中，劳动生产率 = 工业增加值 / 平均用工人数。

把高、中、低技术制造业放在一起，泰尔指数可以用来评估这 3 个行业近年来的发展是否协调。泰尔指数用"各行业产值与总产值之比的总和"和"各行业劳动生产率与总体劳动生产率之比的对数"相乘，来衡量产业间发展是否均衡或产业结构是否合理。该指数与产业结构合理化程度呈负相关，即当该值不为零时，表明产业结构存在一定偏离。该值越小，偏离程度越低，产业结构越优化，反之亦然。图 2-13 反映了近年来在数字经济影响下中国制造业高、中、低技术产业发展的合理化水平。

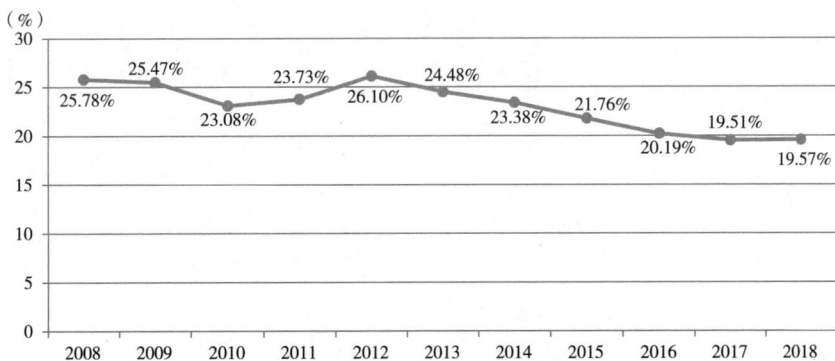

图 2-13　2008—2018 年间中国高、中、低技术制造业的产业结构合理化现状

数据来源：《中国高技术产业统计年鉴》《中国工业统计年鉴》。

从图 2-13 可以看到，我国制造业的产业结构偏离度一直较低且保持平稳下降，表明在数字经济的影响下，我国制造业产业结构越发均衡。一方面，是近几年在大力发展新能源、高端装备制造、新一代信息技术等战略性新兴产业的政策环境下，高技术产业比值不断扩大；另一方面，是随着传统产业对新一代信息技术的应用，技术含量在不断增加，劳动生产率大幅提升。因此在产业结构高级化指标不断上升的同时，泰尔指数在持续下降，即产业结构偏离度并未拉大，高、中、低技术制造业始终保持协调发展。

在第四章实证分析部分，会将上述分析的制造业转型升级的三大部分（"数智化"转型、价值链升级、产业结构升级）的 10 个指标（ERP 软件普及率、计算机应用程度、电子商务应用程度、数字化生产设备联网率、工业机器人应用程度、高档数控机床应用程度、利润率、增值率、产业结构合理化指数 - 泰尔指数的倒数、产业结构高级化指数 - 高技术制造业产值比重）进行熵权法计算，得到综合评价指标，作为被解释变量，反映数字经济背景下中国制造业转型升级水平。这里需要特别提到，除泰尔指数外，由于其余 9 个指标全部是正向指标，因此需对泰尔指数取倒数，再作为产业结构合理化指数计入。

第三章　数字经济背景下中国制造业转型升级的作用机理

第一节　理论分析框架

在数字经济范式中，数据、网络、信息通信技术与制造技术的融合已经渗透到制造业的方方面面，改变着制造业的技术创新、资源因素和市场需求三大驱动因素。技术创新、资源要素和市场需求三要素呈现出新的结构特征，并相互影响，形成了一个有机整体，对中国制造业"数智化"转型、价值链升级和产业结构调整发挥了推动作用。

一、数字经济背景下制造业转型升级的动因

通过文献综述，本文选取技术创新、资源因素和市场需求三个因素作为支点，研究数字经济背景下中国制造业的转型升级主要有三个原因：

一是数字经济以信息通信技术推动了中国制造业的技术创新。根据卡萝塔·佩蕾丝的技术－经济范式理论，一个范式中的创新主要有 4 种类型——增量创新、突破式创新、新技术系统和技术－经济范式变革。单项技术首先通过研究机构多年有意进行的开发，以突破式创新的形式问世。如亚马逊公司经过近 10 年的研发，于 2006 年在业界首次推出云服务，拉开了云计算 [①] 的大幕。之后这一新技术创造财富的潜力逐渐显现，吸引了大量的投资，产生

---

① "云"实质上是一个由信息软件、互联网、服务器等多种计算资源集合起来的提供资源的网络，处理付费用户的数据运算需求。云计算（cloud computing）是一种分布式计算，将巨大的数据计算处理程序分解成无数个小程序，然后，通过多部服务器组成的系统处理和分析这些小程序，并将得到的结果返回给用户。云计算可以在几秒钟内完成对数以万计的数据的处理。

了一批服务提供商。如亚马逊、阿里等 IT 巨头纷纷将战略重心转向云计算，相继推出云平台。随后各行各业纷纷拥抱新技术，用户数量激增，服务提供商和用户在实践中不断进行增量创新，完善行业解决方案，扩大新技术的应用领域。如腾讯云服务 2018 年全年增长超过 100%，营业额近百亿，为全国 150 多家银行、数十家保险公司、54 所高校和广东省政府的近 600 项政务提供了服务 [①]。其次，不断扩大市场占有率的单项技术，如新一代信息技术、物理技术、生物技术、先进制造技术等相互联结，形成了触及多个经济部门的新技术系统，并产生了一系列新兴产业。例如，在国家统计局 2018 年发布的战略性新兴产业分类中，智能消费相关设备制造（代码 1.5.2）、机器人与增材设备制造（代码 2.1.1）和前沿新材料制造（3.6）等产业都是由多项新技术联结而成的新技术系统作支撑的。最后，各个新技术系统有机结合，推动了全方位多层次的技术 – 经济范式变革，改变了整个社会的技术习惯、生产组织、市场行为、商业模式和制度框架，对经济社会产生了深远影响。如数字经济范式下的制造业发生了深层次变革：首先是以大数据、云计算等为代表的通用技术层和以 3D 打印、工业机器人等为代表的制造技术层的革新；其次是以柔性制造系统、智能工厂等为代表的集成系统层和以工业互联网、工业 4.0 等为代表的融合系统层的革新；再次是以"大平台 + 小企业"为代表的组织形式的革新；最后是以个性化定制、网络化协同、智能化生产和服务型制造为代表的商业模式的革新。中国制造业发生了全方位、深层次的转型升级。

二是数字经济以数据要素促进了中国制造业的能源革新。大数据是"21 世纪的新石油"，与新技术和人力资源一起作为关键要素，在生产过程中发挥了更加突出的作用，促进了制造业的能源革新。根据卡萝塔·佩蕾丝的技术 – 经济范式理论，一个范式中的关键要素要具备成本递减、无限供给和应用普及 3 个特征，在数字经济背景下，大数据充分符合这一要求。首先是成本递减。一方面，数据要素相比传统的物质生产要素，具有可复制、易传播、不受有形磨损等特点，节省了储存和运输的成本。另一方面，"云网端"等信息基础设施的普及，使数据要素的流动性和可获得性日益增强，数字市场不断拓展，通过用户范围的扩大引起生产的规模经济。基于此，数据要素的相

---

① 京比特. 腾讯云 2018 年营收增速超阿里云，多个行业云市场占有率第一 [EB/OL].（2019–03–25）[2024–07–11]. http://www.sohu.com/a/303576856_100178857.

对成本下降，成为创新和投资的首选。其次是供给增加。人类每天的生产生活都会产生海量数据，通过无处不在的信息感知终端进行数据采集，再通过功能强大的新一代信息技术进行数据分析，使数据要素的供给呈几何级增长。根据国际数据集团（IDC）的研究发现，2018 年中国新产生约 7.6ZB（相当于7.6 万亿 GB）的数据，到 2025 年这一数字将增至 48.6ZB，与此同时，全世界新产生的数据将是 2018 年的 5.3 倍，达到 175ZB[①]。最后是应用普及。数据在成为独立的投入产出要素的同时，也在运营和决策中体现出巨大价值，成为各行各业的基础性战略资源。今天，数据要素渗透进农业、工业、交通、医疗、金融、教育和政府等各个应用领域，极大地提高了经济社会的运行效率。据统计，2017 年，我国已有近四成的中小企业应用了大数据，其中 46.6% 的中小企业表示数据要素提升了运营效果[②]。中国制造业的要素结构不断向高水平转变。

三是数字经济以信息网络带动了中国制造业的需求更新。信息网络是数字时代的基础设施，能够将供给侧和需求侧的信息有效整合，使消费需求升级、投资需求改善、贸易需求优化。从消费需求来看，信息网络与数据要素和信息通信技术结合，缓解了信息不对称问题。一方面，供需双方更易匹配。消费者可以通过网络轻松对比并找到自己需要的产品，甚至可以在线定制产品参数，满足个性化需求。同时，消费者的消费行为被信息网络准确地记录下来，通过大数据分析，帮助厂商精准定位消费者的购买习惯，有针对性地为消费者推送产品。另一方面，大规模个性化定制更易实现。消费者在线提交需求，订单实时传送到厂商数据库，通过数据分析、模型建立和指标计算，重构生产流程。消费者的个性化订单被分解、转化成物料清单（BOM）和生产指令推送给各工位。每个工位通过自助终端读取信息，自动排班，快速完成本道工序。整个订单的生产过程迅速准确，实现了低成本、高效率、柔性化、智能化的大规模定制。从投资需求来看，信息网络与数据要素和信息通信技术的结合，吸引了资本市场对高技术制造业、战略性新兴产业和先进制造业的关注。无论是机构还是个人，民间还是政府，资金、技术和人才开始向制造业回流。2018 年，中国高技术制造业投资占全部制造业投资的比重为

---

① 莎赫丽·乔杜里，丁廷立译. 中国将在数据竞争中超过美国［EB/OL］.（2019–02–14）［2024–07–11］. http://tech.huanqiu.com/original/2019–02/14314077.html?agt=15438.

② 中国信息通信研究院. 中国大数据发展调查报告（2018）［R］. 北京，2018：4.

17.5%，比 2014 年提高了 6.9 个百分点[①]。

二、分析框架构建

数字经济以数据为关键要素，以信息技术为驱动，以网络为基础设施，向制造业扩散。在此影响下，制造业的技术创新模式向开放式创新和分布式创新转变，资源要素结构从初级向高级深化，市场结构由同质化单打独斗的完全竞争向多样化力量集中的平台垄断竞争变迁。这 3 个新变化分别通过创新合作机制、资本运行机制和市场竞争机制的作用，促进制造业调整，实现制造业的数智化转型、价值链升级（工艺流程升级、产品升级、职能性升级、跨部门升级）和产业结构升级，分析框架如图 3-1 所示。

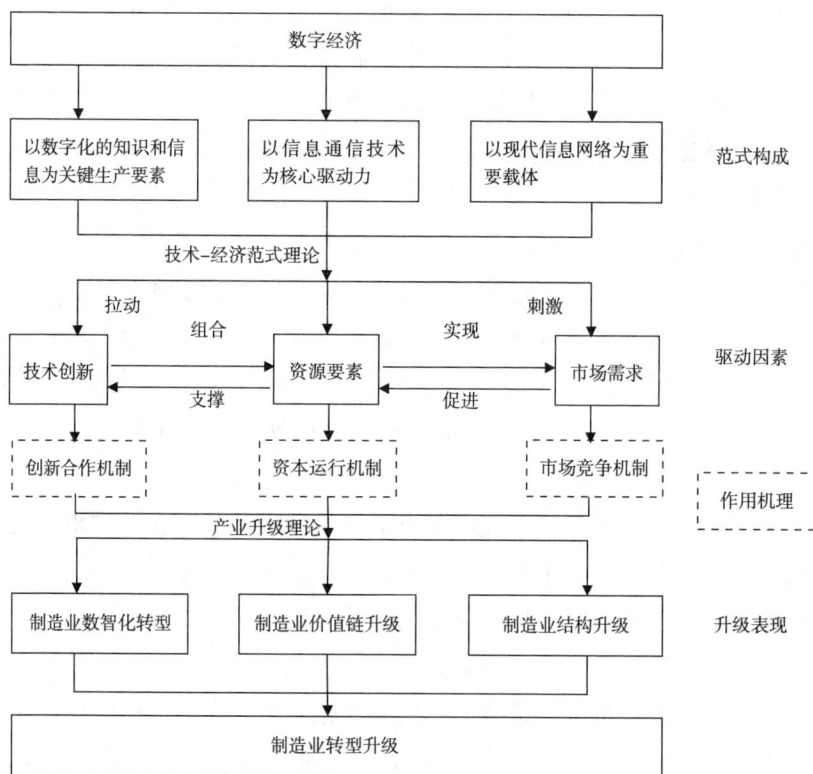

图 3-1 数字经济背景下中国制造业转型升级的理论框架

---

① 中国青年报. 改善需求结构 三驾马车协同发力 [EB/OL].（2019-07-09）[2024-07-11]. https://baijiahao.baidu.com/s?id=1638550167036114238&wfr=spider&for=pc.

技术创新、资源要素和市场需求作为一个有机整体，相互作用，缺一不可。技术创新可以满足市场的个性化需求，并激发新的更高的市场需求，而市场需求的变化也会给研发人员灵感，拉动技术创新；资源要素的投入可以实现市场需求，而市场需求的变化也促进了新要素的投入。双方分别从供给侧和需求侧推动产业升级。技术创新使资源要素投入产生出不同的组合，而资本、劳动力和技术的投入也支撑着技术创新的不断进步。这三大要素是制造业转型升级的驱动力，具有较强的自组织性，能够根据技术－经济范式的变化，与不同范式下的关键要素、驱动技术和基础设施融合，进行自我调整和升级，呈现出新的特点。

第二节　数字经济背景下的技术创新推动制造业转型升级

技术创新是企业应用新技术开发新产品或提高产品质量，实现市场化的过程。技术创新可以帮助企业形成核心竞争力，是制造业转型升级的基石和关键。新一代信息技术的渗透性、数据要素的移动性和互联网平台的开放性，推动了制造业技术创新生态系统的完善，为技术创新模式的演进提供了更多可能，在一定程度上优化了技术创新的效率、效益和周期。数字经济通过对制造业技术创新的优化和改善，推动制造业向智能化方向转型，提升了制造产品的附加价值，促进了产业结构的高级化。

一、数字经济背景下制造业技术创新的模式特征

在数字经济范式下，技术创新不再是企业依靠内部资源进行的单独行为，而是多元经济主体利用网络空间共享知识和资源的结果，技术创新呈现出一种开放协作的新模式特征。

（一）技术创新模式

技术创新模式涉及创新资源的主要来源、利用方式和实施技术创新的具

体途径。一种技术创新模式的出现与当前范式内的技术难度、研发能力和创新习惯相对应。在数字经济范式下，技术创新具有网络化、生态化、开放性、协同化等特征，为制造业提供了开放式创新和分布式创新两种新的技术创新模式。

1. 开放式创新

开放式创新由加州大学伯克利分校教授亨利·切萨布鲁夫于 2003 年首次提出，是企业整合内部研发能力，吸收外部创新资源，打破传统封闭状态，进行技术创新的一种模式 [1][2]。知识流动对开放式创新过程起到了串联和加速的作用。企业可以将从外部获取的知识用于内部研发，也可以将冗余的知识和技术输出给其他企业和科研机构。这样，企业就和消费者、供应商、研究机构深度合作，组成了一个良性互动的创新生态系统，在创意、研发、试验、验收、生产、市场化等各个环节开展动态合作。制造业开展开放式创新的实现途径可以是基于单项合作的技术转让和委托开发，也可以是基于双向合作的联合开发、共建研发机构和经营实体等。开放式创新的组织形式可以是政府主导的制造业创新中心，也可以是企业主导的工业互联网平台。与产学研联盟、研究联盟等社会研究机构不同，开放式创新组织更关注在关键性、共性和前沿领域的深度合作，激励机制、信用机制以利益驱动，也更加完备。制造业开放式创新模式的运作机理如图 3-2 所示。

从图中可以看出，数字经济将信息网络、信息通信技术和数据元素融入制造业，使得制造业在技术创新、基础研究、人才输送等领域更加开放。制造企业、研究机构、供应商和消费者自由连接成一个创新生态系统，并通过跨时空的交互、传输和协作，最大限度地整合系统的内外部知识，增强产业创新能力，提升制造业附加价值，是开放式创新模式的主要内容。在创新生态系统中，高技术制造企业处于领导者地位，吸收系统外的知识和系统内各创新主体的资源，在市场需求的驱动下，与研究机构合作，通过突破性创新和渐进式创新，开发制造技术、设备或产品，并将系统内中低技术企业作为

---

① Chesbrough H W. Open innovation：the new imperative for creating and profiting from technology［M］. Boston：Harvard Business School Press，2003，p.43.

② Chesbrough H W. Open business models：how to thrive in the new innovation landscape［M］. Boston: Harvard Business School Press，2006，p.21.

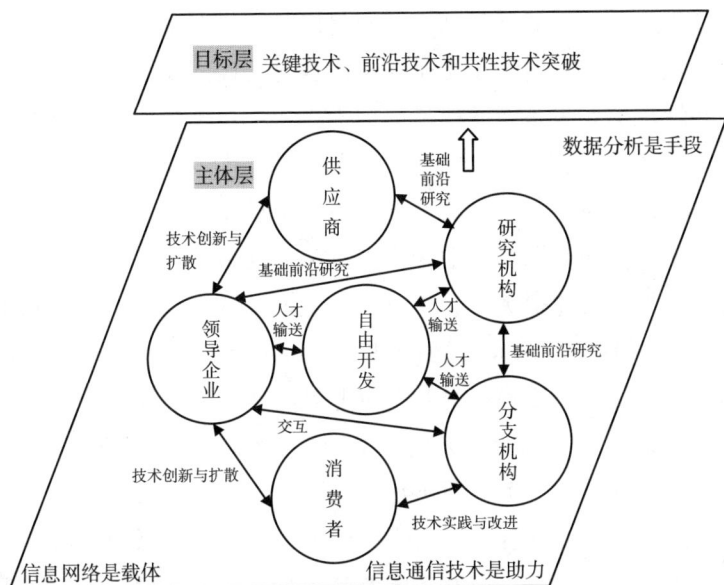

图3-2 制造业开放式创新的运作机理

应用对象输出成果，并在其应用过程中获得创新回报；中低技术企业扮演着参与者的角色，是高技术企业创新的协同力量，通过配套创新和应用升级，促进整个创新系统的良性循环，同时作为网络外部性的受益方，利用创新体系中的模块、组件和服务，缓解自身在传统技术创新模式中的人员和资金的短缺，节约了研发成本；高校、科研院所等研究机构担任推动者的角色，是高技术企业创新的辅助力量，为创新生态系统提供前沿理论、技术支撑和人才输送，把握科研方向，是突破性创新的前沿阵地，同时提升了自身的学术地位，获取第一手的市场动态和数据。因此，数字经济范式下制造业开放式创新的运行机制如下：创新生态系统的各主体在协同创新中发挥自身优势，借助不同的激励机制、信用机制等环境辅助，开展从知识建构到产品商业化的一系列创新活动，寻求突破制造业的关键、共性或前沿技术问题，实现价值增值，达到合作共赢的目的。

目前，我国制造业主要有政府主导型和企业主导型两种开放式创新生态系统。政府主导型创新生态系统是一个政府主导、多方参与、主攻行业共性与前沿技术的开放式创新平台。政府主导指平台所需的软硬件基础设施和数据资源主要由政府提供；多方参与指跨领域的产学研各方力量共同参与核心研发，形成优势互补的协同创新，缓解科研与市场脱节的问题；主攻共性和前沿技术指该种系统的定位不是企业主导也可突破的关键技术，而是整个行业关注的共性技术和未来竞争所需的前沿技术。一个政府主导型的开放式创新平台要兼顾数字设施、创新平台、企业应用和市场需求 4 个层次，集中力量和各方投入，打通"创意—研发—扩散—市场化"一体的创新链，有效攻克共性技术难题，同时探索出适合我国制造业的新型创新模式，充分体现了我国社会主义制度的效率优势。2016 年成立的"国家动力电池创新中心"是我国第一个国家级制造业开放式创新平台。该平台由电动汽车企业等需求方、研究机构和高校等科研方、电池制造企业等制造方，以及产业基金等资本方自由加盟建成，利用"大智移云网"等新一代信息技术，促进技术、人才、政策和资源的交互融通，解决我国动力电池行业中研发主体量多、力量弱且分散的问题。该平台一要提高现有锂电池的性能，并降低研发成本；二要开展新一代动力电池研究，以应对新能源汽车行业的快速增长，为实现新能源汽车的成本性能优于传统汽车打好基础。

企业主导型创新生态系统是一个大型企业主导，研究机构、高校、自由开发者、中小企业和消费者共同参与研发，利用互联网等信息通信技术整合全球创新资源，培养创新主体的互联网思维，前瞻预测、协同开发、优势互补，提高整体创新能力的开放式创新平台。该模式在我国制造业中更为常见，多为制造业巨头企业构建的工业互联网平台，可以同时推进大企业的探索式创新和中小企业的利用式创新，有利于实现关键技术的突破。数字经济范式下的企业主导型创新生态系统具备六大核心功能和三大辅助功能。核心功能包括：对新范式下系统创新模式重新设计的战略定位功能；促进各创新主体自愿结合、各创新要素自由流动、系统架构更加扁平化和协同化的创新网络功能；与市场需求无缝对接，各创新主体广泛互动，增加创新价值的价值创造功能；针对创新主体的动机，设计奖惩机制，鼓励其参与高层次互动的创新激励功能；从社会层面增加税收、就业和产出，从企业层面提升利润、份额和品牌形象，从个人层面提高收入、前途和自我价值的价值实现功能；以及对系统不断进行改进和升级的控制反馈功能等。辅助功能涉及：洞察技术发展和环境变化的环境研判功能；保障创新主体权益的政策支持功能；以及与时俱进地应用"大智移云网"等新一代信息技术的技术支撑功能。

2. 分布式创新

分布式创新是将地理位置高度分散的创新主体自由地结合起来，利用相同的网络平台和共享的知识资源进行协同创新的一种新模式。分布式创新的主要特征是创新主体分布松散、地位平等、自发结合。只要遵循相同的创新原则，掌握必备的设计工具，就可以各自承担不同的开发模块，通过网络交互实现并行创新。分布式创新产生的原因是分工的细化和研发的独立化，可以将研发任务分解为不同的模块并行开发。各创新主体根据自身能力和优势接受特定任务，参与创新分工，提高整体的创新效率。分布式创新是企业应对复杂新产品研发的有效途径，是各主体出于利益考量合作博弈的结果。因此，在创新合作的过程中，可以通过正式和非正式的奖惩机制来影响各个创新主体的行为和动机，以实现合作整体的利益最大化。制造业分布式创新模式的运行机制如图 3-3 所示。

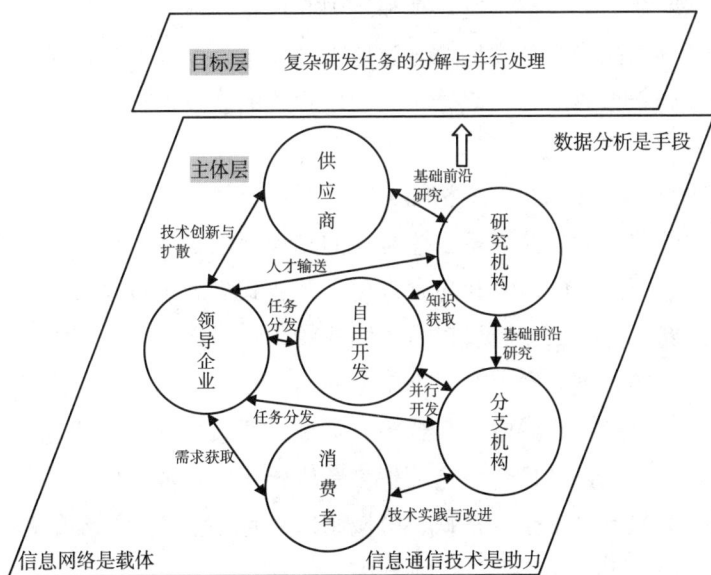

图 3-3　制造业分布式创新的运作机理

从图 3-3 可以看到，数字经济极大推动了制造业分布式创新的发展，主要体现在 8 个方面：①使高度分散化的创新主体之间进行实时交流和知识共享；②在将复杂庞大的任务分解成细小简单的模块分给不同个体开发时，降低了搜寻对象和谈判履约的交易成本；③使功能简单或有缺陷的创新资源也能作为子模块发挥作用，各模块通过标准化接口以较低成本组合成一个复杂完备的功能，充分利用了分散个体的创新盈余和群体智慧；④将日常使用的计算机方便地转做生产研发用途，增加了自由开发者成为分散式创新主体的可能性；⑤提供网络社区、开源软件、众包平台等信息渠道，供创新主体免费获取知识，提高创新技能；⑥使消费者的报告（报告产品中发现的问题）、评论（点评消费体验，正面评价可为产品做免费宣传，负面评价使厂商及时改进）和分享（上传自己的创意内容）行为也强化了分布式创新的反馈功能，贡献了价值；⑦知识、技术和开发工具等生产资料更多地掌握在作为创新主体的劳动者手中，劳动者可以自由选择参与创新的项目、时间和地点，劳资对立关系进一步减弱，生产方式向更高的社会化水平发展；⑧充分吸收了社会闲散的创新资源，更加契合我国现阶段万众创新的发展战略，使分布式创新在建设创新型国家和制造业转型升级中发挥重要作用。国内最大的儿童用品制造商好孩子集团拥有遍布全球的分布式创新体系，在中国内地、中国香港、美国、德国、荷兰、日本、奥地利和法国 8 地相继成立了研发中心，使其产品极具前瞻性，能最大限度地贴合当地市场需求，在儿童耐用品行业拥有的专利数长期处于世界第一，该分布式创新系统的研发设计每年为好孩子集团贡献逾 65% 的产品销量。

总体而言，两种创新模式相辅相成，既各有侧重，又互相包含。从各有侧重来说，开放式创新注重多主体合作的知识流动机制，分布式创新强调跨地域的任务并行开发。从互相包含来说，开放式创新可以是分布式的，也可以是集群式的；分布式创新可以是封闭式的，也可以是开放式的；而数字经济范式下的开放式创新和分布式创新呈现出互相融合的趋势，即都是利用信息通信技术，跨越时空界限，整合多方资源，开展协同创新的过程，改变了传统的封闭式线性创新模式。这两种创新模式正在形成从服装、电子、家具制造等轻工业领域向冶金、钢铁、机械制造等重工业领域蔓延的趋势，未来将在制造业中发挥出越来越重要的作用。

（二）技术创新特征

数字经济范式下，两种技术创新模式具有集成、放大和倍增的效应，使制造业的创新效率提升，创新利润增加，研发周期缩短。

1. 创新效率提升

创新效率包括创新速度和创新质量，是企业技术创新的重要考量，又好又快地推出新产品，能使制造企业在瞬息万变的市场中占据一席之地。开放式创新和分布式创新模式通过网络平台和信息通信技术聚合与优化创新资源，极大地提升了制造业的创新效率。

从创新速度看。网络平台突破了物理距离的限制，吸引了全球创新资源，制造企业可以将复杂的任务分发给合作伙伴并行处理，提高了技术创新的速度。工业互联网、工业云平台等数字基础设施提供了可复用性方案和高性能计算能力，使企业能迅速完成增量创新和动态建模。新一代信息技术在制造业创新领域的应用产生了巨大的示范效应，其他制造企业为了获得同样丰厚的超额利润，会掀起一股模仿热潮，从购买硬件向租用数字基础设施上的服务转变，力求以更低成本参与开放式创新和分布式创新，提高创新速度。

从创新质量看。新的创新模式为制造企业提供了创新资源的筛选机制。利用全球分布的盈余资源和创新平台中领导企业的多重论证，企业打破了内部创新的"隧道视野效应"，从更宽泛的创新资源中动态选择最优项。此外，不同创新主体的加入激发了制造业的创新活力。科研机构从基础理论和学术研究的角度为突破式创新奠定了基础，企业实践为增量创新创造了条件，技术公司的加盟为创新注入了互联网基因，消费者的参与使新产品更贴合市场需求。更加开放和柔性的创新氛围加强了制造产品的供需对接，在更高的水平上实现了市场出清，提高了创新质量。

2. 创新利润增加

一方面，数字经济使创新成本下降。首先是边际成本降低。当生产一种产品时，信息复制手段和网络空间的存在，使对物质载体的投入和交通运输、有形磨损等价值损耗大大减少。一旦产品被研发出来，后续生产只需进行简单的批量复制，边际成本可忽略不计，而单位成本随着生产规模和经验积累的扩大而减少。当生产多种产品时，智能化的生产设备可将产品按模块进行拆分和组装，提高了生产要素的复用率，从而降低了每种产品分摊的单位成本。其次是固定成本降低。在一家企业中，研发支出在一段时间内都是固定的，包括硬件设施、软件系统、人力资本等。工业互联网等开放式创新平台为企业提供了可复用的研发方案和可共享的专业知识，企业可以通过购买服务享受平台的应用、环境和设施，极大减少了研发的固定支出。分布式创新使企业围绕创新而进行的学习与合作增多，打破了传统的组织边界，企业间知识互补，降低了学习成本。最后是交易成本降低。市场上每发生一笔交易所产生的摩擦费用就是交易成本，技术创新的交易成本包括搜寻合作对象的成本、创新主体沟通的信息成本、谈判成本、合同成本、监督成本等。网络的透明化和信息的公开化极大地减少了创新主体互相寻找与沟通的成本，企业间围绕创新的自由合作更加频繁，久而久之便形成了一种默契，产生了外部交易内部化的亚市场效应，减轻了企业技术创新的成本负担。

另一方面，数字经济使创新收益增加。一是网络外部性增强。根据梅特卡夫法则[①]，网络收益随用户数量的增加呈平方级增长，即 n 个消费者带来的网络总价值同 n^2 成正比，消费者数量越多，产品的附加价值也就越大，而现有消费者可以无偿享受产品的新增价值。开放式创新和分布式创新模式都具有网络外部性，每增加一个创新主体，将扩大既有主体从创新生态系统中获得的知识和创意，使既有主体以零边际成本享受新增主体的知识溢出，激发更多的增量创新甚至突破式创新，提高创新收益。二是消费者黏性增大。开放式创新和分布式创新将消费者需求纳入产品设计，通过生产一系列具有替代效应的产品来强化消费者体验，增大用户黏性，提高顾客忠诚度。如小米和海尔都推出了各自品牌的"家电全家桶"，作为生态链全系列产品，在给消费者带来生活便利的同时，也加固了对消费者的锁定。当消费者试图从一家企业的产品转换到另一家企业时，往往面临着非常高的转换成本，包括与已有产品的兼容成本、使用新品牌的学习成本、失去会员折扣的机会成本和对新品牌不确定的心理成本等。因此，消费者对企业的黏性更大，使企业能巩固并扩大现有的市场份额，获得稳定的创新回报。

3. 研发周期缩短

传统创新模式下，每个制造企业单独开展技术创新，在经过申请专利、树立品牌的漫长过程后，才能实现研发成果的产业化应用，获得创新收益。由于研发周期较长，难以跟上市场需求的变化，会因失去竞争力而被淘汰。数字经济范式下，新产品从技术创造到产业化应用的时间极大节约，有效缩短了研发周期，主要原因有 4 点。一是快速响应市场需求。网络平台和大数

---

① 由美国经济学家乔治·吉尔德于1993年提出的关于网络价值和网络技术发展的规律，后以网络公司创始人梅特卡夫的名字命名，以表彰他对互联网的贡献。该定律很好地解释了网络外部性问题。

据分析等手段促进了信息的公开和匹配，厂商可以实时得到公平透明的市场信息；消费者也作为创新主体参与产品研发，通过报告、评论和分享等行为，帮助企业更好地把握市场的个性化需求；在分布式创新模式下，创新主体更加"轻微化"，可以灵活快速地响应市场需求变化，进行柔性化创新。二是解决方案的高可复用性。在开放式创新模式下，制造企业可以在平台上吸收外部知识，并将自身的共性经验转换成标准化开发方案，分享给其他平台企业。这些企业利用既有方案，对异质需求进行增量创新，形成迭代开发，避免了大量的重复劳动，大大减少了研发时间。三是模块化的并行创新。分布式创新模式能将复杂任务分解成独立模块，分发给闲散的创新主体，各模块独立并行开发，再被统一的接口调用集成，改变了传统的按工序展开的线性开发流程，降低了技术创新的门槛和风险，提高了整个创新系统的稳定性。同时，各创新主体通过市场激励、企业激励代替传统的产权激励，激发多元创意，相互约束，降低了单位任务量和总体创新难度，缩短了研发周期。四是研发过程智能化。智能化在研发环节主要体现在建模、仿真和数字孪生技术，通过试错，能够大幅度提高企业创新的效率和成功率，减少在创新过程中不必要的时间耗费。

　　两种模式对缩短自主创新的周期尤为有效，能解决其周期长、耗资大、风险高的难题。自主创新是独立开发一项创新中的关键技术，打通最难环节，是一国制造业由大变强的必由之路。自主创新能使企业在国际上具备竞争力，收获巨额利润，使国家在先进技术领域具有独立性。但自主创新也意味着高投入和高风险。在传统的技术创新模式下，企业不仅要斥巨资，储备大量科研人员，还要在研发周期中承受产出的不确定性。资料显示，一国开展自主创新的总体成功率在50%左右[①]。因此，财力和技术基础雄厚的发达国家开展自主创新较多，拥有制造业的大多数关键技术和领先品牌，发展中国家则以技术引进和模仿创新为主，容易受到发达国家的技术封锁。近年来，随着世界经济格局深刻调整，中美博弈日趋白热化，中国制造业推行自主创新势在必行。从微观角度看，自主创新能使国产企业成为全球行业领袖，制定行业标准，引领行业发展；从宏观角度看，自主创新能使国家在关乎国计民生的重要领域摆脱受制于人的危险，实现独立自主发展。开放式创新和分布式创

---

① 全允桓，等. 技术创新学［M］. 北京：清华大学出版社，1998：104.

新为此提供了重要机遇。前者帮助领导企业吸收多方资源，后者汇集分布在世界各地的分支机构和自由开发者，由此对企业自主创新所需的大量资金、人才和技术产生聚合和倍增的效果，加快了创新步伐，缩短了研发周期。

二、数字经济背景下技术创新推动制造业转型升级的作用机制

数字时代，全球掀起了一股工业技术创新浪潮。我国利用这一重要窗口期，加大了对智能制造技术的研发投入、对信息技术和复合型人才的培养，以及对工业互联网等开放式创新平台设施的建设，以期缩小和发达国家的差距，向制造强国迈进。在此影响下，我国制造业的劳动生产率、产业增值率以及高新技术产业比重都有所上升，制造业向数智化、高附加值和产业结构高级化转型升级。

（一）制造业数智化转型

数字经济范式下，技术创新对中国制造业的智能化转型具有加速和渗透作用。大数据分析、云计算等信息通信技术与模塑、铸造、切割等制造技术融合，被运用到制造业的创新过程，可以对现实制造活动进行仿真模拟，及时发现在产品设计和生产中的问题，推动制造业的研发智能化、生产智能化、服务智能化和运营智能化，加速制造业的智能化转型，其作用机制如图3-4所示。

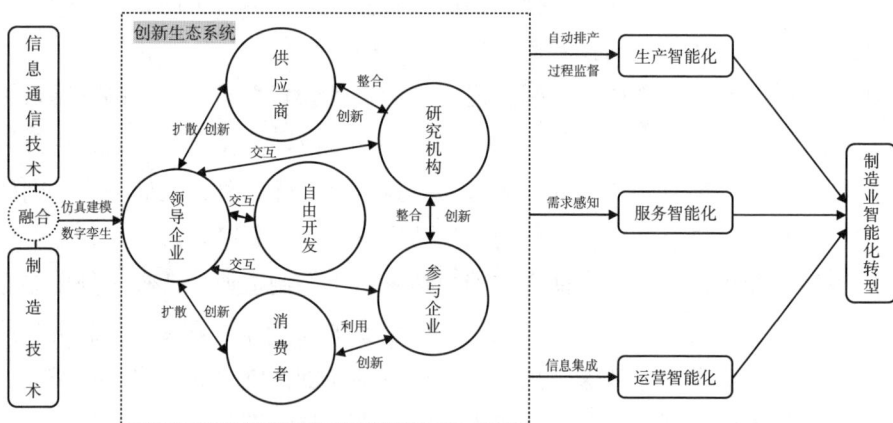

图3-4 数字经济背景下技术创新推动制造业智能化转型的作用机制

首先是研发智能化。信息通信技术与先进制造技术融合后，形成了自学习、自决策、虚拟化的智能制造技术，被创新生态系统中更有创新实力和动力的领导企业吸收，通过与其他创新主体合作，并追加创造性劳动，应用于新产品的开发。这些智能制造技术既可以在自主研发中实现建模、仿真和数字孪生，先模拟设计出新产品的功能外观，再进行实际生产，能节省研发时间和材料耗费，减少错误率；也可以在技术引进中对国外一些先进产品和设备进行解剖、测绘和分析，先研究其结构、参数和原理，再进行增量改进，更快实现关键技术突破。研发智能化带动了生产智能化、服务智能化和营销智能化，这些在新产品商业化过程中必不可少的环节，也同样作为技术创新的内容，推动了制造业的智能化转型。

其次是生产智能化。这里分为离散型制造[①]和流程型制造[②]两种情况。对于离散型制造行业来说，开放式创新、分布式创新和网络化协同能够整合国内外先进智能制造资源，对生产过程进行自主设计和自动排产，减少了劳动力的投入，促进了生产设备的共享，降低了生产复杂度，提高了劳动生产率，以更低成本实现智能化转型。对于流程型制造行业来说，工艺流程是核心能力，企业的运营和部门人员规划都围绕工艺流程进行，因此，工艺流程的智能化尤为重要。工业互联网等开放式创新平台能够提供流程复用、生产优化、自动监控等功能，实现了全工艺流程的精密控制，提高了能源生产效率和生产质量，提高了关键工序数控化率，促进了制造业智能化转型。

再次是服务智能化。数字经济催生了服务型制造。通过将传感、定位等智能制造技术运用到技术创新中，厂商能提高产品在使用过程中的运行状态和感知能力，扩大消费者剩余；通过网络平台得到产品售出后的消费者反馈，厂商能够及时有针对性地提供在线服务，延伸产品链条。服务智能化为企业扩展了利润空间，增加了消费者黏性，推动了制造业智能化转型。

最后是运营智能化。制造业比其他经济部门更易产生数据，善于利用这些数据将使其发挥出更大的经济价值。信息管理系统能够将企业生产、供应

---

① 离散型制造：生产对象可分解成独立模块分别加工，最后装配完成，多为零部件较多的复杂产品。如汽车和运输设备、电子设备、机械设备等。

② 流程型制造：生产对象按序不中断地通过生产设备，最后得到产品，多为物理或化学制品。如造纸、石油加工、化学制品、金属冶炼等。

链、财务、人力等运营数据实时抽取并汇总，形成不同维度不同功能的报表，展示给企业不同职能的工作人员，便于及时决策及时管理，极大提高了企业运营效率，推动了制造业智能化转型。

（二）制造业价值链升级

数字经济范式下的两种技术创新模式产生了知识溢出和技术扩散效应，促进了制造业价值链升级。网络创新平台整合多方资源、打破组织边界，进行拥有自主知识产权的关键技术、共性技术和前沿技术创新。领导企业对外部知识源进行吸收与转换，研究机构进行知识的整合与创新，参与企业和自由开发者进行知识的实践与应用，消费者和供应商进行知识的链条扩展。各主体在不断交互与博弈的过程中，加深了智能制造技术在研发、生产、运营、营销、服务等价值链各环节的运用，从工艺流程升级、产品升级、职能性升级和跨部门升级4个角度，推动联盟整体的价值链升级，提高了制造业的产业增值率，其作用机制如图3-5所示。

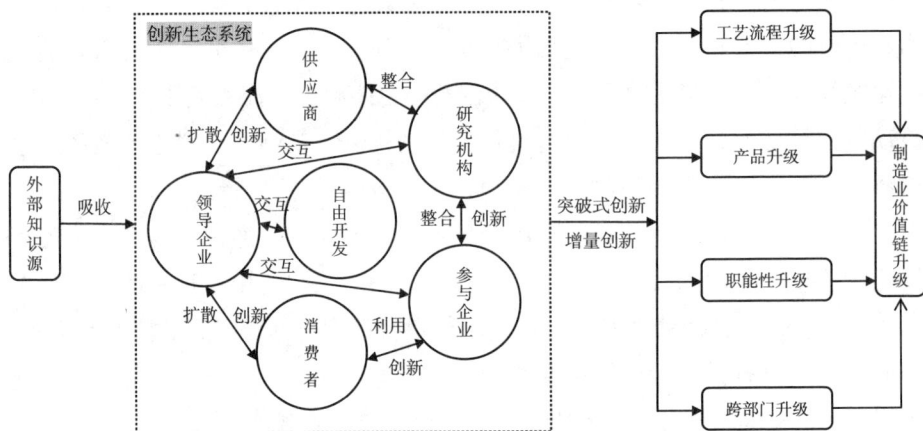

图3-5 数字经济背景下技术创新推动制造业价值链升级的作用机制

工艺流程升级有赖于智能制造技术在生产环节的应用创新。智能生产线替代了传统生产线，生产设备效率更高，促进了柔性生产、精益制造和大规模个性化定制的实现。通过统一的标准和通用的接口，生产工序可以进行模块化重组，优化了工艺流程，提高了生产精度和生产效率。消费者作为创新生态系统中的一员参与生产过程，使传统的大规模生产更能满足终端需求，提高市场匹配度，提升资本周转速度和企业利润率。在此基础上，企业利润率的提升使企业有更多资本投入新一轮的产品研发，形成良性循环，最终促进制造业沿价值链不断攀升。

产品升级依赖于在产品研发中引入新技术，可以是引进新产品的突破式创新，也可以是提高现有产品质量的增量创新。利用云计算和大数据分析技术可以捕获消费者行为数据和产品生命周期数据，从而有针对性地开发功能更多、价值更高的新产品，改造现有产品，实现产品升级。此外，信息通信技术与新材料技术、制造技术结合成智能制造技术，可以设计出材质更环保耐用、生产过程更迅捷的智能产品。如3D打印技术由计算机辅助设计、新材料、数字建模等技术融合而成，其原理是将材料逐层沉积，形成三维实体，是增材制造的一种。3D打印技术具有灵活、高密度、模具成本低、节省材料等优良特性，在飞机、汽车等离散型制造行业运用较为广泛。一方面，通过快速成型，3D打印技术能将投入有效地转化为产出，大大缩短产品设计和生产的时间，降低设备和模具成本；另一方面，通过使用新材料，3D打印技术延长了产品的生命周期，实现了产品升级。

职能性升级依赖于技术创新中的网络化协同。职能性升级是在价值链中取得新的、高层次的职能，如设计或销售。创新生态系统将不同创新主体的智能设备和产品相连，进行网络化协同，实时获取产业链上的采购、生产、销售、物流、市场、运营等动态信息，形成一整套先进的行业解决方案，帮助制造企业打通上下游的研发和销售环节，更易获取新的职能，实现以市场需求为导向，以价值增值为目标的职能性升级。

跨部门升级有赖于技术创新中的服务化延伸。跨部门升级是运用在某一特定职能中获得的能力，进入一个新部门。创新生态系统的载体多为领导企业发起的工业互联网、工业云等网络创新平台，能够通过大量实践案例，将产品从设计到商业化的全过程汇总升华为行业解决方案，提供给系统中的其他参与企业。在这一过程中，领导企业完成了从生产到服务的链条延伸和从制造企业到平台企业的战略转型，实现了跨部门升级。

无论是哪种升级路径，企业价值链升级都表现为成本下降和附加价值（与利润近似）上升。制造业的产业增值率（即制造业增加值占总产值的比重）得到提高。下面以企业主导型的开放式创新模式为例，构建企业技术共享利润模型，进一步说明新技术创新模式是如何通过创新合作机制促进价值链升级的。

在一个开放式创新生态系统中，有 n 个规模影响力不同的制造企业（用$X_{i,i}=1,2,\cdots,n$表示），π_i 为企业 X_i 的利润，Q_i 为企业 X_i 的产量，C_i 为企业 X_i 的技术投入成本，Q^d 为产品的市场总需求，$P\left(\sum_{i=1}^{n}Q^i\right)$ 为价格函数，$Q^d=-P\left(\sum_{i=1}^{n}Q_i\right)+\sum_{i=1}^{n}Q_i$ 为需求函数。假设技术共享可以降低系统内企业的技术投入成本，即 C_i 随企业 X_i 吸收的其他企业技术的增加而降低，设 $C_i=c_i-\Delta c_j$，c_i 是企业 X_i 初始技术投入的成本，$\Delta c_j(0\leqslant\Delta c_j<c_j)$ 是企业 X_i 从企业 X_j 吸收技术而降低的单位成本，c_i 可以与 c_j 不等，即各企业的初始技术投入成本可以不相等，企业 X_i 的技术共享行为根据其他企业 X_j 的技术共享行为决定，即 Δc_i 是 Δc_j 的函数，$\Delta c_i=\sum_{i=1,i\neq i}^{n}\Delta c_j$。

为讨论方便，先考虑两个企业（领导企业 X_1 和参与企业 X_2）组成的创新生态系统中，企业 X_1 和 X_2 的利润模型为：

$$\begin{cases}\pi_1=Q_1\left[P\left(\sum_{i=1}^{2}Q_i\right)-C_1\right]=Q_1(Q^d-Q_1-Q_2-C_1)\\\pi_2=Q_2\left[P\left(\sum_{i=1}^{2}Q_i\right)-C_2\right]=Q_2(Q^d-Q_1-Q_2-C_2)\end{cases} \quad \text{式（3-1）}$$

另 $d\pi_1/dQ_1=0$，$d\pi_2/dQ_2=0$，用 Q_1^*，Q_2^* 分别表示系统达到共享均衡时企业 X_1 和 X_2 的产量，则有：

$$\begin{cases}Q^d-2Q_1^*-Q_2^*-C_1=0\\Q^d-Q_1^*-2Q_2^*-C_2=0\end{cases} \quad \text{式（3-2）}$$

对式（3-2）变换得到：

$$\begin{cases}Q_1^*=\dfrac{1}{3}(Q^d+C_2-2C_1)\\Q_2^*=\dfrac{1}{3}(Q^d+C_1-2C_2)\end{cases} \quad \text{式（3-3）}$$

将式（3-3）代入式（3-1）得到：

$$\begin{cases}\pi_1^*=\left[\dfrac{1}{3}\left(Q^d+C_2-2C_1\right)\right]^2=\left\{\dfrac{1}{3}\left[Q^d+c_2-\Delta c_1-2(c_1-\Delta c_2)\right]\right\}^2\\\pi_2^*=\left[\dfrac{1}{3}\left(Q^d+C_1-2C_2\right)\right]^2=\left[\dfrac{1}{3}\left(Q^d+c_1-\Delta c_2-2(c_2-\Delta c_1)\right)\right]^2\end{cases} \quad \text{式（3-4）}$$

当 $\Delta c_1 = \Delta c_2 = \Delta c$ 时，得到：

$$\begin{cases} \pi_1^*(\Delta c) = \left[\dfrac{1}{3} \left(Q^d + c_2 + \Delta c - 2c_1 \right) \right]^2 \\ \pi_2^*(\Delta c) = \left[\dfrac{1}{3} \left(Q^d + c_1 + \Delta c - 2c_2 \right) \right]^2 \end{cases} \qquad 式（3-5）$$

由式（3-5）可知，企业 X_1 的利润 $\pi_1^*(\Delta c)$ 是 Δc 的增函数，当 $\Delta c = 0$，即两个企业完全不共享技术时，企业 X_1 获得的利润最小。X_2 亦然。因此，技术共享给每个企业带来的利润都比不共享时大。

上述结论具有一般性，当系统中存在 n 个企业时，可转化为两两一组分别进行分析，企业 X_1 的利润模型变为 $\pi_1^*(\Delta c_1, \Delta c_j), j=2, 3, \cdots, n$，分析过程与之前论述相同。可见，数字经济范式下的技术创新模式刺激了技术的溢出效应，提升了各企业的利润，推动了价值链产值增加。

虽然技术共享可以降低创新生态系统中各企业的技术投入成本，促进企业利润提升，但企业作为利益主体，具有减少自身技术共享，又尽可能多地获得其他企业技术共享的本能，陷入"囚徒困境"，影响创新生态系统进而影响制造业整体的利润。应通过恰当的激励机制来激发各企业共享自身技术的热情。

对企业 X_1 的利润函数 $\pi_1^*(\Delta c_1, \Delta c_2) = \left\{ \dfrac{1}{3} \left[Q^d + c_2 - \Delta c_1 - 2(c_1 - \Delta c_2) \right] \right\}^2$，企业 X_2 有两种选择，分别为较少共享技术（企业 X_1 因此降低单位成本 Δc_2^l）和较多共享技术（企业 X_1 因此降低单位成本 Δc_2^h），$\Delta c_2^l < \Delta c_2^h$；同理，对于企业 X_2 的利润函数 $\pi_2^*(\Delta c_1, \Delta c_2) = \left\{ \dfrac{1}{3} \left[Q^d + c_1 - \Delta c_2 - 2(c_2 - \Delta c_1) \right] \right\}^2$，企业 X_1 也有消极共享（企业 X_2 因此降低单位成本 Δc_1^l）和积极共享（企业 X_2 因此降低单位成本 Δc_1^h）两种选择，$\Delta c_1^l < \Delta c_1^h$。因此当两企业都处于积极共享时，利润函数分别为 $\pi_1^*(\Delta c_1^h, \Delta c_2^n)$ 和 $\pi_2^*(\Delta c_1^h, \Delta c_2^n)$；当企业 X_1 处于积极共享状态，而企业 X_2 选择消极共享时，利润函数分别为 $\pi_1^*(\Delta c_1^n, \Delta c_2^h)$ 和 $\pi_2^*(\Delta c_1^n, \Delta c_2^h)$；当企业 X_1 选择消极共享，而企业 X_2 选择积极共享时，利润函数分别为 $\pi_1^*(\Delta c_1^l, \Delta c_2^h)$ 和 $\pi_2^*(\Delta c_1^l, \Delta c_2^h)$；当企业 X_1 和企业 X_2 都处于消极共享状态时，利润函数分别为 $\pi_1^*(\Delta c_1^l, \Delta c_2^l)$ 和 $\pi_2^*(\Delta c_1^l, \Delta c_2^l)$。可知，当系统中所有企业最大限度共享自身技术

时，系统获利最大，即：

$$\pi_1^*(\Delta c_1^h, \Delta c_2^h) + \pi_2^*(\Delta c_1^h, \Delta c_2^h) > \pi_1^*(\Delta c_1^l, \Delta c_2^h) + \pi_2^*(\Delta c_1^l, \Delta c_2^h) \qquad 式（3-6）$$
$$> \pi_1^*(\Delta c_1^l, \Delta c_2^l) + \pi_2^*(\Delta c_1^l, \Delta c_2^l)$$

但根据式（3-4），企业 X_1 的利润 $\pi_1^*(\Delta c_1, \Delta c_2)$ 是 Δc_1 的减函数，Δc_2 的增函数时，即对单个企业来说，尽量少地共享自身技术、尽量多地获取其他企业技术，自身获利最大：

$$\pi_1^*(\Delta c_1^l, \Delta c_2^h) > \pi_1^*(\Delta c_1^h, \Delta c_2^h) > \pi_1^*(\Delta c_1^l, \Delta c_2^l) > \pi_1^*(\Delta c_1^h, \Delta c_2^l) \qquad 式（3-7）$$

可见，企业追求自身利益最大化必然导致最坏的结果出现，即自身利润 $\left[\pi_1^*(\Delta c_1^l, \Delta c_2^l)\right]$ 和集体利润 $\left[\pi_1^*(\Delta c_1^l, \Delta c_2^l) + \pi_2^*(\Delta c_1^l, \Delta c_2^l)\right]$ 都受到损失，陷入"囚徒困境"，需要激励机制来约束个体行为。因此，为使每个企业都选择次优策略，最大限度共享自身技术，从而达到整个系统的利润最大化，可以赋予领导企业系统利润分配决策权，即领导企业根据每个企业在系统中技术共享的大小，计算出企业贡献因子，用这一权重乘以系统总利润，得到企业利润的分配修正量，将原企业利润按这一修正量进行调整，达到新的系统均衡，确保系统和个体都获得较高利润，同时最大化了每个企业的技术共享倾向。领导企业在价值链升级中发挥了更大的带头作用，是中国制造业转型升级的主要动力源。

（三）制造业产业结构升级

技术创新是制造业结构升级的动力，其作用机制主要表现为 3 个方面（图 3-6）。

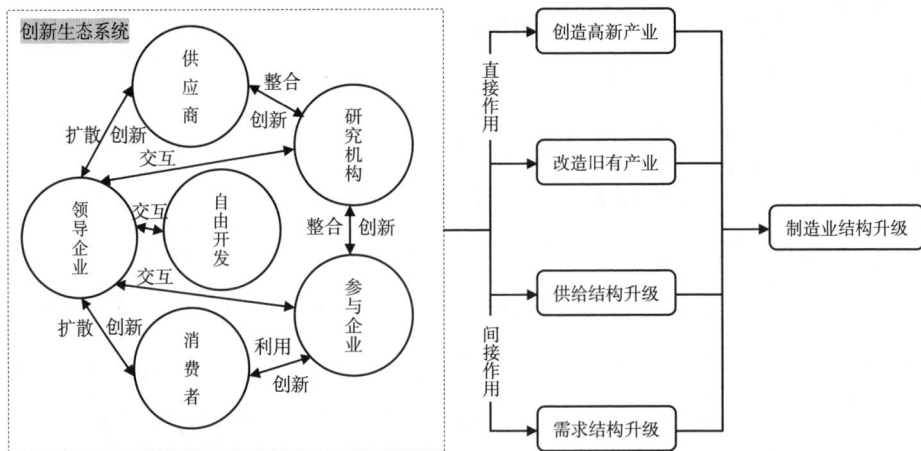

图 3-6　数字经济背景下技术创新推动制造业结构升级的作用机制

　　一是涌现了一批高新技术产业。信息技术革命推动了数字经济范式的形成，制造业涌现出一批高新技术产业，如云存储设备制造等生产数据要素和提供信息通信技术的电子信息制造业，以及中高档数控系统生产、智能物流与仓储装备制造、工业机器人与增材设备制造等最密集使用数据要素和信息通信技术的机械装备制造业。这些产业作为数字经济范式的动力部门和传导部门，是经济增长的主力，扩大了高技术产业的产值比重。

　　二是提高了既有产业的技术含量。信息通信技术与制造技术融合，被应用于新产品的开发（对既有产品的增量创新和对新产品的突破式创新）、生产和市场化，取代了原有的工艺流程，使制造业发生数字化、网络化和智能化转型，从劳动密集型产业进化为技术密集型产业。

　　三是带动了制造业的要素结构和市场结构升级。产业结构升级是由技术结构、要素结构和市场结构共同作用的，其中技术结构是主要因素。技术结构和要素结构能够协同优化：开放式创新和分布式创新加深了对生产要素的利用程度，促进了人力、资本和设备等生产要素向智能制造领域聚集，推动了生产要素的智能化和高级化；生产要素的智能化又提升了制造业的创新效率和创新利润，缩短了研发周期。技术结构和市场结构也能够共同升级：一方面，技术创新有利于制造业供给数量、质量和技术含量的增加，进一步刺激市场对智能设备和智能产品的需求；另一方面，需求的多样性又倒逼供给结构变革和技术创新，技术结构和供需结构共同实现了合理化。

第三节　数字经济背景下的资源要素推动制造业转型升级

　　波特在钻石模型中将生产要素划分为初级和高级两类：前者包括自然资源、土地、非技术工人、资金等；后者包括信息通信技术、现代基础设施、受过高等教育的人力资源等。波特认为，初级生产要素可通过全球市场网络从能源丰富和劳动力廉价的地区获得，而高级生产要素则较难从外部获得，需要依靠自身在人力和资本上的长期投资来创造。数字经济在改变了制造业的传统要素的同时，也产生了数据这一新的生产要素，从供给侧推动制造业的转型升级。

一、数字经济背景下制造业资源要素的结构特征

数字经济背景下，制造业的初级生产要素主要有非技术劳动力、设备厂房和能源等，比例在逐渐缩小；高级生产要素主要有数据知识、先进技术、数字基础设施和高技能人才等，比例在不断提升。初级生产要素是制造企业运营的基础环境，高级生产要素构成了制造企业向数智化、高附加值和高技术含量迈进的重要支撑。初级生产要素正在向高级生产要素转化，带动了制造业的边际效用和边际产量递增，边际成本递减。

（一）资源要素结构

制造业新的资源要素结构正在形成。一方面随着生活水平的提高，劳动力和原材料成本上升，制造企业急需寻找节省生产成本的新途径；另一方面范式变革的效应正在显现，企业面临着重新洗牌的过程，无法适应新技术、互联网和大数据的制造企业将被数字时代所淘汰。因此，非技术劳动力、设备厂房、能源等初级生产要素在制造业中所占比重越来越小，而大数据、先进技术、人力资源等高级生产要素的质量和规模正在提升。

1. 初级生产要素的比例逐渐缩小

首先是劳动力。工业经济时代，人类完成了从手工劳动向生产线生产的过渡，劳动对资本的关系由形式隶属转变为实际隶属；数字经济时代，制造业的"大量基础性工作和部分模糊决策工作将由具有一定自学习和自感知能力的机器人承担"[1]，劳动对资本的关系由实际隶属转变为渐被替代。未来，人口红利带来的比较优势将逐渐消失，人才红利成为制造业转型升级的重要力量。耗费体力劳动从事简单重复工作的非技术工人将被工业机器人取代，而耗费复杂脑力劳动从事研发、设计和操控高档数控装备的高技术、复合型人才将面临大量市场缺口。

其次是设备厂房。设备厂房是制造业最重要的固定资本，为制造业的生产运营提供了场所和工具，对设备厂房的投入可以用工业固定资产投资强度衡量。工业经济时代，依靠对厂房、设备和劳动力等要素在一定范围内的追加投入，能够产生规模经济，提高产出和收益。数字经济时代，这依然是一

---

① 王姝楠，陈江生. 数字经济的技术－经济范式［J］. 上海经济研究，2019（12）：80-94.

条可选的经济增长路径，但受摩尔定律①影响，设备的无形磨损加剧、生命周期缩短、更新换代增速，给企业带来了一定的压力。越来越多的企业开始将生产经营和监管销售活动放在线上进行，以租用网络平台服务的方式减少库存占用和资金消耗。传统的设备厂房等生产要素所占比例会越来越小，工业互联网、工业云平台等数字基础设施的应用更加普及。

最后是能源。工业经济时代，钢铁、冶金、机械、化学等制造行业对煤炭、石油、天然气等不可再生能源的消耗量非常巨大，在消耗资源的同时，也付出了环境污染等巨大代价。数字经济时代，能源驱动的生产方式难以为继，信息技术驱动的新一轮范式变革已经爆发并扩散，电网、数据和新材料等可再生的绿色新能源将取代石油、天然气、煤炭等化石能源，成为制造业未来的能源基础。例如，3D打印技术的出现，催生了对光敏树脂、橡胶、陶瓷等耐热耐磨损、无毒无污染的新材料的需求；网络和数据分析技术的出现，刺激了可复制、易传播、无载体的数据要素的产生；而新能源汽车技术的出现，也帮助行业减少对柴油、汽油等传统能源的使用，而改用少污染、轻排放的氢气、蓄电池和燃料电池作为动力源。虽然这些新型能源较之传统能源，在短期内给企业造成了更多的生产成本和转换成本，传统生产厂商出于对经营业绩的考虑，更倾向于保守的要素投资策略。但从长远来看，新能源的边际成本和单位成本在不断下降，为企业带来的产量和利润的增量又在不断上升，在成本和收益双双利好的情况下，将逐渐打消厂商疑虑，驱动制造企业对新能源、新技术和新材料的投入。

2. 高级生产要素的质量不断提升

初级生产要素以有形模式为主，高级生产要素以无形模式为主。在数字经济的推动下，有形要素让位于无形要素，在一定程度上缓解了传统资源要素紧张的问题。根据技术－经济范式理论对关键要素的讨论，本书认为数字经济范式下，制造业最主要的高级生产要素包括数据、高技能人才和信息通信技术（ICT）等。

首先是数据要素。数据要素的产生源于网络空间对现实空间内各种关系的映射。数据在成为独立的投入产出要素的同时，也在运营和决策中体现出

① 当价格不变时，集成电路上可容纳的元器件数目每18个月翻一番，性能也提升一倍，显示出技术进步和产品更替的惊人速度。

巨大价值，成为各行各业的基础性战略资源：从主体性出发，数据要素的作用和价值日益显现，人类的重视程度也在加大，企业和个人每天的生产生活都会产生海量数据，也会通过无处不在的信息感知终端主动采集和分析数据，使数据要素的供给呈几何级增长；从规范性出发，数据的共享、甄别和监管机制日益透明化，手段更为丰富，数据资源的专利归属也越加明确，越来越多的数据要素作为商品出现在市场上，为制造业技术方案的业内共享带来了更多可能；从技术性出发，信息通信技术对数据的获取、编译、计算和传输功能更加强大，使数据要素的应用场景越来越广泛，从而倒逼了更多数据的产生；从经济性出发，数据要素的供给可以突破传统资源约束的限制，省去有形磨损和物理传输带来的成本，并以更低的边际成本完成产品迭代和批量生产，其经济价值不可低估，将在未来很长一段时间为企业带来超额利润。

其次是人力资源。数字经济背景下，人力资源的作用更加凸显。从新技术的应用，到产业融合带来的复合型人才缺口，再到对关键技术和核心领域的研发创新，都需要高素质的人力资源做支撑。提升人力资本的途径主要有学校教育和校外教育。互联网的商用化普及使人们能够以更低的成本利用网络，随时随地获取课外知识。当遇到疫情暴发等无法现场授课的特殊情况时，网络教学也将大大覆盖学校教育，推动了人力资本的积累。衡量制造业人力资本积累的方法有许多，有学者用受高等教育的人才占比[1]来表示，有学者用劳动力受教育年限来评估[2][3]，有学者认为劳动力工资的高低可以反映人力资本的素质[4][5]，也有学者在人力资本存量的计算中加入了信息网络的因素[6]。本书

---

[1] 梁树广，李亚光. 中国产业结构变动的影响因素分析——基于省级面板数据的实证研究 [J]. 经济体制改革，2012（4）：93-97.

[2] 胡春林，彭迪云. 基于人力资本贡献的产业结构转型路径研究——以广东省为例的实证分析 [J]. 南昌大学学报（人文社会科学版），2012，43（2）：84-89.

[3] 邵军. 资源要素视角下城市化对产业转型的影响机制研究——以上海为例 [J]. 华东理工大学学报（社会科学版），2016（2）：43-56.

[4] JORGENSON D，GOLLOP F，FRAUMENI B. Productivity and U.S. Economic Growth [M]. Cambridge，MA：Harvard University Press，1987：567.

[5] 李建新，杨永春，蒋小荣，等. 中国制造业产业结构高级度的时空格局与影响因素 [J]. 地理研究，2018，37（8）：1558-1574.

[6] 李捷. 基于信息网络技术扩散的制造业转型升级动力机制研究 [D]. 济南：山东大学，2019：24-110.

借鉴李捷（2019）和邵军（2016）的计算方法，将人力资本存量表示为 H=hX，h 代表劳动力平均受教育年限［文盲 0 年，小学 6 年，初中 9 年，高中 12 年，大学（包括大专）16 年，硕士（包括专硕、在职、留学）18 年，博士（包括在职、留学）21 年，按受教育人数加权平均］，X 代表互联网普及率，hX 就表示数字经济背景下的人力资本存量。

最后是信息通信技术（ICT）。数字经济范式的扩散，引发了企业对信息通信技术投资的热潮。无法尽快适应信息通信技术的发展规律，企业将被市场淘汰。正如马云在 2018 年的云栖大会上提到的，未来成功的制造业一定是用好"大智移云网"等新一代信息技术的新型制造业，不是制造业不行，而是落后的制造业不行。信息通信技术是一种通用技术，可以和先进制造技术、物理技术、生物技术等新技术融合，形成新的生产力，极大地推动企业生产率和组织管理效率的提高。信息通信技术具有网络外部性，产业链上使用某一 ICT 技术的用户越多，该技术带来的附加价值也就越大，而既有用户可以无偿享受产品的新增价值。物联网、移动互联网、云平台等信息通信技术都具有网络外部性，每增加一个用户的使用，都将扩大既有用户从该技术中得到的边际效用，刺激新的功能需求，提高经济收益。随着这一正外部性的逐渐显现，更多制造企业将被影响，加大对信息通信技术的投资，替代对传统资源要素的投入，实现资本深化。

（二）资源要素特征

数字经济背景下，资源要素结构发生了从初级生产要素占优势向高级生产要素占优势、从物质资源投入向数字资源投入转化的趋势。随之而来的是对传统经济规律的改变。这里选取边际效用、边际产量和边际成本 3 个方面进行分析。

第一，资源要素带来的边际效用递增。数字经济范式下，数据、信息通信技术、人力资本、数字基础设施成为关键资源要素，在很大程度上替代了土地、厂房、设备、非技术劳动等初级生产要素。因此，工业经济时代的边际效用递减规律将不再适用，取而代之的是，在对其他要素的使用量不变时，每增加一单位对数据等关键要素的使用，用户所得到的边际效用是递增的。一方面，数据等要素的信息价值远远大于载体价值，对其消费量每增加一单位，意味着数据挖掘和分析工作更加深入，其作用和价值也更加显现，特别是不同维度数据的组合，会体现更多的信息。另一方面，数据等要素是数字经济背景下，制造企业参与竞争、赢得超额利润的主要手段，具有网络正外部性，对其的使用多多益善。根据梅特卡夫法则，网络收益随用户数量的增加呈平方级增长，即消费者数量越多，产品的附加价值也就越大，而现有消费者可以无偿享受产品的新增价值。云平台、物联网、电子设备的生态系统或周边都具有网络外部性。每增加一个用户的使用，都将扩大既有用户从该产品中得到的边际效用，刺激新的功能需求，提高经济收益。图 3-7 对比了传统生产要素（MU_T）和数据等要素（MU_D）的边际效用变化。其中，横坐标轴 Q 代表对某要素的使用量，纵坐标轴 MU 代表该要素的边际效用。可以看出，传统生产要素的边际效用开始是递增的，但当超过临界值 A 时，每增加一单位该要素的使用，效用开始递减。而数据等要素的边际效用曲线 MU_D 始终向右上方倾斜，代表其边际效用呈递增趋势，当经过临界点 A 之后，由于数据量增大带来的数据分析复杂程度加大、真假数据掺杂等问题的出现，对效用递增趋势产生了抵消，增幅有所缩小。

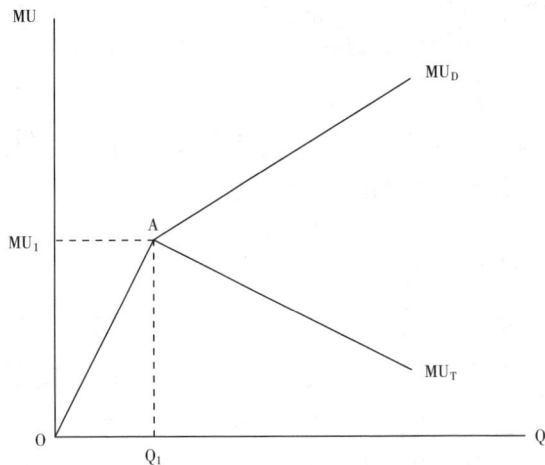

图 3-7　传统生产要素和数据生产要素的边际效用曲线

第二，资源要素带来的边际产量递增。数据、人力资源（知识）、信息通信技术等资源要素可复制、不受无形磨损。每增加一单位数据、技术或人力资本的投入，将为企业的产品研发、数据分析、产品建模带来更高的效率，从而提升企业生产的数量和质量，带来边际产量的持续递增。图 3-8 对比了传统生产要素（MP_T）和数据生产要素（MP_D）带来的边际产量变化。其中，横坐标轴 Q 代表对某要素的投入量，纵坐标轴 MP 代表边际产量。可以看出，传统生产要素投入的边际产量刚开始是递增的，因为相对于价值逐渐转移的固定要素来说，流动要素的潜力和结合作用还没有充分发挥，因此随着流动要素投入的增加，固定要素释放的产能也在随之增加，直到达到最佳投入比例。但当超过临界值 A 后，继续追加流动要素的投入，固定要素的有形磨损、使用超限问题加重，产量开始递减，曲线向下倾斜。而数据等要素的边际产量曲线 MP_D 始终朝向右上方，代表其边际产量呈递增趋势。这是因为数据、技术、人才等流动要素与固定要素的组合不存在最佳比例问题。当到达临界点 A 后，虽然数据等要素作用的发挥受到计算复杂度加大、电子设备等载体性能减弱的限制，对产量递增趋势产生了抵消，但这些限制远远小于数据要素投入增加带来的信息价值，因此只是增幅有所缩小，边际产量曲线 MP_D 依旧向上倾斜。

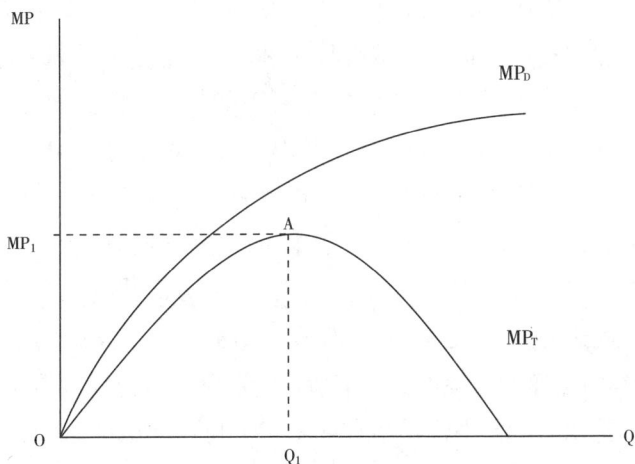

图 3-8　传统生产要素和数据生产要素的边际产量曲线

第三，资源要素带来的边际成本递减。传统经济理论将边际成本定义为每增加一件产品需要投入的要素成本。工业经济时代制造企业的边际成本可用公式表示为：

$$MC = \frac{dTC}{dQ} = \frac{d(FC+VC)}{dQ} \qquad 式（3-8）$$

式中，MC 为边际成本，TC 为总成本，FC 为固定成本，VC 为可变成本，TC=FC+VC，Q 为产量。从边际固定成本 $dFC/dQ=c_1$ 来看，因为固定资本的折旧、维修和管理等费用会随着产量的扩大而增加，且 c_1 的增加幅度是递增的，

所以 $dc_1/dQ>0$。从边际可变成本 $dVC/dQ=c_2$ 来看：在产量达到临界点 A 之前，持续投入流动要素会不断激发固定要素的生产潜力，边际产量 dQ 递增的同时带来了边际可变成本 $dVC/dQ=c_2$ 递减，且 c_2 递减的幅度要大于边际固定成本 c_1 递增的幅度；当产量超过临界点 A 之后，固定要素的生产潜力逐渐耗尽，并制约流动要素，导致边际产量 dQ 开始递减，边际可变成本 $dVC/dQ=c_2$ 和边际固定成本 c_1 同样递增。综上所述，边际成本 MC= c_1+c_2 受 $dFC/dQ=c_1$ 持续递增和 $dVC/dQ=c_2$ 先递减后递增的影响，呈现出先递减后递增的趋势，如图 3-9 所示。数字经济时代制造企业的边际成本可用公式表示为：

$$MC' = \frac{dTC'}{dQ} = \frac{d(FC' + VC')}{dQ} \qquad 式（3-9）$$

式中，MC′ 为数字经济时代企业的边际成本，TC′ 为总成本，FC′ 为固定成本，VC′ 为可变成本，TC′=FC′+VC′，Q′ 为产量。从边际固定成本 $dFC'/dQ'=c_1'$ 来看，固定资产的折旧、维修和管理等费用会随着产量的扩大而增加，但数字经济时代电子产品的价格每 18 个月下降一倍，因此 c_1' 的增加幅度是递减的，即 $dc_1/dQ'<0$。从边际可变成本 $dVC'/dQ'=c_2'$ 来看，由于数据是最重要的流动要素，一方面数据投入的增加能激发固定要素更强的生产潜力，即使数据量过大会造成计算复杂度加大、电子设备等载体性能减弱，但这些限制远远小于数据要素增加带来的信息价值；另一方面数据要素可以以零成本无限复制，因此边际可变成本 $dVC'/dQ'=c_2'$ 递减，且 c_2' 递减的幅度要始终大于边际固定成本 c_1' 递增的幅度。综上所述，数字经济时代制造企业的边际成本 MC′=$c_1'+c_2'$ 受 dFC'/dQ' 小幅递增和 dVC'/dQ' 持续递减的影响，呈现出持续递减的趋势，如图 3-9 所示。

二、数字经济背景下资源要素推动制造业转型升级的作用机制

我国已跻身世界第一制造业大国。过去，我国制造业的规模扩张长期依赖比发达国家更低的劳动力成本、更廉价的能源，以及更高的环境污染容忍度。伴随着信息技术革命的推进，生产过程中使用的初级生产要素大幅减少，大数据、信息通信技术、人力资本等高级生产要素的比较优势则得到加深，将深刻影响我国产业升级的进程。

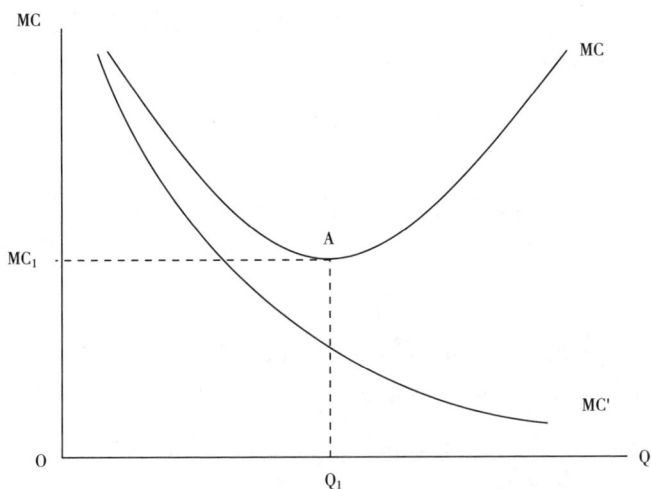

图3-9 传统生产要素和数据生产要素的边际成本曲线

（一）制造业数智化转型

数字经济将数据、网络和信息技术与制造业原有的生产要素相融合，使制造业的要素结构实现了从初级生产要素向高级生产要素的转化，通过数智化生产、数智化管理和数智化运营3条路径，推动了制造业数智化转型，其作用机制如图3-10所示。

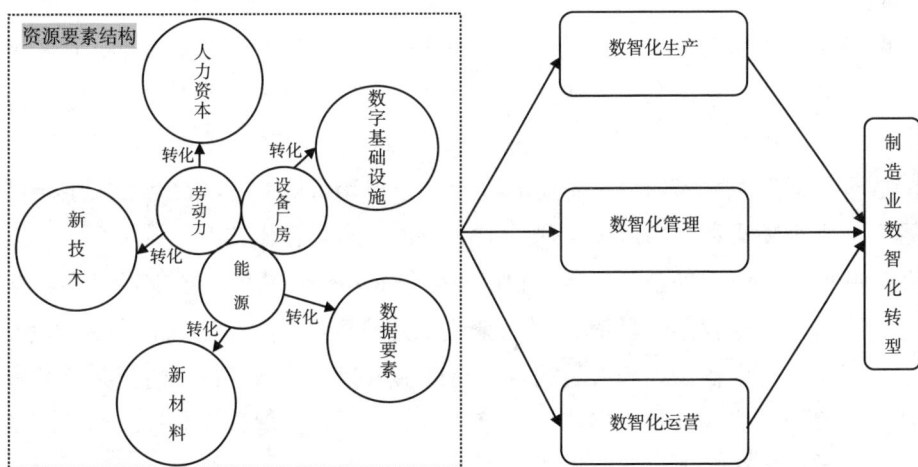

图3-10 数字经济背景下资源要素推动制造业数智化转型的作用机制

首先是数智化生产。一方面，工业机器人、高级数控机床等数字基础设施作为高级资源要素，与传统设备相比，具有自主学习、自动建模、智能排产的能力，可以将控制程序编译成数字指令并执行，取代了不必要的简单机械化的人力劳动，节本高效，极大提升了生产速度，降低了出错率，对产品质量和工艺流程具有很大改善，促进了数智化生产。另一方面，关键技术人才、复合型人才、专业人才和高技能人才这4类高端人才作为高级资源要素，与低技能劳动力相比，具有研发核心技术、制订解决方案、优化业务流程，以及操作数控设备的能力，能够弥补智能机器人的不足，有效提高劳动生产率，为实现数智化生产带来更大可能。

其次是数智化管理。办公自动化软件、企业信息管理系统等新技术作为高级生产要素，将原本以人的经验判断来执行的管理方式转化为能够自动化的管理方式，帮助制造企业实现了数智化转型。一是数智化管理避免了以老带新、经验积累的传统管理方式，减少了因人为因素造成的主观性错误。二是数智化管理形成的标准解决方案可复制能力强，将劳动力从重复性、消耗性的工作中解放出来，投入更具创造性的岗位中。三是数智化管理改变了组织和人的关系，管理过程用数据说话，更加扁平化、公开化和透明化，解决了传统企业管理中的位差效应，激励了企业员工的"愿力"和"行动力"。企业管理的深度、广度和维度得到提升，激发制造企业不断突破效率的天花板。

最后是数智化运营。一方面，大数据分析、云计算等新技术作为高级生产要素，能够量化制造企业的运营对象（物料、数据、报表等）与运营行为（采购、生产、销售等），实现从研发、组织、生产到销售、运输、售后的数智化运营，大大加快了企业的统计、分析和决策的速度，减少了生产过程中的组织障碍和交易成本，促进了制造企业的数智化转型。另一方面，工业互联网、工业云平台等数字基础设施作为高级生产要素，能够通过参数比对，实时监控企业生产状态，帮助企业快速分配生产资料、及时纠错纠偏，缩减了企业的设备投入和人员配备，促进了数智化转型。在一些公共突发事件中，我们更能清晰感受到数智化运营的重要性。数据是否完整、准确、及时，既直接关系到企业调配物资的效率，也极大影响了企业在消费者心中的形象。

（二）制造业价值链升级

制造业的新资源要素结构主要从原材料、基础设施和劳动力的投入 3 个方面推动了价值链升级，其作用机制如图 3-11 所示。

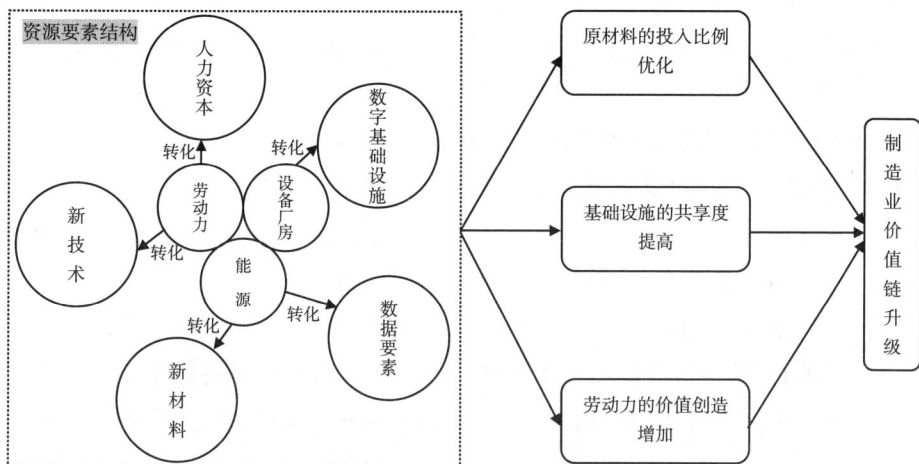

图 3-11　数字经济背景下资源要素推动制造业价值链升级的作用机制

从原材料投入的角度看，新要素在生产中更加节本高效，能够带来更大产量和产值，促进了价值链的产品升级。一是新要素主要为绿色、环保、可再生、可复制的材料，减少了化石等能源物质的损耗。虽然这些新材料的短期成本较传统要素略高，但从长期来看，新要素的性能和边际成本更优，能够提升制造企业的利润空间，促进价值链升级。二是新技术可以改变原材料的投入比例或技术系数，通过合理化的生产投入，获得要素改革的结构性红利，提高全要素生产率，提高产品附加价值。

从基础设施投入的角度看，数字基础设施建设有利于方案和设备的共享，可以简化研发、优化流程，促进了价值链的流程升级。企业无须自己购买体积和成本巨大的硬件资源、数据库和服务器，而是租用工业云平台或工业互联网中不同层级的服务，也可以享受同等的数智化服务。企业减少的对电子设备的固定资本投资，可以用于引进既懂技术又懂业务的高素质人才。而根据马克思的资本周转理论，若资本构成中流动资本的比例相较固定资本增大，则资本周转速度加快，剩余价值率及利润率也就更高，促进了制造企业的价值链升级。

从劳动力投入的角度看，人力资本作为重要的高端要素，具有再生性和流动性特征，其数量和质量直接决定了其他生产要素在产业价值链中的分布。一方面，多引进关键技术人才、复合型人才、专业人才和高技能人才等高素质人才，可以帮助企业掌握复杂机器，增加中间产品种类，拓宽经营范围，实现价值链的产品、流程、职能性和跨部门升级。另一方面，高端人才在相同的劳动时间内，通过复杂的脑力劳动，能够创造倍增于体力劳动的价值，从而为产品带来更多的差异性和价值增值，带动制造企业的价值链攀升。

在前述对资源要素的新经济特征的分析中，我们总结了数字经济背景下，制造业的新要素结构呈现出边际产量持续递增和边际成本持续递减的趋势，由于厂商利润 = 产品价格 × 产量 − 总成本，因而数字经济背景下制造企业的边际利润也将呈现只增不减的趋势，其推导过程如下：

假设企业投入的流动要素为数据 D，其价格 P_d 保持固定不变，投入量为 Q_d，则可变成本为 $VC = P_d × Q_d$。制造产品的价格为 P 保持固定不变，产量为 Q，固定成本为 FC，边际固定成本为 $dFC/dQ = c$，则企业总利润为 $PQ - FC - VC$。边际产量是每增加一单位生产要素所增加的产量，即 $MP = dQ/dQ_d$。于是，数字经济背景下，制造企业的边际利润 MPRO 可表示为：

$$MPRO = \frac{d(P \cdot Q - FC - VC)}{dQ} = P - \frac{dFC}{dQ} - \frac{d(P_d \cdot Q_d)}{dQ} = P - c - \frac{P_d}{MP} \qquad 式（3-10）$$

从式（3-10）中可知，MPRO 与 c 成反比，与 MP 成正比。由于数字经济时代的边际固定成本 c 持续递减，边际产量 MP 持续递增，因而制造企业的边际利润 MPRO 呈现出只增不减的趋势，即随着数据等高级生产要素的投入加大，制造业的利润将不断增加，价值链将持续升级。

（三）制造业产业结构升级

产业结构升级是一个产业结构向合理化和高级化演进的过程，是劳动力、资金和技术等要素共同作用的结果。生产关系的组合比例和组合关系决定了不同类型的生产要素密集产品之间的比较成本优势，从而影响产业结构调整的方向。数字经济背景下，新的资源要素结构带动了制造业对人力资本、信息技术和大数据的投入，使更多行业从劳动密集型向技术密集型转变，极大提高了制造业的劳动生产率、资本生产率和全要素生产率，推动了制造业结构升级，其作用机制如图 3-12 所示。

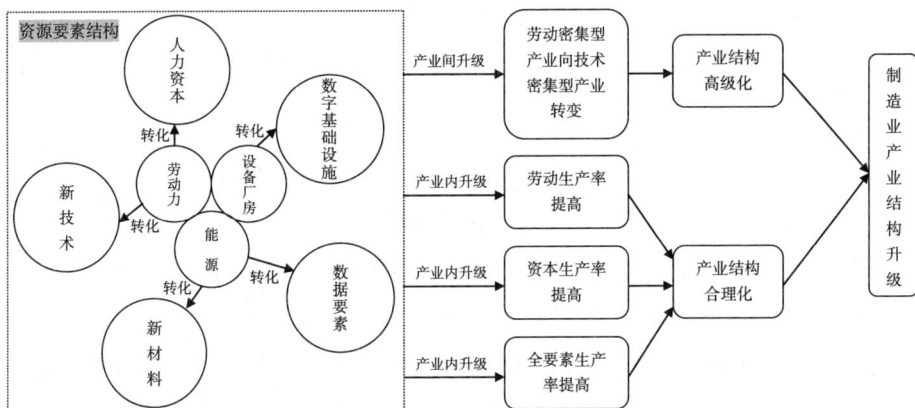

图 3-12　数字经济背景下资源要素推动制造业产业结构升级的作用机制

从产业结构高级化的路径来看，数字经济背景下，对高级生产要素的使用，必然引起生产和密集使用这些要素的产业的生产规模扩大，而密集使用其他生产要素的产业的生产规模相对缩小，从而提高了高技术制造业在整个制造业中的产值。以数据、新材料和新技术为例，随着先进制造技术、新一代信息技术和物理技术的发展，这些要素越来越具备用武之地，在长期将被更多地发掘和利用，增加生产要素的可供量，减少对自然资源的消耗，对低技术劳动力、土地、传统设备产生替代，促进生产这些要素的增材制造、装备制造、电子设备制造等行业的崛起，也在某种程度上对传统的劳动密集型制造业造成冲击。

从产业结构合理化的路径来看，数字经济背景下，信息技术不断进步，在自身边际生产率递增的情况下，也提高了其他传统要素的边际生产率，使制造企业以相同的要素投入量，换来了比以前更多的产量和更好的产品，进而加快了生产要素的流动速度，提高了传统产业的劳动生产率和产值，缩小了技术密集型制造业与劳动密集型制造业间的产业结构偏离度。这里，由于高级生产要素对初级生产要素的替代具有不可逆性，因此，生产要素的高级化可能对产业结构升级造成两类结果：一是中性的技术变动，即信息通信技术的进步使初级生产要素（低技术劳动力 K_p，对厂房设备能源的投资 L_p）和高级生产要素（人力资本 K_A，对数据、信息通信技术和新材料的投资 L_A）的边际生产率同比增长，用函数表示为：

$$Q = A(t)F\left[\left(K_p, L_p\right),\left(K_A, L_A\right)\right] \qquad 式（3-11）$$

二是替代初级生产要素的技术变动，即信息通信技术的进步使高级生产要素边际生产率的提高大于初级生产要素边际生产率的提高。由于前者的边际生产率提高快，所以多用前者，少用后者，其效果是节约了能源等初级生产要素，密集使用了数据等高级生产要素，用函数表示为：

$$Q = F\left[\left(K_p, L_p\right), A(t)\left(K_A, L_A\right)\right] \qquad 式（3-12）$$

资源要素结构和特征的变化，只能为制造业的产业结构升级提供可能性，要将这种可能性转化为中国制造业的现实性，还需要发挥人的主观能动性。政府在制定产业政策的过程中，要充分了解中国制造业和其他国家的制造业在资源要素禀赋、优势技术领域、人口和数据红利方面的差异性，因时因地地确定战略性新兴产业范围，因势利导地制定鼓励性政策措施，把握规律调整中国制造业的产业结构。

第四节　数字经济背景下的市场需求推动制造业转型升级

数字经济催生了个性化定制、网络化协同等新的商业模式，使制造企业在市场中的联系更为紧密，形成了共同利益主体，也使市场供需更加匹配，市场结构和需求特征也发生了新的变化。在市场竞争机制的作用下，各企业都在争取通过既合作又差异的产品策略获得用户黏性，创造更多附加价值，带动制造业转型升级。

一、数字经济背景下制造业的市场结构和需求特征

市场结构是指某一特定产业内企业的数量与分布状况，反映了市场供给者之间、市场需求者之间、供给者和需求者之间，以及行业企业和潜在进入者之间的关系。产业组织理论基于某一行业的市场主体数量、商品差异度、进入与退出壁垒等三方面，把市场结构按照竞争程度由强到弱，分为完全竞争、垄断竞争、寡头垄断和完全垄断四类。不同的市场结构改变着不同的市场需求特征。

（一）市场结构

美国经济学家约翰·莫里斯·克拉克提出的有效竞争理论认为，现实世界不存在完全竞争，由于产品或服务的差异化，以及消费者偏好，导致市场出现垄断竞争，由"突进行动"和"追踪反应"两个阶段构成。"突进行动"阶段是由先锋企业进行创新，从而获得"优先利润"，在市场中占据优势地位，随后进入"追踪反应"阶段，其他竞争企业开始模仿追随先锋企业的方式，以求分得一份优先利润，如此循环往复，使竞争过程具有动态性质，适量的垄断竞争可以使行业内经济技术不断进步。数字经济背景下，制造业龙头企业和小微企业、上游企业和下游企业、政企学研等市场主体、供应商和需求者都被紧密地卷入一个网络平台或制造生态系统中，亦竞亦合、淘汰弱小，形成了平台垄断的网状结构，如图 3–13 所示。

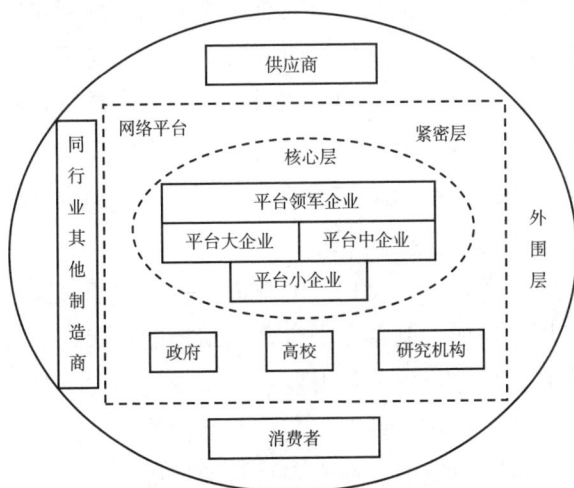

图 3–13　数字经济背景下制造业平台垄断结构

各主体在平台中的地位不同，对市场需求的影响也有大小。大中小型制造企业通过网络平台实现产业链串联和跨区域合作，形成了平台垄断结构的核心层，可以影响产品生产和行业供给，优化产业链布局。平台领军企业是平台的领导者和组织者，处于整个平台生态系统的中心，控制着平台的业务能力和参与者结构。制造业领域的平台领军企业，往往是有几十年经验的资本实力雄厚的行业龙头企业，通过搭建平台，向其他企业租售和分享资源，包括设计资源、制造资源、设备资源、渠道资源、用户资源等，获取利润和平台参与企业的资源。平台参与企业在业务上对领军企业存在替代性或互补性，可以从平台上获得订单和共享资源，实现生产效率、产品质量和营业收入的提升，也可能难以承担研发和产品推广的投入压力，因得不到订单而退出市场。平台领军企业和参与企业共同构成平台垄断结构的核心层，形成了大企业建平台、中小企业上平台、大中小企业融通发展的格局。

政府、高校和研究机构通过网络平台与制造企业开放合作，建立协同创新机制，加强相关基础理论、基础工艺、基础材料、基础元器件、基础技术研发和系统集成能力，实现研用协同和技术突破，形成了平台垄断结构的紧密层，为制造业技术、管理、品牌、商业模式创新带来生机。政府通过科技创新券异地补贴、投资配套补助、示范平台奖励、项目资金补助、减税降费注资等政策倾斜，推动制造业网络平台建设，同时通过公开透明的监管行为，防止垄断竞争恶化为寡头垄断或完全垄断等竞争程度较低或消失的市场结构；高校通过提供人才设备项目，研究机构通过提供资金资源，协同制造企业进行科技攻关。这类市场主体虽然对市场需求不具有直接影响，但是从行业长远发展角度，促进了个性化需求的实现和市场需求的升级，提升了产业链的技术含量和制造产品的附加价值，对制造业转型升级具有先导和促进作用。

同一行业的消费者、供应商和其他制造商在支持平台核心层企业的竞争中发挥着重要作用，构成了制造业平台垄断结构的外层。消费者的个人需求可以通过网络平台、信息技术和数据要素来实现，倒逼企业改革创新，对促进市场需求起着直接的作用，是实现制造产品价值的关键。供应商可以通过网络平台为核心企业提供服务，在实现自身的低库存、高订单的同时，也支持产业链和供应链稳定。同行业的其他制造商都是平台核心层企业的竞争对手。这些厂家可以是独立的企业，也可以是其他平台的核心层企业，共同瓜分市场份额，对挖掘消费者潜在需求、遏制寡头垄断形成具有一定的积极作用。平台垄断结构中各市场主体的作用如表3-1所示。

表 3-1　平台垄断结构中各市场主体的作用

层次	市场主体	参与者数量	产品同质化程度	市场进入壁垒	市场退出壁垒
核心层	平台领军企业、平台参与企业	较多	低	高	低
紧密层	政府、高校、科研机构	较少	较低	较高	较低
外围层	消费者、供应商、其他企业	多	高	低	低

　　平台垄断结构具有垄断竞争行为，理想的情况下是一种既有整合性，又有竞争性的市场结构，但需要政府发挥"看不见的手"的调节作用，对中小企业进行扶持，避免加剧为寡头垄断市场。传统经济理论往往认为不完全竞争市场会使价格偏离价值和市场供需的共同作用，造成市场失灵、行业发展停滞和消费者剩余受损，是市场低效率的主要原因，只有完全竞争市场才能使市场处于均衡状态。然而，数字经济时代的市场垄断结构与传统经济学理论中的描述有很大不同（参见表 3-2）。一方面，信息不对称减少、生产成本下降、生产方式便捷等新运营特征的出现，风险投资、天使投资、众筹等数字化融资方式的出现，使企业更加灵活，市场竞争更加瞬息万变，市场结构惰性下降，减少了寡头定价和行业壁垒出现的可能。另一方面，资本聚集程度、技术发展水平、市场需求规模、产品生命周期与以前不可同日而语，需要平台垄断组织来整合资源、提供服务，带动市场竞争的充分发挥。因此，平台垄断结构是更适应数字经济时代的一种市场结构。

表 3-2　数字经济与工业经济时代的垄断结构对比

	工业经济时代的垄断结构	数字经济时代的垄断结构
垄断的表现形式	纵向一体化的链条结构	横向一体化的平台形态
形成垄断的方式	价格控制转向市场控制	平台控制
垄断利润的来源	产业利润的纵向转移	组织效率提升、生产要素优化配置
垄断的结果	市场效率降低、市场失灵	生产效率、竞争能力提高

　　可见，工业经济时代的垄断结构，大概率导致少数企业控制产业链供应链，通过操纵价格和资源达到操控市场的目的，使市场利润和消费者剩余向垄断企业倾斜，是一种损害市场效率的不公平行为。而数字经济时代，制造

业的垄断竞争是一种必然趋势，是市场动态竞争的暂时结果。企业之间的合作更多地表现为横向一体化的网络平台形态。网络平台组织对市场的控制可以带来知识的整合、成本的降低和需求的对接，利大于弊。这一垄断结构激发的高效率和正外向性，可极大带动行业发展和社会进步。在这一市场结构中，政府要发挥好监管者、调节者、干预者的作用，利用大数据跟踪、社会监督等手段对平台加强监管，避免出现平台领军企业一家独大、侵害消费者权益、破坏行业生态的行为。

（二）市场需求特征

党的二十大报告提出，要坚持以推动高质量发展为主题，把实施扩大内需战略同深化供给侧结构性改革有机结合起来，增强国内循环内生动力和可靠性，提升国际循环质量和水平。平台企业立足国内大循环、拓展国内国际双循环，是制造业满足个性化、多样化和动态化的国内市场需求，以及开拓海外市场提升国际竞争力的关键手段，促使市场需求生出新特征。

一是需求个性化。平台垄断竞争将产业链上下游、供需端集合在一个网络平台中，生产要素自由流动，形成柔性化生产和大规模定制，激发了个性化需求。消费者不再满足于被动接受单一、雷同、不贴合自身的商品，而是将自己的愿望通过网络平台反馈，并希望在产品中实现。因此，工业经济时代的制造流程是"销售→需求→设计→生产"，而数字经济时代的制造流程实现了"需求↔设计↔生产→销售"，产品的设计根据消费者反馈进行，并与消费者实时交互、动态调整，在经由消费者确认后再开始生产，而不再是通过前期销售情况预估当期需求。技术的进步能够激发消费者潜在需求和隐性欲望，使市场需求增加、需求曲线平滑右移，个性化需求代替群体需求成为时代主流。以康复辅具制造为例，通过平台赋能，残障者和亲属可以通过互联网平台直接与康复辅具制造企业互动，甚至可以向企业提交自己的个性化需求，企业根据其中用户的共性需求，升级改进产品，实现供给端与需求端的个性化动态匹配。

二是需求多样化。随着消费者个人收入的增多，开放式创新、分布式创新等技术创新模式的出现，工业机器人、网络平台、增材制造、数字车间的使用率增加，生产线信息化、数字化、标准化程度的提高，以及平台垄断组织的形成，消费者的需求多样化越来越显现，需求间的相似性越来越低，订单分离点向上游移动。在更多实现了"数智化"转型的生活资料生产部门，由于个体消费者的生活环境、个性爱好无限分散，独立的个性需求是无限多的，需求的多样化和碎片化特征更加明显。需求多样化使消费者愿意且能够购买的产品种类越来越多，对产品价格的变化也越不敏感，需求的价格弹性逐渐由生产线生产的富有弹性向柔性生产的缺乏弹性演变。在企业一方则体现为定价空间增大，产品附加价值上升。以康复辅具制造为例，通过平台赋能，促进康复辅具企业实现对残障者服务向精细化、专业化、及时化方向发展，释放新的生产力和全新的供给手段，可以更好地满足和激发数字时代残疾人和老年人的多样化需求。

三是需求动态化。市场需求会随着经济水平、居民收入、消费观念的更新而不断变化。数字经济背景下，一方面，随着产品的功能更加个性多样，"唤醒"了人们对产品更多功能的渴望，人们的消费习惯也随之发生改变，对独特商品的需求增多，带动了消费结构的动态升级，需求水平发生变化；另一方面，通过在网络平台与消费者交互，制造企业可以对消费者需求数据进行收集和掌握，消费者可以根据自身需要参与厂商产品设计，从而动态满足自身个性化、多样化需求。以康复辅具制造为例，通过平台赋能，数字经济可以充分发掘康复辅具产业发展的新动能，促进产业的服务质量提升、人力资本改善、资本资源融通、整体效率提升、拓展发展空间，孕育产业发展的新业态和新模式，发挥数字技术的放大、叠加和倍增作用，使辅具产品更接近大众消费者，对康复辅具的消费观念不断更新、需求层次不断增加、模糊认知转化为消费意愿、消费意愿转化为有效需求。

需求个性化、多样化和动态化的新特征，造成需求曲线的位置和斜率都发生了变化，如图 3-14 所示。

其中，需求曲线 D_0 是工业经济背景下制造业的传统需求曲线。数字经济时代，需求的个性化和动态化提升了市场需求水平，使需求曲线右移到 D_0'，这时，在同等的价格水平 P_0 下，对产品的需求数量就会从 Q_0 增加到 Q_0'，表明消费者对个性化和动态化产品的需求更大。需求的多样化和动态化降低了需求价格弹性，使需求曲线的斜率从 D_0' 减少到 D_1，这时，在同等的价格水平 P_0 下，对产品的需求数量又会从 Q_0' 增加到 Q_1，表明消费者对兼具个性化、多样化和动态化的制造产品的需求最大，对其价格变化最不敏感。随着数字经济背景下制造业生产环境的改变，率先使用先进制造技术和加入平台组织的企业将会占领更大的市场份额，在产业链上拥有更多的话语权，获得更丰厚的超额利润。而优胜劣汰的市场竞争机制也会助推制造业智能生态的逐步迭代。

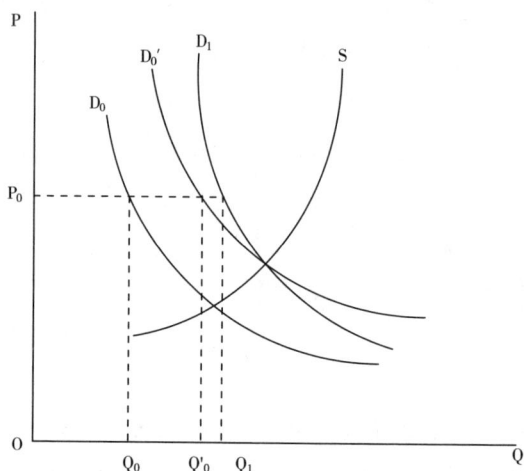

图 3-14　数字经济背景下制造业的需求曲线特征

二、数字经济背景下市场需求推动制造业转型升级的作用机制

数字经济以平台网络、个性化定制和服务化延伸刺激了制造业的市场结构和市场需求，在市场竞争机制的作用下，推动了制造业转型升级。

（一）制造业数智化转型

数字经济背景下的市场需求从内在和外在两个方面促进了中国制造业的数智化转型，其作用机制如图 3-15 所示。

内部动力是指企业降低生产成本获取高额利润的本能。企业必须打破原有流水线式生产，加大高档数控设备引进和原有设备改造，通过柔性生产实现范围经济[①]，最大限度降低需求多样化带来的成本上升，数智化转型成为企业在制造业市场决胜的重要选择。智能化的工艺流程和产品更容易提高消费者满意度及忠诚度，而智能化周边产品的不断开发，能帮助企业迅速建构自

---

① 范围经济：范围经济是针对关联产品的生产而言的，指一个厂商同时生产多种关联产品的单位成本支出小于分别生产这些产品时的成本的情形。

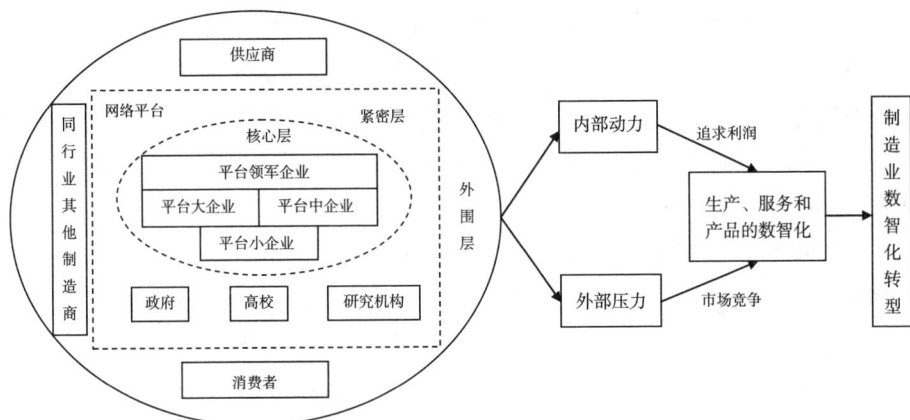

图 3-15　数字经济背景下市场需求推动制造业数智化转型的作用机制

己品牌的智能生态系统，增加用户锁定和转移成本，使企业在竞争激烈的供给侧和日渐疲软的需求侧的双层压力下，争取更多客户，获取更多市场份额。如华为、小米等厂商在追求智能手机、笔记本电脑等主线产品的功能升级、成本下降的同时，也积极与医院、研究机构和跨行业制造企业合作，开发出运动手环、体脂秤、智能家居等一系列智能周边产品，通过与智能手机的关联，实现更多功能，而这些周边产品常以较低价格，甚至赠送的形式出现，目的是让消费者购买其更多主线产品，而放弃其竞争对手的产品，在做大蛋糕的同时也推动了自身的数智化转型。

　　与内部动力相比，外部压力是企业在市场竞争机制、政策机制、消费者要求提升等多种因素作用下，进行数智化转型的主要影响因素。这里主要分析市场竞争机制的作用。市场竞争强度本质上是对企业在市场中所面临的竞争压力强烈程度的衡量。较多研究表明企业面临环境的不确定程度与企业所在行业的竞争程度相关，当企业处在一个较高竞争强度的行业环境中时，企业所面对的不确定性也会随之增加，这种情况下，企业往往选择更加积极的行为，如采取更先进的生产工艺或主动开展技术创新，以应对环境的不确定性，从而保持或者提高企业在行业当中的竞争力。市场竞争强度作为构成产业环境的关键维度，在很大程度上决定企业所采用的智能化发展战略，并影响最终的绩效。企业进行智能化转型升级的目的在于提高自身企业在行业中以及产业链上的竞争能力，更好地满足顾客需求，保持或提高市场占有率。市场竞争强度大的行业中存在更多的产品供应商，顾客对于产品的敏感程度也较高。市场竞争强度的增加有利于企业投入更多的精力挖掘用户需求以及分析市场动向，从而获得良好的智能化绩效。一般来说，在市场竞争强度大的行业之中，行业内会存在较高的研发竞争，这会使得企业的现有技术过时或者被模仿的可能性更高，因此要想获得更好的智能化绩效，会增加对于智能技术的创新投入。同时，市场竞争强度也是决定资源配置效率的关键因素，竞争强度提高，企业会更新现有的基础资源到智能装备，剔除企业内部的冗余资源，提升企业内部资源利用率，从而提高企业绩效。市场竞争强度的增加有利于增强企业内部制造活动的紧密协作能力，提高制造活动之间的协作效率，企业内部制造活动之间具备良好的协同合作，也能够保障企业的绩效实现。激烈的市场竞争使得企业不再拘泥于独立的个体，更加注重平台建设与平台利用，获得资源服务平台所带来的优势。

（二）制造业价值链升级

数字经济通过新的市场结构，增加了制造企业在产品生产、价值传递、企业职能和市场定位上的价值，推动了制造业价值链升级，其作用机制如图 3-16 所示。

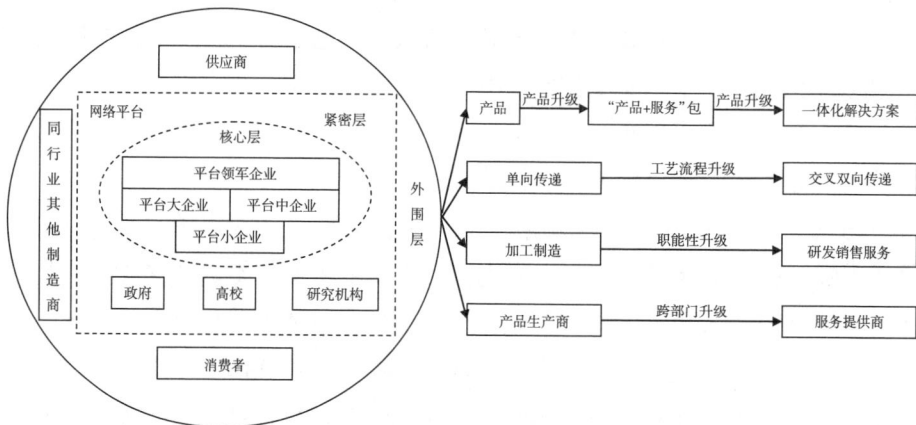

图 3-16　数字经济背景下市场需求推动制造业价值链升级的作用机制

第一是产品升级。制造业由单纯提供产品到"产品 + 服务"再到一体化解决方案，迈出更大步伐。最初，产品是制造企业连接市场获取价值的唯一载体。随着平台垄断结构的形成，以及需求个性化、多样化和动态化等新特征的出现，企业着手开发在研发、物流、营销、金融等服务领域的价值创造能力，产品附加服务成为价值创造的主要来源。但是附加服务具有单一性，对于通过平台拥有了更多资源的制造企业来说，"产品＋服务"的业务拓展仍然不够。大型企业率先意识到自己多年积累的"产品＋服务"包经验，能够帮助中小企业构建标准化解决方案，并吸纳对方成为合作伙伴，于是向全方位解决方案的提供商发展，利用平台提供整体方案成为今天大型制造企业价值创造的主要来源。企业由最初的销售产品发展为销售产品的功能、服务和制造方案，实现了产品升级。

第二是工艺流程升级。一方面，网络平台下的价值流通渠道不再是从厂商、经销商、零售商再到顾客的逐层传递，而是企业和消费者的双向联系。平台垄断结构和新的需求特征改变了企业与消费者的角色定位，顾客由价值消耗者转向价值共创者，企业也通过"互联网＋"等方式实现与消费者实时互动。另一方面，产业链上下游的各个环节都可以在平台上实现。在上游确保了原材料的稳定性和整体集采价格的下降；在中游构建了跨越时空界限的以数据资源为核心的生产体系；在下游拿到了大企业订单，改变了先生产、再销售的传统生产方式，进行新产品的快速研发迭代。加固、稳定和提升了全产业链供应链的工艺流程。

第三是职能性升级。工业经济时期，制造企业被牢牢锁定在价值链底层的加工制造环节，只能获取较低的附加价值，然而获取更高利润，拓展更丰富的产品线是企业生存本能。数字经济范式下，消费者的需求满意度和售后服务体验被制造企业更多地考虑在内，倒逼企业向研发设计、销售服务等高附加值环节延伸，形成了以自身为中心的产业链生态圈。

第四是跨部门升级。跨部门升级以职能性升级为基础。当一家制造企业在研发端和服务端的业务日渐成熟后，就不再满足于向乙方付费获得业务支持，而开始将这些业务内化，并逐渐向这些行业进军，带动了跨部门升级的实现。如海尔等家电企业、华为等电子设备生产企业、互太等纺织企业都是在使用信息服务的过程中，学习这些领域的业务流程和专业知识，形成自己的行业信息化方案，进而成立信息咨询部门，进军服务业，将解决方案和咨询服务出售给同制造行业的其他中小企业，获取更高利润和更丰富的角色定位。

（三）制造业产业结构升级

新的市场条件带动了消费、投资和贸易 3 个层次需求的升级，使需求总量和需求结构发生变化，进而引起各制造行业生产的扩张与收缩，倒逼产业结构升级，其作用机制如图 3-17 所示。

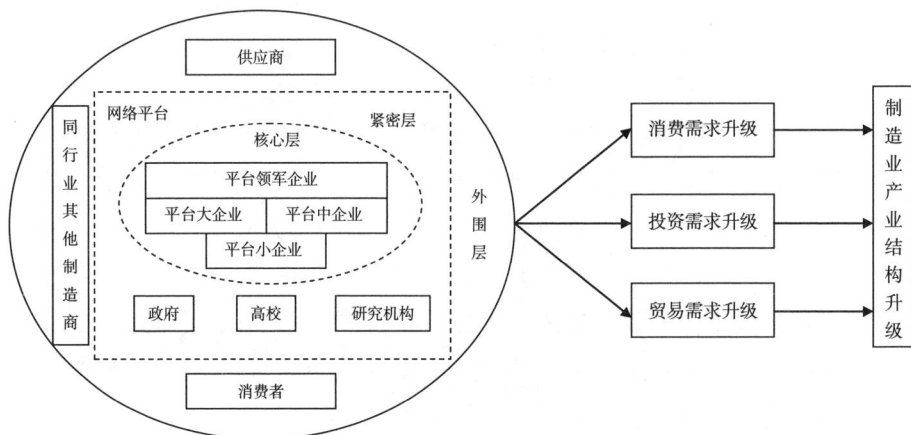

图 3-17　数字经济背景下市场需求推动制造业产业结构升级的作用机制

从消费需求升级角度来看，数字经济激发了市场对智能化产品的巨大需求，促使制造业的供给结构迅速升级。消费者对智能手机、可穿戴设备、数字家庭等智能产品和软件应用、互联网信息等智能服务的需求增加，推动了传统 PC、手机和电视的生产厂商向智能手机、智能家居等行业延伸，带来了智能设备生产行业的兴起。平台垄断的市场结构能够有效整合企业资源，为各类企业提供一个学习和合作的机会，促进高技术制造业的产值大幅增加，中低技术制造业在生产、产品和服务中努力提高智能化比重，产业结构出现持续升级趋势。同时，伴随着产业结构的升级，人们又会对生产和生活方式出现更高的预期，带动消费结构再次升级，为生产这些生产资料和生活资料的生产部门源源不断地创造着提升供给质量的动力，形成产业结构升级的良性循环。

从投资需求升级角度来看，产业"数智化"转型前景广阔，引发了大量投资蜂拥而至。一是在信息技术革命席卷全球的形势下，市场对 5G、智能制造等制造前沿领域的投资空前活跃，希望获取这些快速成长的朝阳产业的发展和政策福利；二是根据技术－经济范式的发展规律，国内绝大多数制造设备到了更新改造和升级的窗口期，市场对切削、成形机床等普通设备的购买力转为对数控机床等智能设备的需求，制造业的新兴产业投资正处在上升通道之中；三是政府对这些战略性新兴产业的政策倾斜和投资加大，也在一定程度上帮助这些行业迅速成长壮大。一些平台厂商、产业链生态体系在资本的助力下迅速形成，带动了制造业的产业结构升级。

从贸易需求升级角度来看，中国制造业进出口贸易结构发生改变，高水平对外开放取得积极成效，也刺激了制造业的优胜劣汰。一方面，出口贸易中，初级产品的比例不断缩小，高技术产品的比例逐年扩大，国际市场对中国制造的需求正在从加工产品、初级产品，转向智能手机、笔记本电脑、医疗设备、高铁等高技术产品，推动了相关生产行业的发展壮大和落后产能的淘汰；另一方面，进口贸易中，对机器设备等生产资料的需求下降，带动了国内装备制造行业的兴起，同时国外对我国核心技术和高端产品的封锁，也迫使我国制造业不得不在核心领域摆脱进口依赖，更专注于关键技术突破和制造能力改进，生产力水平大幅提升，加快了产业结构优化的进程。

第四章　数字经济背景下中国制造业转型升级的实证检验

第一节　方法介绍和选择

以现有的关于制造业转型升级的实证研究为基础，对适合本问题的计量方法进行了梳理和选择。

一、主要方法介绍

制造业转型升级是一个多目标测评问题，方法多种多样，各具特色。这里列举适合本书的 3 种方法：熵权法、因子分析法和回归分析法。

（一）熵权法

熵权法是一种对不相关的多个变量确定客观权重并得出综合指数的方法，在制造业转型升级的实证研究中较为常见。熵本身是一个热力学概念，用来衡量系统的混乱程度。熵越大，说明体系越混乱，信息越少，反之亦然。运用到计量经济学中不难得出：某一指标的熵越大，信息量越少，在综合评价中起到的作用就越小；而某一指标的熵越小，信息量越多，在指标体系中的权重也就越大。

熵权法主要分 6 个步骤：第一步是设定指标体系。指标体系要能客观全面有代表性地反映出研究对象的特征，并尽量做到国内外通用。指标应易于获得，即指标的价值大于获取指标的成本。每个指标应相对独立，避免指标间的交叉耦合。在中国制造业转型升级水平的测度方面，技术创新、绿色发展、产业结构效益和信息化水平这 4 组指标较为常见。第二步是数据获取。

在现有的研究中国制造业转型升级的文献中，多以 10 年间各省份的面板数据来测度转型升级的变化趋势和区域差异，数据来源主要是近 10 年的中国统计年鉴。第三步是数据标准化。假设指标矩阵中有 m 个指标，n 个对象，矩阵中的元素代表了第 i 个对象的第 j 个指标的值，即：

$$X = \left(x_{ij}\right)_{n\times m} = \begin{pmatrix} x_{11} & \cdots & x_{1m} \\ \vdots & \ddots & \vdots \\ x_{n1} & \cdots & x_{nm} \end{pmatrix}, i=1,2,\cdots,n, j=1,2,\cdots,m \qquad 式（4-1）$$

对每个元素进行数据标准化（又叫中心化、零均值化、归一化等），得到调整后的指标矩阵：

$$r_{ij} = \frac{x_{ij}-\min(x_j)}{\max(x_j)-\min(x_j)}, i=1,2,\cdots,n, j=1,2,\cdots,m \qquad 式（4-2）$$

其中，$\min(x_j)$ 是全部对象第 j 个指标的最小值，$\max(x_j)$ 是全部对象第 j 个指标的最大值。第四步是求各指标的信息熵。每个指标的信息熵为：

$$E_j = -\frac{1}{\ln n}\sum_{i=1}^{n}p_{ij}\ln p_{ij} \qquad 式（4-3）$$

其中 $p_{ij} = \dfrac{r_{ij}}{\sum_{i=1}^{n}r_{ij}}$。第五步是确定各指标权重。得到各指标的信息熵 E_1，$E_2, ..., E_m$ 后，计算各指标的权重为：

$$W_j = \frac{1-E_j}{m-\sum E_j}, j=1,2,\cdots,m \qquad 式（4-4）$$

第六步是确定综合指数。利用第五步得出的指标权重与第三步调整后的指标矩阵相乘，得到第 i 个对象的综合指数为：

$$Z_i = \sum_{j=1}^{m}r_{ij}W_j, i=1,2,\cdots,n \qquad 式（4-5）$$

熵权法的优势在于客观全面。客观指权重由对各指标数据的数学运算得出，而非"专家打分"，忽视主观因素。全面指可将与评估内容相关的全部因素分组放入指标体系，对指标个数没有限定。但熵权法也有自身劣势：首先是数据标准化过程较为复杂；其次是时间序列应尽量长，大于指标个数；最后是如果指标数据的变动很小，或者是没有规律的忽大忽小，则无法评估指标权重。

（二）因子分析法

因子分析法是一种在复杂关联的指标体系中，利用变量间的相关关系，找到对各变量具有概括力的少数几个隐藏因子，代替原有变量进行统计分析的方法，是主成分分析法的演变。因子分析法可以将数量较多、关联度高的变量转化为数量较少、关系简单的公共因子，并用因子系数表示公共因子与原有变量之间的关系。一个指标体系中的变量选取往往具有特定的经济学和统计学依据，这些共同原因形成了公共因子，而每个变量具有的自身特性就是特殊因子。公共因子量少而支配性高，且具有一定的现实意义，能合理解释原有变量。因子分析可以根据实际数据，将原有变量表示成公共因子和特殊因子的线性组合，起到降维的作用。

假设有 n 个观测变量，可以用 m（m 小于 n）个公共因子 F_j 和一个特殊因子 ε_i 表示。原有变量 X_i、公共因子 F_j 和特殊因子 ε_i 是均值为 0、方差为 1 的标准化变量，ε_i 服从 $N(0, \sigma_i^2)$，i=1, 2, … n，并且与 F_j 不相关，则有：

$$X_1=a_{11}F_1+a_{12}F_2+\cdots+a_{1m}F_m+\varepsilon_1$$
$$X_2=a_{21}F_1+a_{22}F_2+\cdots+a_{2m}F_m+\varepsilon_2 \qquad \text{式（4-6）}$$
$$\cdots\cdots$$
$$X_n=a_{n1}F_1+a_{n2}F_2+\cdots+a_{nm}F_m+\varepsilon_n$$

其中，aij 是因子系数，也称因子载荷，构成的矩阵 A 被称为因子载荷矩阵，具有三大特征：①因子系数 aij 体现了原有变量 X_i 与公共因子 Fj 的关联关系，取值介于 -1 到 1，绝对值越大，原有变量与公共因子的相关性越强，受公共因子的影响越大。②原有变量 X_i 的方差为 $D(X_i)=a_{i1}^2D(F_1)+\cdots+a_{im}^2D(F_m)+D(\varepsilon_i)$，分为两个部分——被公共因子 F_j 解释的部分 $h_i^2=\sum_{i=1}^{m}a_{ij}^2$, i=1,2,…,n（即矩阵 A 第 i 行元素的平方和）和被特殊因子 ε_i 解释的部分 σ_i^2。因为原有变量 X_i 和公共因子 F_j 都是标准化变量，于是 $1=D(X_i)=a_{i1}^2D(F_1)+\cdots+a_{im}^2D(F_m)+D(\varepsilon_i)=\sum_{i=1}^{m}a_{ij}^2+\sigma_i^2=h_i^2+\sigma_i^2$, i=1,2,…,n。其中，$h_i^2$ 是公共因子 F_j 对原有变量 X_i 的解释程度，也称共同度，h_i^2 越接近于 1，原有变量 X_i 的信息越能被公共因子 F_j 所解释；σ_i^2 是特殊因子 ε_i 对原有变量 X_i 的解释程度，也称个性方差，σ_i^2 越小，原有变量 X_i 消散的信息就越少。③公共因子 F_j 的方差为 $g_j^2=\sum_{i=1}^{n}a_{ij}^2$, j=1,2,…,m（即矩阵 A 第 j 列元素的平方和），体现了第 j 个公共因子对全部原有变量 X_i（i=1, 2, …, n 的）解释程度，g_j^2 越大，同一

公共因子 F_i 对原有各变量的贡献总和就越大，该公共因子就越重要。

因子分析法主要分三大步骤：一是因子载荷矩阵的估计。利用具体数据，选择主成分分析法、最小二乘法、最大似然法、主因子法中的一种来估计因子系数矩阵 A，第一种方法最为常见。假定主成分分析的模型为 $Y_i = u_{i1}X_1 + u_{i2}X_2 + \cdots + u_{in}X_n = u_i^T X, i = 1,2,\cdots,n$。首先根据样本数据求出原有变量 X_i 的协方差矩阵 B 的特征根，即按由大到小排序的 $\lambda_1 \geqslant \lambda_2 \geqslant \cdots \geqslant \lambda_n \geqslant 0$，并通过模型 $Y_i = u_i^T X$ 得到单位正交特征向量 $u_1, u_2, \cdots, u_n$；其次因为因子个数少于变量个数，所以剩余的（n-m）个特征值很小，可以看作特殊因子的方差忽略不计；最后根据矩阵 A 的第 j 列 $\sqrt{\lambda_j} u_j$，得到矩阵 A 的样本估计量为 $\hat{A} = (\sqrt{\lambda_1} u_1, \cdots, \sqrt{\lambda_m} u_m)$。在实际计算中，被选中的公共因子的集合应满足总贡献率 $\geqslant 85\%$，被选中的公共因子个数也是由该条件确定的。

二是因子载荷矩阵的旋转。在第一步因子负荷矩阵估计的初始因子负荷矩阵中，公因子与原始变量的对应关系不够明确，无法解释公因子的来源和意义。为了便于因子分析在实际问题中的应用，需要对因子载荷矩阵进行旋转。旋转有两种主要类型：正交和斜向，各有各的优点。正交旋转原理是因子轴在旋转过程中始终相互垂直，反映了原始变量的相关性。最常用的正交旋转方法是方差-最大旋转，即对于矩阵 A 的每一列，使与各因素相关联的荷载方差最大，使各因素的荷载值尽可能接近 0 或 1 的极值。这样可以更方便地解释用公因数表示的原始变量的信息，从而理解公因数的含义。如果用正交旋转不能得到合理的公因子解释，则需要倾斜旋转。倾斜旋转的原理是，因子轴在旋转后是倾斜的，根据共同因子之间的关系，可以最大限度地反映真实情况。倾斜旋转可以产生 3 个矩阵：因子载荷矩阵、结构矩阵（表示原变量与公因子的相关性）、因子相关矩阵。

三是确定公共因子的得分。要在后续分析中使用公共因子，就要根据 X_i 的样本数据反推因子的值，得到以公共因子为指标的表达式。由于矩阵 $A_{m \times n}$ 不可逆，因此各因子无法直接用原有变量 X_i 的线性组合来体现，必须先对因子得分作出估算。设定公共因子的得分函数为：

$$F_j = a_{j1}X_1 + a_{j2}X_2 + \cdots + a_{jn}X_n \, (j = 1,2,\cdots,m) \qquad 式（4-7）$$

式中的 a_{jn} 是因子得分系数。公共因子的综合得分是将各因子得分与其方差贡献率的乘积相加得到的：

$$F = \frac{g_1^2}{\sum_{j=1}^m g_j^2} F_1 + \cdots + \frac{g_m^2}{\sum_{j=1}^m g_j^2} F_m \qquad \text{式（4-8）}$$

因子分析法的优势是当面对较多的变量时，可以将几个关联度较密切的变量归为同一类，这样可以用较少的因子来反映原有变量的几乎全部信息，较为简便。但这一方法只能面对综合评价，对数据量和数据成分也有要求。

（三）回归分析法

回归分析是利用数理统计知识，在大量统计观测的基础上建立回归方程，分析两个或多个变量之间的相关性，并扩展自变量的取值范围，以预测因变量在扩大的取值范围内的未来变化的方法。根据自变量的个数，回归分析可分为一元回归（自变量个数为1）和多元回归（自变量个数大于1）两种。根据因变量与自变量之间的函数关系，回归分析可分为线性回归和非线性回归。前者是最基本、最常用的回归分析方法，后者可以通过公式推导（如对数、倒数、多项式替换等）转化为前者。

回归分析通常有4个步骤：首先是根据变量之间的常识或经济联系以及样本数据的相关性确定初步回归方程。在制造业转型升级的研究中，最常见的是多元线性回归模型，其形式大致为：

$$Y_i = \beta_0 + \beta_1 X_{1i} + \beta_2 X_{2i} + \cdots + \beta_k X_{ki} + \mu_i \quad i = 1, 2, \cdots, n \qquad \text{式（4-9）}$$

该式表明，被解释变量 Y_i 共受到 k 个解释变量 X_i 的影响。其次是代入样本数据，计算回归系数。对解释变量和被解释变量选取相同年份或地域的样本数据后，可以进行标准化处理，统一量纲，避免回归系数发生畸变；代入回归方程，利用最小二乘法或最大似然法估计各解释变量的系数和随机误差项。再次是方程的显著性检验。在前面两步我们根据经济学原理、常识或是样本数据的散点图，可以初步判断被解释变量和解释变量之间存在线性关系，在利用样本数据估计出回归方程的系数和误差项后，还需将回归方程和实际数据的拟合度作出检验。常见的显著性检验方法有 F 检验、T 检验、U 检验、X^2 检验等。以 F 检验为例，F 统计量的分子是"回归平方和"与"自由度"之积，分母是"剩余平方和"，将 F 值与一定置信水平和自由度下的 F 临界值进行比较，若 F 值更大则拒绝 0 假设，认为被解释变量 Y_i 与解释变量 X_{ki} 之间存在显著的线性关系，回归方程成立。最后是确定回归系数的置信区间。根据样本数据依次抽样估计出的回归系数 $\hat{\beta}_0, \hat{\beta}_1, \ldots, \hat{\beta}_k$，是作为真正系数的均值存在的，真正的系数落在以（1-α）为概率，以估计值$\hat{\beta}_0, \hat{\beta}_1, \cdots, \hat{\beta}_k$为中心的一个区间当中。这一步就是要确定在给定的置信水平（1-α）下，这个区间是多大。其原理还是利用系数矩阵上的元素、回归系数的估计值和随机误差项的方差构造一个检验统计量，如 t 统计量，该统计量在临界值$-t_{\alpha/2}$和$t_{\alpha/2}$之间的概率是（1-α），即$P\left(-t_{\alpha/2}<t<t_{\alpha/2}\right)=1-\alpha$，将 t 统计量的公式代入并进行移项，得到$P\left(\hat{\beta}_i - t_{\alpha/2}\times S_{\hat{\beta}_i} < \beta_i < \beta_i + t_{\alpha/2}\times S_{\hat{\beta}_i}\right)=(1-\alpha)$（$S_{\hat{\beta}_i}$是标准差），给定一个 α，比如 0.01 后，就可以查表并根据前面步骤的结果，得到这个置信区间了。利用这一方法还可以对预测值的置信区间进行估计。在给定了样本以外的解释变量的预测值，根据回归方程估计出被解释变量的预测值后，也可以提供该预测值以多大的概率落在一个多大的区间内。

回归分析法的优势在于清晰表达了每个解释变量对被解释变量是否具有影响，影响程度有多大。在实际问题中，回归分析法可以回答对分析目标影响最大的因素有哪些，甚至能够预测该目标在最近一段时间的变化趋势。但回归模型较为简单，只能对选定的因素进行验证，而无法对其他因素的多样性和复杂性作出判断。

二、本书选取方法

可先对上述方法总结如下。①当某一指标是一个整体，但评估变量较多时，可采用熵权法确定各变量权重，并与调整后的指标矩阵相乘，得到一个综合的评估值。例如，"制造业转型升级"的概念涉及面较广，就可分别得到变量的数据，再整合成一个指标。②当解释变量涉及效率指标时，可使用 SFA 方法确定随机生产前沿，通过最大似然估计预估出参数并求出效率值，最后落脚到回归分析中，求得效率和其他因素对制造业转型升级的影响。③当自变量和因变量通过某种中介因子进行效应传递，希望了解中介因子在多大程度上分担了自变量对因变量的直接影响时，可使用中介效应分析法。该方法在中介变量较少时更为实用。在本书研究的问题中，虽然数字经济通过技术创新等三大因素对制造业转型升级发挥作用，但数字经济是一种范式或经济形态，无法选取自变量全面有效地衡量。在第三章理论分析中，本书已讨论了数字经济影响下三大因素自身发生的变化，因此本书考虑从变化后的三大因素中选取自变量，直接检验其对制造业转型升级的作用。④因子分析与主成分分析方法都是在众多变量中找到具有代表性的变量进行下一步分析，能够起到降维的效果。前者侧重于解释自变量相关关系的结构，是从自变量中提取公共因子进行分析，能够通过因子轴旋转重新分布原始变量的载荷，清晰看出某个公因子代表哪几个原始变量；而后者则是对各变量通过线性组合进行投影，载荷的大小分布不明了，无法具体解释主成分代表的含义。⑤回归分析法是一切因果关系分析的落脚点，前面几种方法只是对变量的整合、计算、浓缩和解释，最终都要结合回归分析解释自变量的影响大小和方向。

因此，本书的实证部分将使用熵权法、因子分析法和回归分析法。首先采用熵权法将制造业数智化转型、价值链升级和产业结构升级整合成一个制造业转型升级测度指标；随后将解释变量通过因子分析进行降维处理，选出两个能显著代表所有解释变量的公因子；最后用公因子与被解释变量建立多元线性回归模型，检验各公因子对制造业转型升级水平的影响程度，再用因子得分矩阵与回归系数相乘，判断选定的所有变量对制造业转型升级的作用大小。

第二节　变量选取和模型设立

从制造业转型升级方面选取被解释变量，从技术创新、资源要素和市场需求方面选取解释变量，建立多元线性回归模型。

一、变量选取

对变量的选取坚持动态性和整体性原则，各变量能够恰当反映数字经济范式下制造业的特点。

（一）被解释变量

按照本书对制造业转型升级的定义，将被解释变量"中国制造业转型升级水平"分为"数智化转型""价值链升级""产业结构升级"3个二级指标，"ERP软件普及率""计算机应用程度""电子商务应用程度""数字化生产设备联网率""工业机器人应用程度""高档数控机床应用程度""利润率""增值率""产业结构合理化指数""产业结构高级化指数"10个三级指标，构建指标评价体系（见表4-1）。其中，关于制造业"数智化"转型的测评指标，目前学界尚未有明确标准。表中2至7行列出的这6个"数智化"转型指标，借鉴了已有学者在相关领域的探索，包括余东华等[①]、李捷[②]提出的生产智能化指标，中国电子信息产业发展研究院[③]公开的两化融合指标，以及国家统计局[④]、国内学者左鹏飞[⑤]展示的信息化指标。

表4-1　中国制造业转型升级水平指标评价体系

一级指标	二级指标	三级指标	指标解释
中国制造业转型升级水平 Y	数智化转型 Y_1	ERP 软件普及率 Y_{11}	重点行业典型企业 ERP 普及率指数
		计算机应用程度 Y_{12}	制造业期末使用计算机数 / 制造业企业数
		电子商务应用程度 Y_{13}	制造企业电子商务销售额 / 制造业产值
		数字化生产设备联网率 Y_{14}	制造企业数字化生产设备的联网情况
		工业机器人应用程度 Y_{15}	制造业工业机器人安装量 / 制造业企业数
		高档数控机床应用程度 Y_{16}	t+1 期数控金属切削机床产量 / t 期制造业企业数
	价值链升级 Y_2	利润率 Y_{21}	制造业利润总额 / 制造业主营业务收入
		增值率 Y_{22}	[t 期制造业增加值 – (t–1) 期制造业增加值] / (t–1) 期制造业增加值
	产业结构升级 Y_3	产业结构合理化指数 Y_{31}	"产值之比的总和" 与 "劳动生产率之比的对数" 相乘取倒数
		产业结构高度化指数 Y_{32}	高技术制造业产值 / 制造业产值

其中，"数智化"转型方面有6个测度指标：Y_{11}-"ERP 软件普及率"是典型的工业企业使用企业资源规划管理软件（ERP）的比例，ERP 软件是企业信息管理软件中最基础、涵盖业务面最广的一款，其普及率能够说明制造业

①　余东华，李捷，孙婷. 供给侧改革背景下中国制造业"高新化"研究：地区差异、影响因素与实现路径 [J]. 天津社会科学，2017（1）：97-107.

②　李捷. 基于信息网络技术扩散的制造业转型升级动力机制研究 [D]. 济南：山东大学，2019：63.

③　中国电子信息产业发展研究院. 2017—2018年中国智能制造发展蓝皮书 [M]. 北京：人民出版社，2018：25.

④　国家统计局. 中国统计年鉴 2018 [M]. 北京：中国统计出版社，2019：339.

⑤　左鹏飞. 信息化推动中国产业结构转型升级研究 [D]. 北京：北京邮电大学，2017：53.

数字化转型的软件水平，数据出自中国电子信息产业发展研究院两化融合发展蓝皮书的调查统计；Y_{12}-"计算机应用程度"是平均每个制造企业期末使用的计算机数，单位是"台/个"，可以代表制造业数字化转型的硬件水平，数据出自历年《中国统计年鉴》；Y_{13}-"电子商务应用程度"是用制造企业电子商务销售额除以制造业产值得到，反映了制造业在流通领域的网络化转型程度，单位是"%"，电子商务销售额的数据出自历年《中国统计年鉴》和国家统计局网站，制造业产值数据出自国家统计局网站；Y_{14}-"数字化生产设备联网率"反映了制造业在生产领域的网络化转型程度，单位是"%"，数据出自中国电子信息产业发展研究院两化融合平台历年的两化融合发展数据地图；Y_{15}-"工业机器人应用程度"是平均每个制造企业的工业机器人安装数量，单位是"台/个"，反映了制造企业实现智能化转型的人工智能基础，工业机器人安装量数据出自历年的《国际机器人联合会报告》；Y_{16}-"高档数控机床应用程度"是平均每家制造企业的数控金属切削机床安装数量，单位是"台/个"，鉴于数据的可获得性，分子用"t+1期数控金属切削机床产量"作为厂商生产预期，来反映 t 期机床的安装数量，数据出自前瞻产业研究院、中国机床工具工业协会等机构的研究报告。

价值链升级方面有 2 个三级指标：Y_{21}-"利润率"是制造业利润总额除以制造业主营业务收入，单位是"%"，反映了制造业的价值创造能力，数据出自历年的《中国统计年鉴》；Y_{22}-"增值率"是（制造业增加值-上一年制造业增加值）/上一年制造业增加值，单位是"%"，反映了制造业的价值增值能力，数据出自世界银行数据库。

产业结构升级方面有 2 个三级指标：Y_{31}-"产业结构合理化指数"是用（高、中、低技术制造业的产值与制造业总产值之比的总和）与（高、中、低技术制造业的劳动生产率与总体劳动生产率之比的对数）相乘，得到泰尔指数，再取倒数，得到的正向指标，反映了高、中、低技术制造业的发展平衡程度，数据出自历年的《中国工业统计年鉴》；Y_{32}-"产业结构高级化指数"是高技术制造业产值/制造业产值，单位是"%"，反映了高技术制造业的发展速度，数据出自历年的《中国统计年鉴》。

综合以上分析，得到各项指标的原始数据如表 4-2 所示。考虑到后续的因子回归分析要求年数大于指标数，此处选取 2009—2018 年的数据，采用插值法或年均增长率估算个别缺失数值。

表 4-2　2009—2018 年中国制造业转型升级水平原始指标数据

年份	Y_{11}	Y_{12}	Y_{13}	Y_{14}	Y_{15}	Y_{16}	Y_{21}	Y_{22}	Y_{31}	Y_{32}
2009	42.95	36.51	13.79	14.80	0.03	0.74	5.93	7.39	3.93	51.17
2010	45.12	38.45	13.02	15.60	0.05	0.84	7.02	18.31	4.33	51.48
2011	48.75	39.98	13.59	17.00	0.07	0.67	6.56	20.10	4.21	50.49
2012	57.05	43.58	14.82	23.50	0.07	0.68	6.03	8.53	3.83	54.15
2013	58.10	44.15	15.50	29.00	0.11	0.80	5.62	7.10	4.08	57.35
2014	59.57	44.79	18.85	31.70	0.16	0.67	5.82	7.56	4.28	59.56
2015	62.71	45.90	17.88	37.30	0.18	0.59	5.84	3.48	4.59	64.65
2016	63.25	47.62	18.65	38.20	0.24	0.63	6.23	5.86	4.95	68.81
2017	63.73	50.05	20.20	39.00	0.39	0.54	6.51	12.24	5.13	64.24
2018	70.00	52.29	21.12	39.40	0.37	0.55	6.12	10.11	5.11	73.00

　　将单位各不相同的指标进行数据标准化，对处理后的数据再进行熵权法测算。按本章方法介绍的步骤，求出各指标的信息熵，确定指标权重，用每个无量纲化数据与其对应的指标权重相乘，并按年份相加，得出各年份"中国制造业转型升级水平"的综合指数。具体计算结果如表 4-3 所示。特别需要指出，由于对数据进行了标准化处理，因此表中每个指标的评分都是相对量，而非绝对量，数值介于 0~1。综合指数相对越大，该年制造业转型升级水平相对越高。

表 4-3　2009—2018 年中国制造业转型升级水平

年份	数智化转型 Y_1 权重 0.58	价值链升级 Y_2 权重 0.19	产业结构升级 Y_3 权重 0.23	综合指数 Y
2009	0.0764	0.0426	0.0112	0.1302
2010	0.1268	0.1763	0.0440	0.3471
2011	0.1064	0.1568	0.0293	0.2925
2012	0.1939	0.0557	0.0210	0.2707
2013	0.2850	0.0209	0.0587	0.3646
2014	0.3212	0.0365	0.0861	0.4439
2015	0.3284	0.0142	0.1397	0.4823
2016	0.3835	0.0532	0.1910	0.6277

续表

年份	数智化转型 Y_1 权重 0.58	价值链升级 Y_2 权重 0.19	产业结构升级 Y_3 权重 0.23	综合指数 Y
2017	0.4428	0.1082	0.1780	0.7289
2018	0.4811	0.0707	0.2271	0.7789

由表 4-3 可知，第一，我国制造业的"数智化"转型水平基本呈逐年提升趋势，在制造业转型升级中所占权重也最大，体现出数字经济对我国制造业的渗透作用持续加深。第二，价值链升级在 2015 年和 2018 年分别达到了低谷，说明在这一年出现了影响制造业发展的大事件。如，2015 年中国经济进入了中高速增长的新常态，GDP 增长速度首次下降到 7% 以下，同时东南亚国家纷纷承接劳动密集型产业，中国制造业开始面临向价值链高端环节延伸的压力；2018 年受中美贸易战影响，国内制造企业的出口和利润空间受到影响，广东以及其他东南沿海省市出现了一批中小制造企业的倒闭潮，制造企业面临调整、淘汰的阵痛期。因此，加快适应工业经济范式向数字经济范式转换的大背景，利用好国家出台的一系列智能制造专项政策和扶持计划，实现价值链升级对制造企业来说迫在眉睫。第三，制造业整体转型升级水平在 2008 年金融危机之后出现了下滑，但从 2013 年开始好转，说明制造业受"数智化"转型和产业结构调整的影响，化解产能过剩和结构性危机的各项工作取得了积极进展，制造业转型升级从整体上步入了良性发展轨道。

（二）解释变量

本部分从技术创新、资源要素和市场需求 3 个方面共设立了 8 个解释变量，对我国制造业转型升级的动因进行测量（见表 4-4）。在解释变量的选取上把握两个原则：一是尽量反映理论分析的主要内容，二是能够体现数字经济对这 3 个方面的渗透。

表 4-4　解释变量的选取

影响因素	解释变量	数据来源
技术创新	技术创新基础能力 X_1	构建包含 6 个三级指标的指标评价体系，利用熵权法得到综合指数
	实现网络化协同研制的制造企业比例 X_2	2010—2019 年中国两化融合发展数据地图、《中国互联网络发展状况统计报告》

续表

影响因素	解释变量	数据来源
资源要素	ICT 投资强度 X_3	ICT 投资 / 制造业产值，数据出自 2010—2019 年《中国工业统计年鉴》《中国电子信息产业统计年鉴（综合篇）》《中国电子信息产业统计年鉴（软件篇）》
	大数据投资强度 X_4	大数据投资 / 制造业产值，数据出自 2010—2019 年《中国工业统计年鉴》《中国电子信息产业统计年鉴（软件篇）》
	人力资本存量 X_5	劳动力平均受教育年限 × 互联网普及率，数据出自 2010—2019 年《中国工业统计年鉴》《中国互联网络发展状况统计报告》
市场需求	行业集中度 X_6	大中型制造企业的主营业务收入 / 制造业整体营业收入，数据出自 2010—2019 年《中国统计年鉴》
	居民人均收入 X_7	(城镇居民人均可支配收入 + 农村居民人均可支配收入)/2，数据出自 2010—2019 年《中国统计年鉴》
	实现个性化定制的制造企业比例 X_8	2010—2019 年中国两化融合发展数据地图

在技术创新方面，选取了两个解释变量。技术创新基础能力 X_1 是对数字经济背景下中国制造业在技术创新中的研发投入、成果转化和信息技术利用3 个领域的能力水平的衡量，这里依然通过构建三级指标体系，并运用熵权法测算综合指数的方式得到指标数据，指标体系的构建如表 4-5 所示。实现网络化协同研制的制造企业比例 X_2 反映了制造企业开展开放式创新、分布式创新等协同创新模式的比例，数据出自历年的中国两化融合发展数据地图和《中国互联网络发展状况统计报告》，个别缺失数值以插值法或年均增长率估算。

表 4-5　中国制造业技术创新基础能力指标评价体系

一级指标	二级指标	三级指标	指标解释
技术创新基础能力 X_1	研发投入 X_{11}	研发经费投入强度 X_{111}	制造业研发经费支出与主营业务收入之比，数据出自 2010—2019 年《中国统计年鉴》
		研发机构数 X_{112}	制造业规模以上工业企业研发机构数，数据出自 2010—2019 年《中国统计年鉴》

一级指标	二级指标	三级指标	指标解释
技术创新基础能力 X_1	成果转化 X_{12}	有效发明专利数 X_{121}	制造业规模以上工业企业有效发明专利数，数据出自 2010—2019 年《中国统计年鉴》
		新产品销售占比 X_{122}	制造业新产品销售收入与主营业务收入之比，数据出自 2010—2019 年《中国统计年鉴》
	信息技术利用 X_{13}	数字化研发工具普及率 X_{131}	制造业规模以上工业企业有效发明专利数，数据出自 2010—2019 年中国两化融合发展数据地图
		互联网普及率 X_{132}	每百人网民数量，数据出自《中国互联网统计报告》

通过对 2009—2018 年中国制造业技术创新的各指标统计，得到技术创新基础能力原始数据，如表 4-6 所示。

表 4-6　2009—2018 年中国制造业技术创新基础能力原始指标数据

年份	X_{111}（％）	X_{112}（个）	X_{121}（项）	X_{122}（％）	X_{131}（％）	X_{132}（％）
2009	0.69	29879.00	118245.00	13.95	40.9	28.9
2010	0.70	30717.00	173074.00	11.38	43.6	34.3
2011	0.71	31320.00	201089.00	13.79	45.7	38.3
2012	0.77	45937.00	277196.00	13.72	48.8	42.1
2013	0.80	51625.00	335401.00	14.24	51.9	45.8
2014	0.84	57199.00	448885.00	14.60	55.1	47.9
2015	0.90	62954.00	573765.00	15.20	61.1	50.3
2016	0.94	72963.00	769847.00	16.67	61.8	53.2
2017	1.06	82667.00	933990.00	18.79	63.2	55.8
2018	1.25	83115.00	1094200.00	21.17	67.4	59.6

同样利用熵权法，得到技术创新基础能力的综合指数和指标权重，如表 4-7 所示。可知现阶段，研发投入对技术创新基础能力的影响程度（权重）最大，成果转化和信息技术利用的影响程度次之。我国制造业的技术创新基础能力近年来得到了极大提升，显示出数字经济背景下，制造企业越来越重视对技术创新的投入。

表 4-7　2009—2018 年中国制造业技术创新基础能力

年份	研发投入 X_{11} 权重 0.44	成果转化 X_{12} 权重 0.32	信息技术利用 X_{13} 权重 0.24	综合指数 X_1
2009	0.0000	0.0321	0.0000	0.0321
2010	0.0074	0.0113	0.0319	0.0506
2011	0.0139	0.0472	0.0561	0.1172
2012	0.0939	0.0620	0.0848	0.2407
2013	0.1279	0.0805	0.1131	0.3215
2014	0.1657	0.1085	0.1367	0.4109
2015	0.2128	0.1415	0.1758	0.5301
2016	0.2671	0.2003	0.1891	0.6564
2017	0.3545	0.2606	0.2050	0.8200
2018	0.4373	0.3233	0.2394	1.0000

在资源要素方面，选取了 3 个解释变量。ICT 投资强度 X_3=ICT 投资 / 制造业产值，其中，ICT 投资由软件和硬件两部分构成，前者主要是制造企业对软件和信息技术等 ICT 服务的投资，先从《电子信息产业统计年鉴（软件篇）》中获取这些行业的收入数据，再从 2017 年全国投入产出表中获取软件服务和信息技术服务项对应的资本形成总额，用两者的比值作为 ICT 投资数据，最后与制造业产值相比，计算强度；后者主要是制造企业对电子设备的投资，数据可从《电子信息产业统计年鉴（综合篇）》中的各工业行业的投资数据处获得。大数据投资强度 X_4= 大数据投资 / 制造业产值，代表制造业对数据要素的投入程度，与 ICT 投资计算方法类似，获取互联网服务行业的相关数据进行换算。人力资本存量 X_5= 劳动力平均受教育年限 × 互联网普及率，反映了制造业劳动力在学历和掌握信息技术方面的综合表现。

在市场需求方面，选取了 3 个解释变量。行业集中度 X_6 是产业组织学中测量市场结构的指标，通常用最大几家企业的产量、产值或营业收入在行业中所占份额来计算，后因对最大企业的选择具有很大主观性，一些学者将该方法改进为用大中型企业的市场份额代替[1]，本书借鉴这一方法，用大中型制造企

---

[1] 俞会新，于诗雨，于志强. 市场结构与产能过剩关系的研究：基于制造业面板数据［J］.工业技术经济，2018（11）：153-160.

业的主营业务收入在制造业整体营业收入中的比例，测算行业集中度，这里选取轻工业中的代表电子设备制造（C39）和重工业中的代表黑色金属冶炼（C31）分别测算集中度，再计算平均值作为指标数据；由于需求是指消费者在一定时间内愿意并且能够购买的商品数量，因此居民人均收入 X_7 衡量了消费者的购买能力；实现个性化定制的制造企业比例 X_8 则决定了对消费者需求的满足程度，能够进一步刺激消费者的购买意愿，本书采用中国电子信息产业发展研究院两化融合数据地图中的"实现个性化定制的制造企业比例"来度量。

二、模型设立

本书采用多元线性回归模型，分析来自技术创新、资源要素和市场需求 3 个方面的 8 个自变量对"中国制造业转型升级水平"这一因变量的影响程度，计量模型如下：

$$Y=\beta_0+\beta_1X_1+\beta_2X_2+\beta_3X_3+\beta_4X_4+\beta_5X_5+\beta_6X_6+\beta_7X_7+\beta_8X_8+\varepsilon \qquad 式（4-10）$$

第三节　实证检验

根据上节所列变量，选取 2009—2018 年中国制造业相关数据进行分析。由于所选变量的单位不同，在进行因子分析前已对数据进行了标准化处理。

一、因子分析

使用 SPSS18.0 软件，对 8 个解释变量进行因子分析降维，从中选出特征值大于 1 的隐藏的公共因子。

（一）变量相关性检验

在进行因子分析之前，需要检验 8 个解释变量是否相关，可以运用因子分析法降维。有 KMO 检验和巴特莱特球体球检验两种：当 KMO 统计量在 0 ~ 1 之间时，越接近 1，变量的"简单相关系数平方和"越大于"偏相关系数平方和"，变量的相关性越强，越适合进行因子分析；当 KMO 小于 0.6 时，不适合进行因子分析。当巴特莱特球体检验的 Sig 统计量小于 0.05 时，说明各变量不独立，具有相关性，可以进行因子分析。对于本书所选的 8 个变量，检测结果表明，KMO 统计值为 0.85，Sig 统计值为 0，适合进行因子分析。

（二）提取公共因子

提取公共因子时设置的条件是特征值大于 1。根据分析结果（见表 4–8），可以看出满足条件的因子有两个，其特征值分别为 6.155 和 1.437。同时，这两个因子能够解释的方差累计占到总方差的 94.9%，完全可以代表原有的 8 个解释变量。

表 4–8　各因子解释的总方差

因子	初始特征值			提取的平方和载入			旋转平方和载入		
	合计	方差百分比	累计百分比	合计	方差百分比	累计百分比	合计	方差百分比	累计百分比
1	6.155	76.936	76.936	6.155	76.936	76.936	5.229	65.362	65.362
2	1.437	17.968	94.904	1.437	17.968	94.904	2.363	29.542	94.904
3	0.231	2.886	97.790						
4	0.125	1.565	99.355						
5	0.040	0.502	99.858						
6	0.010	0.130	99.988						
7	0.001	0.012	100.000						
8	0.000	0.000	100.000						

从因子碎石图中可以更直观地看出表 4–3 中各因子的解释力（见图 4–1）。图中横坐标是 8 个因子，纵坐标是各因子的特征值。可以看出，因子 1 与因子 2 之间、因子 2 与因子 3 之间的特征值存在较大差距，体现在图中线段的斜率较陡，而从因子 3 开始，线段趋于水平，说明前两个因子对原有的 8 个解释变量具有充足的解释力。

（三）因子命名

表 4–9 为旋转后的因子载荷矩阵，代表每个变量用因子线性表示的系数矩阵，如表中第一行可表示为 $X_1=0.800F_1+0.553F_2$。从表中可以看出，第一个主因子在绝大多数成分中都有较大的负荷值，只有对 ICT 投资强度（X_3）和大数据投资强度（X_4）的负荷值较小。第一主因子的主要解释变量有技术创新

特征值

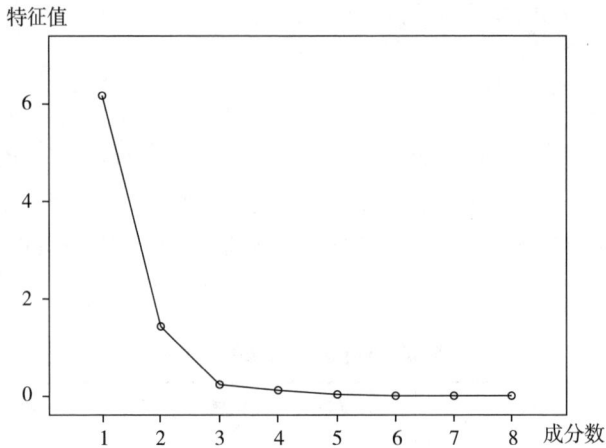

图 4-1　因子碎石图

基础能力（X_1）、实现网络化协同研制的制造企业比例（X_2）、人力资本存量（X_5）、行业集中度（X_6）、居民人均收入（X_7）、实现个性化定制的制造企业比例（X_8）。这些解释变量涵盖了技术创新、要素投入、市场需求 3 个方面原因，因此将其命名为综合因子。第二个主因子中，相关系数较大的是 ICT 投资强度（X_3）和大数据投资强度（X_4），集中反映了信息技术投入情况，因此将其命名为 ICT 因子。

表 4-9　旋转后的因子载荷矩阵

	因子	
	F_1	F_2
技术创新基础能力 X_1	0.800	0.553
实现网络化协同研制的制造企业比例 X_2	0.658	0.744
ICT 投资强度 X_3	−0.064	0.958
大数据投资强度 X_4	0.454	0.880
人力资本存量 X_5	0.977	−0.060
行业集中度 X_6	0.976	−0.062
居民人均收入 X_7	0.903	0.354
实现个性化定制的制造企业比例 X_8	0.800	0.553

（四）因子系数和因子得分

因子系数是计算因子得分的基础，也是回归分析后还原 8 个原始变量的系数。表 4-10 是因子得分系数矩阵。根据因子系数，就可以将每个因子用原有变量的线性组合来表示。因子 1 和因子 2 可以用原始变量分别表示为：

$$F_1 = 0.110X_1 + 0.097X_2 + 0.018X_3 - 0.220X_4 + 0.139X_5 \quad \text{式（4-11）}$$
$$+ 0.274X_6 + 0.274X_7 + 0.116X_8$$

$$F_2 = 0.123X_1 + 0.157X_2 + 0.300X_3 + 0.580X_4 + 0.082X_5 \quad \text{式（4-12）}$$
$$- 0.242X_6 - 0.243X_7 + 0.018X_8$$

表 4-10 因子系数矩阵

	因子	
	F_1	F_2
技术创新基础能力 X_1	0.110	0.123
实现网络化协同研制的制造企业比例 X_2	0.097	0.157
ICT 投资强度 X_3	0.018	0.300
大数据投资强度 X_4	−0.220	0.580
人力资本存量 X_5	0.139	0.082
行业集中度 X_6	0.274	−0.242
居民人均收入 X_7	0.274	−0.243
实现个性化定制的制造企业比例 X_8	0.116	0.018

在式（4-11）和式（4-12）中代入原始变量数据，即可得到因子得分。因子得分就是因子的取值，可以直接作为自变量的样本数据，参与后续对因变量"中国制造业转型升级水平 Y"的回归分析。

二、回归分析

根据上述分析过程，建立计量模型 $Y = \alpha + \beta_1 F_1 + \beta_2 F_2 + \mu$，进行二元回归分析。

（一）回归模型检验

从表 4-11 的结果汇总看，R 方为 0.985，调整后的 R 方为 0.970，均大于

0.6 的阈值，模型拟合优度，不存在自线性情况，可以进行回归分析。

表 4-11　回归模型表

模型	R	R方	调整后的R方	标准误差估计	更改统计量					DW
					R方更改	F更改	df1	df2	Sig.F更改	
1	0.993^{α}	0.985	0.970	0.0511887	0.985	12.759	2	2	0.15	2.213

（二）回归分析结果

表 4-12　回归系数表

模型	非标准化系数	标准化系数	t	Sig.
常量	10.463	—	20.217	0.002
因子1	2.558	1.973	11.296	0.008
因子2	1.566	1.197	2.293	0.000

两个因子的系数估计量的 Sig 值分别为 0.008 和 0.000，均小于 0.05 的阈值，说明这两个公共因子在 95% 的水平上对中国制造业转型升级水平有显著正向影响，即各解释变量的系数值符合之前的理论分析。

根据表 4-12，得到因子回归分析方程：

$$Y=10.463+2.558F_1+1.566F_2 \qquad 式（4-13）$$

通过系数可以看出，两个因子对制造业转型升级都具有显著正向影响，第一个公共因子影响更大，说明各个方面的综合考量比单纯对信息通信技术的投资，对中国制造业转型升级水平的提升更具影响力。将式（4-11）和式（4-12）代入式（4-13），得到原有解释变量与被解释变量的回归方程：

$$Y = 10.463 + 0.484X_1 + 0.475X_2 + 0.321X_3 + 0.320X_4$$
$$+0.517X_5 + 0.345X_6 + 0.453X_7 + 0.493X_8 \qquad 式（4-14）$$

第四节 小结

根据回归分析的结果，所有解释变量对中国制造业转型升级水平都呈现显著正向影响。将解释变量按影响大小倒序排列，结果为：人力资本存量 X_5、实现个性化定制的制造企业比例 X_8、技术创新基础能力 X_1、实现网络化协同研制的制造企业比例 X_2、居民人均收入 X_7、行业集中度 X_6、ICT 投资强度 X_3、大数据投资强度 X_4。技术创新、资源要素和市场需求对中国制造业转型升级都具有显著正向影响，虽然具体指标的影响相对有大有小，但所有系数都在 95% 的显著水平上超过了 0.3，说明这 3 个方面是促进制造业发展的主因。

从技术创新因素看，现阶段技术创新基础能力依然是对我国制造业转型升级更重要的推动因素。技术创新基础能力每提升 1%，制造业转型升级水平将提升 0.48%，而在技术创新过程中，如能注重对信息技术的利用和对研发成果的转化，技术创新能力还将有很大幅度提升。同时也要看到，开放式创新、分布式创新等网络化协同研发模式也在发挥着重要作用，其影响系数为 0.475，重要性紧随技术创新基础能力之后，我国开展网络协同化研发的制造企业比例年平均在 31% 左右，还有很大提升空间，如有更多制造企业能通过网络协同开展研发设计，制造业转型升级水平将有显著提升。技术创新的两个指标的回归结果说明，数字经济背景下技术创新的新结构和新特征对中国制造业转型升级具有积极推动作用，印证了前面的理论分析内容。

从资源要素因素来看，对制造业转型升级影响最大的是人力资本存量，而大数据和信息通信技术的投入强度在 8 个指标里相对最小。有效劳动在本书中代表能够使用互联网的受教育的劳动力，有效劳动每提高 1 个百分点，制造业转型升级的水平将上升 0.52%，说明加大对数字经济领域的人才培养，是促进制造业发展最有效的措施。信息通信技术的投资强度和大数据的投资强度对制造业转型升级的提升水平相近，每多投入 1% 的信息通信技术和大数据，对制造业"数智化"转型、价值链升级和产业结构升级的提升分别是 0.321% 和 0.320%，现阶段我国信息通信技术的投资强度为 19%，高于大数据的投资强度 2.71%，说明制造企业对信息通信技术的使用更加普及，而对数据收集、分析和挖掘的工作仍需重视，对大数据的充分利用将为制造业发展带来更大的上升空间。资源要素的 3 个指标的回归结果表明，资源要素在数字经济范式下，依然是制造业转型升级的重要影响因素，其中，对人力资本的投资是重中之重，对大数据的投资还有巨大的成长空间，而对信息通信技术的投资仍有必要进一步加强。

从市场需求因素来看，实现个性化定制的制造企业比例是刺激制造业转型升级的更重要因素，居民人均收入和行业集中度则在其后，也起到了显著的正向作用。个性化定制对制造业转型升级的影响系数为 0.493，在所有指标中仅次于对人力资本的投入，说明数字经济背景下，中国制造业亟须完成顺应消费者个性化、多元化和数字化需求的供给侧结构性改革，淘汰过剩产能。但我国实现个性化定制的企业比例在 4 种新商业模式中水平最低，年平均为 4.47%，还只是少数轻工业行业的标杆企业的营销手段，对于大部分制造企业来说，个性化定制还是未来要前进的方向，最近兴起的淘宝直播、网红带货等营销手段，还是能看到强烈的生产决定销售的影子，消费者导向、需求导向在制造业中的潜力有待进一步挖掘。居民收入和行业集中度对制造业转型升级的重要程度位列五、六两位，居民收入决定了消费者的购买力，是刺激内需的重要保障，近 10 年我国城乡居民收入水平的年均增长率为 9.8%，对制造业转型升级的影响系数为 0.453。行业集中度反映了平台企业的成长速度，对产业链生态体系的形成具有积极影响（在 95% 的显著水平下影响系数为 0.345）。

综上所述，一方面，数字经济背景下的技术创新、资源要素和市场需求因素，对我国制造业转型升级发挥了应有的正向作用；另一方面，这些因素的变化才刚刚开始，有较大的进步空间。下一章将具体分析数字经济给我国康复辅具产业转型升级带来的机遇与挑战，并在现状、理论、实证和案例分析的基础上，通过对比发达国家在数字经济背景下的制造业战略规划，在第六章提出对中国制造业转型升级的对策和未来展望。

第五章　康复辅助器具产业案例研究

第一节　我国康复辅助器具产业转型升级的现状

党的二十大报告强调要增进民生福祉，提高人民生活品质，提出"完善残疾人社会保障制度和关爱服务体系""完善人民健康促进政策""实施积极应对人口老龄化国家战略"等具体要求。随着我国经济社会发展，居民平均预期寿命不断提高，养老助残任务更重。康复辅助器具（以下简称"康复辅具"）作为预防、代偿、检测、缓解残障的产品及技术系统，对于改善老年人、残疾人、伤病人的生活品质，提升人们获得感、幸福感、安全感的重要作用日益凸显。党的十八大以来，各类相关政策先后出台，有力推动了我国康复辅具产业发展。但现存的生产以中低端为主、耗能耗材大、形式大于实质等问题，不利于产业长期可持续发展、不利于实现市场需求、不利于积极应对人口老龄化，需要加快产业转型升级。

一、我国康复辅具产业的内涵界定

国内国际关于康复辅具（产业）有明确的定义。2001 年世界卫生组织发布《国际功能、残疾和健康分类（ICF）》，提出"辅助产品"（Assistive products）的概念，并在国际标准 ISO9999：2007 中定义为"能预防、代偿、监护、减轻或降低损伤、活动受限和参与限制的任何产品（包括器具、设备、工具、技术和软件），可以是特别生产的或通用产品"；2016 年发布的《康复辅助器具分类和术语》国家标准[①]对康复辅助器具作出相似定义；2022 年世界卫生组织和联合国儿童基金会共同出版的《全球辅助技术报告》[②]对这一概念进行了扩充。与之相适应，康复辅助器具产业是包括产品制造、配置服务、研发设计等业态门类的新兴产业[③]，主要包括康复辅具制造[④]和康复辅具适配服务[⑤]。可见，康复辅具着重从两个渠道解决困扰残疾人、老年人和伤病人的问题，一是用补偿或代偿的方式发挥残障者的潜能，二是改造环境为残障者创造无障碍活动或交流条件。

国家标准对我国康复辅具产业做了分类。根据《康复辅助器具分类和术语》（GB/T 16432—2016），康复辅具分为 12 个主类[⑥]、132 个次类和 781 个支类，主要解决肢障者、视障者、言语障碍者、智障者等残障人，在生活、移动、教育、文体、就业等方面需要康复辅具的问题。主要分布在假肢、人工器官及植（介）入器械制造（C3586）和康复辅具适配服务（Q8522）两个行业（《国民经济行业分类》（GB/T 4754—2017））：前者是支柱，主要包括假肢、矫形器、轮椅和助行器、助听器和人工耳蜗等产品和零部件的制造，也包括

---

① 即功能障碍者使用的，特殊制作或一般可得到的用于"有助于参与性"，"对身体功能结构和活动起保护、支撑、训练测量或替代作用"，"防止损伤、活动受限或参与限制"等目的的任何产品，包括器械、仪器、设备和软件。（国家质检总局、国家标准化管理委员会：《康复辅助器具分类和术语》（GB/T 16432—2016），2016 年 4 月 25 日。）

② 即用辅助技术（Assistive Technology）替代传统概念上的康复辅具，把辅具产品相关的一切知识和技能，甚至包括能为残障人群提供帮助的软件、系统和服务，均作为康复辅具产业的内涵。

③ 国务院关于加快发展康复辅助器具产业的若干意见［EB/OL］.（2016–10–27）［2024–07–11］. https://www.gov.cn/zhengce/content/2016–10/27/content_5125001.htm.

④ 即用于改善、补偿、替代人体功能和辅助性治疗康复辅助器具的制造，适用于残疾人和老年人生活护理、运动康复、教育和就业辅助、残疾儿童康复等。（国家质检总局、国家标准化管理委员会：《国民经济行业分类》（GB/T 4754—2017），2017 年 6 月 30 日。）

⑤ 即为老年人、残疾人、运动伤残人员、孤残儿童及其他困难群体提供的假肢、矫形器、轮椅车、助行器、助听器等康复辅具适配服务的活动。（国家质检总局、国家标准化管理委员会：《国民经济行业分类》（GB/T 4754—2017），2017 年 6 月 30 日。）

⑥ 包括 04 个人医疗辅助器具、05 技能训练辅助器具、06 矫形器和假肢、09 个人生活自理和防护辅助器具、12 个人移动辅助器具、15 家务辅助器具、18 家庭和其他场所的家具和适配件、22 沟通和信息辅助器具、24 操作物品和器具的辅助器具、27 环境改善和评估辅助器具、28 就业和职业培训辅助器具、30 休闲娱乐辅助器具。（国家质检总局、国家标准化管理委员会：《康复辅助器具 分类和术语》（GB/T 16432—2016），2016 年 4 月 25 日。）

智能仿生假肢、远程康复系统、虚拟现实康复训练设备等其他康复类产品的制造；后者也不可或缺，残障者的残障类型、功能状况、年龄、体重、需求程度等都需要做相应的评估，要对康复辅具产品的参数配置做相应的调整，而康复训练相关产品的购买和使用更需要专业性指导，需要专业知识和专业人才做服务保证；同时需要新材料、软件、电子信息等行业的辅助。

康复辅具产业与老年用品产业[①]、养老产业[②]在服务对象、服务目的、服务方式、应用场景和产业链等方面具有高度一致性。老年用品产业是养老产业的组成部分，康复辅具产业与老年用品产业和养老产业有交叉重叠，三者的发展相辅相成、相互融合、共同促进。一方面，养老产业（包括老年用品产业）的发展对于康复辅具产业至关重要，一个成熟的养老市场，才能真正激发对各类康复辅具产品的需求，推动康复辅具产品及其服务的提升；另一方面，康复辅助器具产业的不断发展，可以极大丰富适老康复辅助器具产品的品类，为老年人提供多样化、多层次的产品和服务，从而促进老年用品产业和养老产业发展。要重视把康复辅具产业发展同养老产业统筹规划，在产业园区建设、产业链配置、龙头企业培育、产品销售和服务体系建设等方面，与老年用品产业融合发展。发挥专门的行业协会在行业信息统计、标准制定、行业自律管理等方面的促进作用，在国家制度层面投入社会福利保障资金，支持残障人和老年人对特殊产品的需求，提升民生福祉并引导消费，激发市场活力。

二、我国康复辅具产业的顶层设计

中国式现代化赋予康复辅具产业更大的责任和使命。党和国家高度重视

---

① 老年用品产业是以老年人为服务对象，提供老年服装服饰、日用辅助产品、养老照护产品、康复训练及健康促进辅具、适老化环境改善等产品的制造业。（工信部、民政部、国家卫生健康委员会、国家市场监督管理总局等：《关于促进老年用品产业发展的指导意见》，2019 年 12 月 31 日。）

② 养老产业包括养老照护服务、老年医疗卫生服务、老年健康促进与社会参与、老年社会保障、养老教育培训和人力资源服务、养老金融服务、养老科技和智慧养老服务、养老公共管理、其他养老服务、老年用品及相关产品制造、老年用品及相关产品销售和租赁、养老设施建设 12 大类。老年用品及相关产品的制造、销售和租赁等是养老产业的重要内容。（国家统计局：《养老产业统计分类（2020）》，2019 年 12 月 27 日。）

养老事业和残疾人事业发展，也重视用产业方式把保障民生与扩大内需、推动经济发展结合起来。近年来，相关政策密集出台，在制定国家发展战略、政策和行动规划时，也将促进康复辅具产业发展作为重要内容纳入其中（见表 5-1）。2015 年，《国务院关于加快推进残疾人小康进程的意见》，强调"建立残疾儿童康复救助制度，逐步实现 0～6 岁视力、听力、言语、智力、肢体残疾儿童和孤独症儿童免费得到手术、辅助器具配置和康复训练等服务"①，极大推动了康复辅具产品在儿童福利机构和儿童康复中心的配备和使用。2016 年出台的《国务院关于加快发展康复辅助器具产业的若干意见》加强了对康复辅具产业的顶层设计和谋篇布局，推动康复辅具产业成为造福民生和促进经济发展的先导性产业，提出"实施康复辅助器具产业智能制造工程"②。2021 年印发的《"十四五"民政事业发展规划》，明确要求"提高康复辅助器具制造和配置服务的数字化、信息化、智能化水平"，"深化人工智能、大数据、5G 等技术在康复辅助器具配置服务中的应用，开展云端适配、个性化智造、智能共享租赁等服务"③。

表 5-1 地方康复辅具产业相关政策汇总

时间	名称	相关内容
2015 年 1 月	《国务院关于加快推进残疾人小康进程的意见》	建立残疾儿童康复救助制度
2016 年 10 月	《国务院关于加快发展康复辅助器具产业的若干意见》	促进制造体系升级
2021 年 5 月	《"十四五"民政事业发展规划》	提高康复辅助器具助老助残能力
2021 年 6 月	《关于加快推进康复医疗工作发展的意见》	推动康复医疗与康复辅助器具配置服务衔接融合

---

① 国务院关于加快推进残疾人小康进程的意见［EB/OL］.（2015-01-20）［2024-07-11］. https://www.gov.cn/gongbao/content/2015/content_2818452.htm.

② 国务院关于加快发展康复辅助器具产业的若干意见［EB/OL］.（2016-10-27）［2024-07-11］. https://www.gov.cn/zhengce/content/2016/10/27/content_5125001.htm.

③ 民政部，国家发展改革委."十四五"民政事业发展规划［EB/OL］.（2021-06-22）［2024-07-11］. https://www.gov.cn/xinwen/2021-06/22/content_5619956.htm.

续表

时间	名称	相关内容
2021 年 7 月	《"十四五"残疾人保障和发展规划》	开展国家综合创新试点。完善适配服务网络。推广社区康复辅助器具租赁、回收、维修等服务。完善标准体系。加强产品质量检验认证
2021 年 9 月	《中国妇女发展纲要（2021—2030 年）》《中国儿童发展纲要（2021—2030 年）》	为有需求的残疾儿童提供康复医疗、康复辅助器具、康复训练等基本康复服务，促进康复辅助器具提质升级
2021 年 10 月	《关于推动生活性服务业补短板上水平提高人民生活品质的若干意见》	建设无障碍环境，无障碍改造困难重度残疾人家庭，开展康复辅助器具社区租赁
2021 年 12 月	《"十四五"国家老龄事业发展和养老服务体系规划》	加快人工智能、脑科学、虚拟现实、可穿戴等新技术在康复辅助器具中的集成应用
2022 年 4 月	《"十四五"国民健康规划》	发展智能康复辅助器具等新型健康产品，推动符合条件的人工智能产品进入临床试验。推进智能服务机器人发展，实施智慧老龄化技术推广应用工程
2022 年 7 月	《关于全面推进新时代民政标准化工作的意见》	加快重点产品、管理、服务标准研制，健全康复辅助器具标准体系
2022 年 8 月	《养老托育服务业纾困扶持若干政策措施》	引导养老托育服务机构线上线下融合发展，支持企业发展智慧养老模式，帮助对接康复辅助器具制造等资源
2022 年 11 月	《进一步提高产品、工程和服务质量行动方案（2022—2025 年）》	提高轮椅、助行机器人等康复辅助器具智能化程度。推动康复辅助器具产业提质升级

各地在养老规划或民政事业发展规划中提出发展康复辅具产业，出台专门的产业政策，将康复辅具产业作为建设现代化产业体系的特色，推动产业提质升级（见表 5-2）。如 2017 年《四川省人民政府关于加快发展康复辅助器具产业的实施意见》提出培育省级康复辅助器具特色产业园区、鼓励企业创新创造、支持企业多渠道融资、落实政府采购政策、优化营商环境等举措。2019 年 7 月《河北省康复辅助器具产业发展规划（2019—2025 年）》提出，"产业集聚、特色鲜明、布局合理的产业体系基本形成"，"到 2025 年，康复

辅助器具产品种类大幅度增加"，"技术创新能力和国际竞争力明显增强"①。安徽省《关于落实〈国务院关于加快发展康复辅助器具产业的若干意见〉的通知》《建设康复辅助器具特色产业园推动高质量发展行动方案》明确，"充分发挥长三角区域一体化优势，以满足人民群众对康复辅具需求为目标"②，"推进康复辅助器具产业智能制造进程"③。2022 年 8 月，上海市人民政府发布《关于加快发展康复辅助器具产业的实施意见》，强调提升先进制造业能级的主要任务，提出"重点开展智能制造与机器人、脑科学与人工智能领域的研究。促进'互联网+'、云计算、大数据在研发设计、生产制造、经营管理、销售服务等全流程、全产业链的综合集成应用"，"推动形成基于消费需求动态感知的研发、制造和产业组织方式"④。深圳市发展和改革委员会在 2022 年 8 月印发的《深圳市促进大健康产业集群高质量发展的若干措施》中提出，"支持康复辅具创新开发。聚焦脑机接口智能辅具、康复机器人、仿生义肢、'3D'打印技术、康复训练设备和类脑医疗器械等创新领域"⑤。这些发展目标的实现，需要深刻把握康复辅具产业发展规律，制定有效的保障措施，对深入开展康复辅具产业发展规律研究提出要求。

---

① 河北省制造强省建设领导小组办公室. 河北省康复辅助器具产业发展规划：2019—2025年［EB/OL］.（2022-02-21）［2024-07-11］. http://hbdrc.hebei.gov.cn：8083/Content/5_415810980493135872.html.

② 安徽省人民政府办公厅. 建设康复辅助器具特色产业园推动高质量发展行动方案［EB/OL］.（2021-01-15）［2024-07-11］. https://www.ah.gov.cn/szf/zfgb/553945731.html.

③ 安徽省人民政府民政厅.《建设康复辅助器具特色产业园推动高质量发展行动方案》政策解读［EB/OL］.（2020-12-11）［2024-07-11］. https://www.ah.gov.cn/public/1681/553932381.html.

④ 上海市人民政府关于加快发展康复辅助器具产业的实施意见［EB/OL］.（2022-08-30）［2024-07-11］. https://www.shanghai.gov.cn/nw12344/20220908/0e97e245bc6d4792aba22f22fb388656.html.

⑤ 深圳市发展和改革委员会. 深圳市促进大健康产业集群高质量发展的若干措施［EB/OL］.（2022-07-26）［2024-07-11］. http://www.sz.gov.cn/cn/xxgk/zfxxgj/tzgg/content/post_9981584.html.

表 5-2　地方康复辅具产业相关政策汇总

时间	名称	相关内容
2017 年 8 月	《四川省人民政府关于加快康复辅助器具产业发展的实施意见》	增强自主创新能力、引进培育领军人才、助推产业优化升级、积极开拓市场、营造良好市场环境
2019 年 7 月	《河北省康复辅助器具产业发展规划（2019—2025 年）》	到 2025 年，康复辅助器具产品种类大幅增加，技术创新能力和国际竞争力明显增强，成为全省重要的特色新兴产业，产业发展水平达到全国前列，产业集聚、特色鲜明、布局合理的产业体系基本形成
2020 年 11 月	《建设康复辅助器具特色产业园推动高质量发展行动方案》（安徽省）	推动产业高质量发展。推进康复辅助器具产业智能制造进程
2022 年 3 月	《江西省"十四五"老龄事业发展规划》	支持各类服务机构运营社区养老服务设施，探索社区"物业＋养老服务"模式。开展康复辅助器具社区租赁服务
2022 年 5 月	《关于推动生活性服务业补短板上水平提高人民生活品质行动方案（2022—2025 年）》（江苏省）	发展健康设备、活动装备、健身器材、文创产品、康复辅助器械设计制造，实现服务需求和产品创新相互促进
2022 年 6 月	《广东省残疾预防行动计划（2022—2025 年）》	健全基本康复服务、康复辅助器具适配服务标准规范，持续提升残疾康复服务质量
2022 年 8 月	《深圳市促进大健康产业集群高质量发展的若干措施》	支持康复辅具创新开发，打造智能康复辅具产业基地
2022 年 9 月	《黑龙江省养老托育服务业发展专项行动方案（2022—2026 年）》	支持康复辅助器具生产企业聚焦主业，加大研发力度，研制新产品，开发新市场
2020 年、2023 年	《上海市人民政府关于加快发展康复辅助器具产业的实施意见》	提升先进制造业能级
	《上海市残疾预防行动计划（2023—2025 年）》	推动康复医疗与康复辅助器具衔接融合等创新模式。做实康复辅助器具服务，做优日间照料服务，完善残疾人社区健康服务
2022 年、2023 年	《2022 年市政府工作报告重点任务清单》（北京市）	建立健全残疾人"两项补贴"标准动态调整机制，推广康复辅助器具社区租赁服务模式
	《2023 年市政府工作报告重点任务清单》（北京市）	持续推进无障碍环境建设，健全残疾人关爱服务体系，在全市推广康复辅助器具社区租赁服务

三、我国康复辅具产业转型升级现状

康复辅具产业是一个从产品到服务覆盖低、中、高端全谱系的产业体系，中高端产品对技术要求高，并呈现鲜明的跨学科、跨行业、跨领域、跨部门的特点。《国务院关于加快发展康复辅助器具产业的若干意见》强调瞄准制约康复辅助器具产业发展的薄弱环节，补短板、破难题，对提升产业发展整体素质和产品附加值、推动产业向中高端迈进、促进产业优化升级提供了指导意见和行动指南。以此为基础，我国康复辅具产业充分利用人工智能、机器人和人机智能技术、脑机接口等前沿技术，吸收新材料、新工艺，进一步深化智能化转型，服务品质不断提升。

（一）技术创新取得突破

基础科研日益受到重视。民政部直属的国家康复辅具研究中心为养老助残提供科技支撑，研究领域包括生活照护辅具、康复训练及健康促进辅具、日用辅助产品、适老化环境改善以及临床应用技术等，还承担了相关政策理论研究、标准规范制定、产业发展、质量检测等相关工作。中国残疾人联合会下属中国残疾人辅助器具中心和中国康复研究中心也承担相关的康复科学技术研究、辅具服务和人才培养等科研工作。国内有关高校的院系或研究所，开展康复辅具相关科学研究，如北京大学工学院的北京市智能康复工程技术研究中心、上海理工大学的智能康复工程研究院、中科院深圳先进技术研究院的生物医学与健康工程研究所、清华大学无障碍发展研究院、河北工业大学的智能康复装置与检测技术教育部工程研究中心，以及西安交通大学、北京航空航天大学等高校的一些科研团队。国内部分康复辅具生产制造企业也开展相关的科研工作，如沈阳新松机器人自动化股份有限公司、广东永爱医养产业有限公司、康辉医疗科技（苏州）有限公司、安徽三联机器人科技有限公司等。目前华为技术有限公司、科大讯飞、腾讯公司等知名企业也在组织开展相关研发工作。近年来，国内还有一批成长型的科技企业从事康复辅具研发工作，如上海傅利叶智能科技有限公司、深圳迈步机器人科技有限公司等开展康复、服务机器人研究等。

产品创新取得丰硕成果。从政府到企业对科技创新作为发展的第一动力的认识越来越深，都把科技创新作为康复辅具产业发展的关键核心要素。安徽省及合肥市把科技创新作为高质量发展的源泉，不惜投入巨资引进优势科研机构，明确提出领导干部要懂得科技的理念，着力打造创新高地，如哈工大机器人（合肥）国际创新研究院、中科院合肥物质科学研究院、中科大先进技术研究院等单位。上海市高等院校和科研机构实力厚重，如上海交大的"转化医学国家重大科技基础设施"在生命健康领域拥有强大的研发实力和先进硬件设施，在数字医学、3D 打印技术与康复辅具融合应用方面取得了丰硕成果，并推动了康复机器人技术、5G 远程康复平台等研究。

创新应用正在步入正轨。全国各地正涌现一批成长性好、拥有自主知识产权的本土企业，如科大讯飞利用图像识别、行为分析、物联网等技术建立养老智能监护系统，可帮助养老机构解决智能安防问题，失智长者易走失，以及为老年人提供精准的个性化医疗康复服务。上海傅利叶智能科技有限公司通过融合力反馈技术研制的系列康复机器人，已经进入国内 1000 多家医院、康复机构和社区，并出口美国、英国、德国等 30 多个国家和地区。苏州瑞步康医疗科技有限公司利用仿生机器人技术成功研发出智能动力假肢，在产品重量、续航时间等技术指标上具有明显优势。浙江强脑科技有限公司利用脑机接口技术与人工智能技术，研制出世界上第一款脑机接口智能假肢，给上肢假肢技术带来变革。上海科生假肢有限公司与上海交大研发智能上肢假肢，其灵活度、产品重量等方面较国内以往产品有突破。常州市钱璟康复股份有限公司与大专院校、科研单位合作，开发的康复评定设备、运动康复系统、言语康复辅具等产品产销两旺。上海司羿智能科技有限公司成立不足 5 年，已获得专利 30 余项，其神经康复设备市场占有率超 90%。上海脉沃医疗科技有限公司自主研制的运动功能障碍评定设备，具有小型化、高精度、操作便利等特点，售价低于国际同类产品 50% 以上，基本可以实现进口替代。

（二）资源要素加速积累

现代化生产要素在康复辅助器具产业中融合应用。数字经济背景下，新材料、生物医药、人工智能、智能机器人、智能语音、精密制造等现代化生产要素在康复辅具制造中广泛应用，推动脑机接口、智能康复机器人、智能助行系统、多模态康复轮椅、外骨骼机器人系统等智能化产品的问世，为残障患者和老年人减少生活障碍。

知识技术人才等人力资源供给加大。我国高等教育在学总规模达 3700 万人，占世界高等教育总规模的五分之一，位居世界第一，顶尖高等院校、科研院所和高科技人才聚集，科技创新资源丰富。近年来，国家重点实验室、工程技术研究中心、企业技术中心迅速建成，为康复辅具产业发展提供有力支撑。

产业集群加速形成。我国是世界第二大经济体、制造业第一大国、商品消费第一大国，发展康复辅具产业具有先天优势。通过加强产业基础能力建设、提升产业链供应链现代化水平、完善产业共性技术平台建设，加速形成康复辅具产业集群，聚集优势资源。如河北、河南等地积极推进产业园区建设，以康复辅具产业园为平台，引进国内外知名康复辅具产业相关研发机构、生产企业，全力打造康复辅具及医疗健康产业集群。2024 年上半年，河北秦皇岛康复辅具及医疗健康产业集群实现营业收入超 5.7 亿元[①]。

（三）市场规模不断扩大

市场规模扩大。2021 年，国务院印发的《"十四五"国家老龄事业发展和养老服务体系规划》提出，围绕老年人衣食住行、康复护理的老年用品产业不断壮大，科技创新能力明显增强，智能化产品和服务惠及更多老年人。康复辅助器具产业创新大数据显示，2019—2021 年电商平台线上个人辅具消费规模呈上升趋势，其中个人移动辅具 2021 年达 29.76 亿元。以上海为例，近年来，上海市康复器具协会每年持续发布《上海市康复辅具产业蓝皮书》，其中指出，截至 2021 年底，上海康复辅助器具产业中共有 395 家康复辅助器具供应商，其中生产型企业 192 家（占比 48.6%），销售型企业 203 家（占比 51.4%）。2021 年上海康复辅助器具供应商主营业务总收入约为 105.8 亿元，相比于 2019 年和 2020 年均有所增加，其中，个人移动辅助器具产品的产销量最高，达到 435.5 万件（约 50 亿元），主要为轮椅及附属产品。自 2019 年开展社区康复辅具租赁试点后，目前社区租赁网点已覆盖全市所有街镇。

市场需求升级。随着老龄化水平快速提高，家庭适老化设施需求更加迫切，对智能穿戴设备和生活辅助器具的需求上升，相关服务机构包括养老机构，也在积极引进先进康复辅助器具提升服务品质，降低护理成本，宣传普及辅具知识。2022 年以来，我国中高端助听器资本投入不断增长，多家创新企业获得融资，在加速助听器产业革新的同时，也明显推动了助听器市场教

---

① 新华社 . 河北秦皇岛：培育康复辅具产业集群 [EB/OL].（2024-07-04）[2024-07-11]. http://baijiahao.baidu.com/s?id=18036469236217/16576&wfr=spider&for=pc.

育的普及和在听障老人中的渗透。2022 年天猫"双 11"预售开场首小时，助听器预售金额同比增长约 1400%，同年科大讯飞推出的首个 C 端医疗健康系列产品——讯飞智能助听器，就取得了天猫平台助听器品类"双 11"狂欢日单品销售额冠军的佳绩。

优势企业及品牌影响力正在形成。安徽在人工智能、应用物联网、生理信号采集、语音识别等技术领域具有推进康复辅具产业发展的明显优势，涌现出爱博智能、八千里科技、泛米科技、华米信息科技等一批初创和骨干企业，尤其是年营收达 100 亿元的科大讯飞在语音识别技术方面处于国际领先地位，在大健康产业和解决养老助残需求方面具有雄厚技术实力。上海拥有康复辅具领域的完整学科体系和高水平研发团队，正围绕研发、设计、生产、服务应用等全链条进行谋篇布局，着力建设康复辅具产业加速器和孵化器两个产业园区，开设辅具应用场景展示馆和创新产品体验馆，辅具租赁网点覆盖全市 70% 以上街镇，集聚辅具企业 299 家，围绕辅具应用深耕细作，2019 年市场规模接近 80 亿元。江苏和浙江制造业基础扎实，有完整制造方面的产业链条和发达的民营企业，如丹阳假肢厂等传统辅具企业、南京康尼机电等中高端助行辅具企业，以及"有助帮帮平台"等辅具跨境电子商务平台，覆盖高、中、低端辅具生产、销售和服务。长三角地区的三省一市共同发布《长三角康复辅助器具产业创新发展合作共识》，建立了"长三角康复辅助器具产业千亿俱乐部"企业交流平台。区域内有一定的产业分工，如轮椅生产大户——南京金百合医疗器械有限公司，将生产基地建在安徽，江苏钱璟医疗器械有限公司为吸引高水平人才，在上海成立康复机器人子公司。

第二节　我国康复辅具产业转型升级
所面临的问题与挑战

我国康复辅具"数智化"转型、价值链升级和高端化发展具有良好的产业基础和广阔的市场前景，但仍然处于起步阶段，面临着顶层设计不够完善、行业生态尚未形成、行业人才培养不足等问题和挑战。在推动产业从中低端迈向中高端的进程中，需要深入研究康复辅具产业发展的内在规律，找到问题的症结所在，着力予以重视和补齐。

一、顶层设计不够完善

一是缺乏对康复辅具产业转型升级的整体谋划。长期以来，我国政府和社会工作服务体系，只是把康复辅具的使用对象聚焦于狭义的残疾人，而非广义的残障对象，表现为政策设计上对康复辅具配置补贴不是从残障对象的需求出发，而局限于困难残疾人的需求，基本养老服务体系还没有关注老年人对康复辅具的需求，尤其是康复辅具在预防和干预老年人迈入失能失智进程中的作用。虽然越来越多的人认识到，康复辅具产品和服务的对象是为残障对象服务而非仅为残疾人服务，但国家社会保障制度和管理体制上没有很好融合，对相关产业发展的引导作用没有显现。需要从养老助残的实际需求出发，统筹制定为残障者服务保障的制度措施，整体谋划康复辅具产业和相关产业的发展。

二是缺乏统一的信息化标准及规范。康复辅具转型升级是一项复杂的系统工程，管理机制缺位就会造成产品质量参差不齐、升级成本居高不下、资源利用率低、重复建设等问题。因此，需要有完整规范的标准体系提供保障，而从当前来看，相同的康复辅具产品差异很大，标准的不统一造成了数据对接的不一致、不融合等，使得经验的总结和分享没有规范化。应加强对康复辅具产业的智能治理，通过技术融合、业务融合、数据融合，实现跨系统、跨部门、跨层级、跨地域的产业链协同管理和服务，为营造分工协作、优势互补、开放融合、高效运转的康复辅具产业生态奠定基础。

三是缺乏有力的市场监管。监管制度尚不完善，知识产权保护措施不健全，标准体系建设跟不上产品的创新发展，存在抄袭仿制、不尊重原创、低价竞争的现象，导致"劣币驱逐良币"，影响行业自主创新的积极性。

二、产业链条不够完整

一是没有形成创新链、产业链和服务链。表现为科研单位、生产企业和服务机构各自为政。一些科研机构和科研人员对应用需求了解不深不透，为科研而科研的现象突出，科技创新脱离实际应用场景；不少企业缺乏科技创新能力，创新链和服务链缺少有效对接渠道；服务端科技含量不高，投入养老助残的人力物力不足，难以激发巨大的潜在内需，难以转化成现实消费，无法达到需求牵引供给、供给创造需求的高水平动态平衡。

二是科技创新没有聚焦关键技术和关键产品、关键零部件。例如，假肢产品中的液压膝关节，目前几乎完全依赖于进口，主要原因是基础研究存在短板，产品研发缺乏坚实技术支撑；许多外骨骼康复机器人产品高度雷同，以仿制进口产品为主，根本原因是康复机理等源头没有搞清楚。《人民日报》2023 年 3 月 22 日的一篇《产业升级值得期待》的文章，提到 2008 年汶川地震被掩埋了 170 多个小时后的生还者，左臂安装的智能假肢可通过脑电波控制手指活动，刷牙、洗脸、穿衣都能自己完成，甚至还能开车，但却遇到麻烦——从国外进口的价值几十万元的假肢出了故障，在四川无法维修，所以十分期待能够尽早用上国产的智能假肢。隐含的问题是，国内的康复辅具企业缺乏强烈的意愿、充分的能力、坚定的决心投入研发这一高端假肢。因为缺乏对市场开发和预期利益回报的信心，除非有决心和能力致力于成为全球领军企业或"单项冠军"企业。否则，只能依靠国家有关方面从战略高度，从打破国外企业的技术和产品垄断出发，组织优势科研团队集中攻关，攻克关键核心技术并实现产业化，才有可能达到预期目标。

三是中高端产品创新进展缓慢。康复辅具产业围绕解决残障者"医、养、康、护"中的产品、技术和服务问题，有大量亟待解决的科学和技术问题，如脑科学、神经科学、康复科学中的基础性问题，以及医工交叉融合、人机交互、智能健康监测等许多前沿性的科技问题，需要跨领域、跨学科、多层面的协同攻关，其中一些科技问题是最前沿的重大科技课题。目前，康复辅具领域的一些康复原理不清楚，高端假肢、高档康复器具、康复机器人、外骨骼康复装备等关键技术有短板，精密加工工艺和重要零部件难以自给，科研力量分散，科技支撑体系合力不足，尤其是重大科研项目的凝练与应用场景有脱节，缺乏深入、长期、扎实的基础研究和基础数据支撑。

四是产品附加值低。从加快我国经济绿色转型角度，低端产业虽然出口量大，但消耗大量原材料、能源和其他资源，产品的附加值低，不符合我国长期的产业政策和经济发展模式。需要推进康复辅具产业领域的科技创新，提升相关产业的整体技术含量，用先进的制造工艺和科技成果解决制约相关产业发展的矛盾，提高产业发展质量和效益。

三、专业人才欠缺

高水平的专业人才队伍，既是一个产业成熟、发达的标志，也是推动产业迈向中高端的关键要素。康复辅具产品和服务的目的是帮助残障者克服自身障碍或环境障碍，是一项专业化程度很高的工作，但实际上该产业或行业总体处于中低端水平，人才队伍专业化程度不够高。

一是专业人才数量不足。比如，截至 2023 年底，全国残联系统的辅助器具服务机构 12463 个，在岗人员 36.0 万人，其中，管理人员 3.7 万人，业务人员 26.6 万人，其他人员 5.7 万人。2021—2023 年得到辅助器具供应服务的残疾人分别为 177.0 万人、164.8 万人[1]和 160.8 万人[2]，人数持续下降，且远低于业务人员数量。据第二次全国残疾人抽样调查显示，38.56% 的残疾人有配置康复辅具的需求，27.69% 的残疾人有康复训练与服务的需求，但实际配置率只有 7.31%。目前康复辅具配置率不能满足实际需要。加上社会兴办的康复辅具服务机构，对于上亿残疾人和大量老年人、伤病人员对康复辅具服务保障的需求，远远难以满足。

二是从业人员增量不足。康复辅助器具技术在高职和大专中都有开设。有些人可能学了这个专业，但是由于职业生涯发展不明确、辅具配置服务机构业务不足、行业发展前景不明朗等原因，毕业后未从事本专业工作，进而出现人才流失的情况。中国残联发布的《残疾人事业发展统计公报》显示，2021—2023 年全国残联系统的辅助器具服务机构分别为 11260 个[3]、11661 个和 12463 个，增长率分别为 4% 和 7%；在岗人员数量分别为 31.8 万人、32.8 万人和 36.0 万人，增长率分别为 3% 和 9.8%；相比中国每年远超一亿人的康复医疗需求人群规模，增长缓慢。随着国内人口老龄化程度的加深，以及老年人患各种疾病的比例上升，这一数据也将持续增加。国家统计局数据显示，预计到 2025 年，我国老龄人口将突破 3 亿，同时目前我国残疾人口超 8500万，其中失能、半失能老人、残疾人对康复辅助器具服务需求量较大。

三是复合型人才不足。从机构设置看，医院和康复辅具制造企业是两个不同机构。一方面虽然医务人员对康复辅具的了解越来越多，但仍然有一部

---

① 中国残联 . 2022 年残疾人事业发展统计公报［EB/OL］.（2023–04–07）［2024–07–11］. https://www.yueyang.gov.cn/yycl/59434/59440/59456/content_2159959.html.

② 中国残联 . 2023 年残疾人事业发展统计公报［EB/OL］.（2024–04–18）［2024–07–11］. https://www–archive_9.cdpf.org.cn/zwgk/zccx/tjgb/03df9528fdcd4bc4a8deee35d0e85551.htm.

③ 中国残联 . 2021 年残疾人事业发展统计公报［EB/OL］.（2022–03–21）［2024–07–11］. https://www.cdpf.org.cn/zwgk/zccx/tjgb/0047d5911ba3455396faefcf268c4369.htm.

分医生特别是经济欠发达地区的医生，对康复辅具产品缺乏足够认识，有的甚至没有用工程技术手段介入康复治疗的理念；另一方面康复辅具制作师对医学知识掌握不足，同医生和患者沟通时有障碍。

分析原因，一是目前还没有专门的适老康复辅助器具专业，只有少数的养老服务人员懂得专业的康复辅助器具知识和技术，养老服务行业就业门槛低、待遇差，人才流失严重；二是疫情的影响，很多经济基础较差的养老服务机构面临生存问题，导致机构数量进一步减少，许多养老服务人才由于经济压力，不得不转做他行；三是我国康复辅具产业仍处于起步阶段，残障对象的购买力总体不高，社会福利保障水平较低，市场规模有限，市场分工不细，难以维持或培育一支高水平的人才队伍。

四、有效需求和供给不足

康复辅具产业被称为"朝阳产业""先导产业"，但从目前的发展情况看，我国康复辅具产业发展面临一些突出矛盾，实际情况与规划和预期差距较大，形成高质量发展格局任务艰巨。

一是需求侧激发不足，群众对康复辅具了解不到位，总体购买意愿不强，人们的潜在消费需求并没有很好转化为现实消费。近年来，康复辅具产品不断迭代升级，科技性、娱乐性大幅增加，但这些花哨的功能日常生活中很少用到，而真正需要、经常使用的心率监测等功能却不方便找到，实效性并不理想。此外，老年人和残疾人使用设备和智能产品存在天然的数字鸿沟，产品在使用中容易带来不安全、缺乏人性化、存在安全隐患等问题。如数据采集样本偏差，康复辅具智能产品设备在自动化采集数据样本时会受到温度、湿度等环境因素影响，造成采集数据样本偏差；再如操作使用不够人性化，在人机交互过程中，康复辅具智能产品设备对突发事件给出的反馈信息不人性化，导致老年人在使用过程中会产生厌倦或理解偏差。

二是高质量的康复辅具产品不足，服务体系不健全，难以满足残障群众的需求。我国康复辅具产业总体规模及其主要产品的产销情况依然底数不清，产品和服务供给水平不高。缺乏高标准、一体化的康复辅具产业发展规划和清晰定位，对新发展阶段和经济社会迈向中高发展水平后的市场需求缺乏深入研究，对功能障碍人群的类型和数量，对康复辅具种类和功能需求、市场规模等缺乏深入分析，对康复辅具产业结构、产业链关系和产业发展缺乏战略布局，没有形成高水平的康复辅具产业集群。比如，一些康复辅具高科技企业针对中风偏瘫患者研发的康复训练产品雷同、重复投入，产品市场前景不明。随着居民收入增加和消费水平不断提高，如果不能从根本上改变这一状况，把扩大有效需求与优化供给有机结合起来，加快形成需求牵引供给、供给创造需求的更高水平动态平衡，将无法更好服务残障群体，也无法为经济社会高质量发展提供有力支撑。

三是缺乏龙头企业。康复辅具市场仍以小企业为主，规模小、科技含量低，产品类型分散，企业整体竞争力较弱，缺乏有影响力的大型龙头企业。如上海的康复辅具企业中，近一半属于小微企业，高新技术企业占比不足20%，500人以上规模的企业只有6家，75%以上的企业主营业务集中在假肢矫形器、医疗辅助器具和个人移动辅助器具，从事个人生活辅助器具等其他类别产品的企业占比不足10%。实际上，中高端康复辅具是资本和技术密集型产业，产品从研发到市场的周期长、投入大，这种低、小、散的企业格局难以承担研发和产品推广的投入压力，大部分企业只能着眼于短期效益，选择技术含量低、附加值低、市场相对饱和的低端产品，国产产品普遍存在核心技术不足、附加值不高、竞争力不强等问题。

四是把握产业特点和规律不够。各地经济社会发展水平有相近的地方，也有一定差异性。相关省市在发展大健康产业和推进养老助残事业的目标下，对建设康复辅具产业园区的积极性较高，但把握康复辅具产业的特点和规律不够，对国际和国内相关产业情况不熟悉，方向感不强，对结合自身特点确定重点方向不清晰，影响产业培育发展。

第三节　数字经济推动我国康复辅具产业
实现转型升级的路径

2023年12月中央经济工作会议明确，"要以科技创新推动产业创新，特别是以颠覆性技术和前沿技术催生新产业、新模式、新动能，发展新质生产力……广泛应用数智技术、绿色技术，加快传统产业转型升级"。要实现康复辅具产业新发展，必须围绕老年人、残疾人和伤病人群体的助老助残需求，以科技创新为驱动，推动康复辅具产业数智化转型、价值链向高附加值升级、产业结构向合理化和高级化演进。

一、技术创新角度

一是利用网络平台和大数据提升产业创新能力。推进康复辅助器具产业信息平台建设，建立以辅具产品、生产企业、服务机构等信息为主要内容的康复辅助器具信息库，为产品供给、技术服务、质量检测认证、基础数据等方面提供平台支持。提高信息化服务能力，加强行业间信息沟通协作，改变中小制造企业"散、乱、小"，大型企业各自为战的局面。健全康复辅助器具科技创新链，以满足市场需求为导向，通过技术创新活动将产业内政企产学研等创新参与主体连接起来；完善科技服务链，重点发展科技研发、科技转化、技术转移、检验检测认证、创业孵化、知识产权、科技咨询等服务业态和服务内涵。突破一批前沿基础理论、攻克一批关键共性技术、研发一批高智能辅具产品、形成一批具有标志性的创新成果，包括在基础研究方面，联合国内高等院校，开展基于脑科学的认知和运动功能障碍康复机理、延缓失能失智进程的生物学基础等研究。在关键技术研究和重点产品研发方面，与国内优势企业开展合作，重点突破语音合成算法、发声声调多参数调控、辅音发声重建等关键技术，研发新一代言语视听辅具产品，帮助解决残障人群的言语视听问题；在高智能辅具产品方面，联合国内科研院所和相关服务机构，围绕失能及功能衰退照护康复需求，突破养老服务机器人、智能康复训练系统、智能假肢和新型助行辅具等相关技术和产品瓶颈，并通过采用新材料、新工艺等，突破高端下肢假肢关键技术，打破国外对高端假肢产品的垄断。

二是利用移动互联网和工业互联网优化技术创新区域布局。通过移动互联网链接京津冀、长三角、粤港澳大湾区、成渝双城经济圈等技术创新数据资源，通过工业互联网链接各地区康复辅具产业链产品设备资源，发挥各地产品特色，形成既有差异又有合作的科技创新布局；建设智能康复辅具的技术创新策源地、应用示范高地和高端产业集聚区，打造一批知名产业园区、前沿创新平台、知名企业品牌、优势特色产品和新型服务模式。鼓励和支持初创期、成长期的科技型中小企业加强自主创新，实现科技成果产业化；支持行业组织开展产业创新评选活动，推介康复辅助器具创新产品目录、科技成果及转化项目信息，以及重点实验室建设协调推进，加速科技成果转化为现实生产力。要明确产业定位，立足区域产业基础、优势特点和禀赋特色，深入研究分析现阶段产业发展状况、发展趋势和存在的问题，准确把握市场需求水平和特征，结合康复辅具产业发展的基本规律，合理谋划制定发展目标和方向；要明确发展重点，按照因地制宜、各展所长、协调发展的原则，挖掘和利用各地突出优势，引导各地培育特色产业，寻求错位发展，避免区域内同质化竞争，推动实现互补协同发展新格局；要明确协同措施，围绕扶持政策、标准体系、数据信息、知识产权、应用推广、市场监管和产业公共服务等方面建立协作机制，推动人才、资金、技术等各类资源要素高效便捷流动，形成协同创新合力。

三是探索数字技术在康复辅具制造和服务中的应用。大胆采用三维扫描、计算机辅助设计、增材制造等数字化技术，突破制造、材料选择等难点，研发一批具有自主知识产权的 3D 打印系列康复辅具，并应用到患者的实际生活中；应用 ChatGPT 等生成式人工智能技术，改善孤残老年人和儿童交流困境，提升失能失智老年人生存质量；探索将虚拟现实（VR）技术应用于脑卒中、脊柱损伤、脑瘫患者的康复治疗中，有效增强肢体功能的使用，对常规治疗方法形成有益补充。鼓励企业和高校院所突破人工智能通用原型机和通用人工智能大模型等关键技术、关键零部件攻关和工程化，鼓励机构大胆运用 ChatGPT 等通用型人工智能解决残障群体、孤残儿童和老人的交流与陪伴困境。

四是加强康复辅助器具标准化建设。人口高龄化、老龄化是不可避免的自然发展规律，失能失智老年人日常照料和医疗看护中对适老康复辅助器具等方面的需求是刚性的。推动康复辅具服务和养老服务体系标准化建设，修订一批适老康复辅助器具产品和服务技术标准，充分发挥全国社会福利服务标准化技术委员会、全国残疾人康复和专用设备标准化技术委员会的作用，通过标准化的力量缩小区域间康复辅具产业发展的不平衡不充分问题；加强适老康复辅助器具质量监督管理，推动建设质量检验区域示范中心和质量认证机构，进一步提升老年人用康复辅助器具检验机构质量测评、仲裁检验等技术水平，并鼓励在政府采购中充分发挥各级质检机构和认证机构的质量监督保障作用。

五是扩大康复辅具技术创新的示范应用。融合技术与产品研发，开展养老服务科技协同创新与成果转化示范应用研究，引领生活照护和智能康复技术推广和服务发展，扩大服务模式和技术创新应用的覆盖面；建立产品技术从单个网点到民政残联系统养老助残服务网络的新型应用示范推广模式，由点及线到面，由局部到整体；建立"AI+康复辅具"等应用场景示范区，并向示范区周边辐射。在产业聚集发展方面，探索推进区域内技术、资金、人才等各类优势资源集聚，实现地域集中变为资源集群，积极培育言语视听智能辅具、穿戴式智能设备、养老助残服务机器人、康复机器人、智能助行装备等具有较强创新能力的科技型企业，打造形成具有示范性的专业化、规模化、协同化的康复辅具产业集群，培育养老助残新业态，为我国康复辅具产业优化空间布局、实现转型升级和高质量发展提供经验。结合康复辅具社区租赁服务试点、长期护理保险制度试点，以及全民科学素质行动计划等工作，加强康复辅助器具的示范应用，推动适老康复辅助器具及相关知识进机构、进社区、进家庭；开展残疾人和老年人科技传播与科普服务，激发康复辅助器具的内需潜力，提高相关产品的使用广度和深度，在加快培育新型健康产业的同时，促进健康养老、科学养老，提高应对人口老龄化的科技支撑水平。发挥国家级康复辅具机构资源优势，选取合适的养老服务机构、社区，推动建设高水平、广覆盖的康复辅具应用示范模式，开展康复辅具在多场景应用、医养康养相结合、养老应急救援等方面的示范推广。

二、资源要素角度

一是实现原材料生产国产化。央企国企要勇挑重担、敢打头阵，勇当现代产业链的"链长"，以产业链为图谱，带领中小企业一起梳理各环节所需的产品和原材料。对一些周期长、投资大的产品，央企国企可与相关科研院所联合攻关，着力补链强链，逐步突破原材料供给卡点；一些经济性不强的配套小设备，可以交给专注细分市场、创新能力强的中小企业来做。通过共享成果收益机制，实现产业链原材料供应的自主开发和高度对接，提高研发效率、降低生产成本，有效减少材料进口，携手进军中高端产业链。

二是运用数字技术研发高端材料。重点扶持智能康复机器人、3D打印、新材料等中高端领域具有自主知识产权的康复辅助器具产品，打造康复辅助器具品牌。与政府加强合作，创新3D打印在小腿假肢、脊柱矫形器、矫形鞋垫等细分领域的应用探索，推动原材料提质升级。

三是激励康复辅具专业人才。强化康复辅助器具产业人才创新创业激励机制，实施以增加知识价值为导向的分配政策和更加积极的创新人才培养、引进政策，提高创新成果转化收益分享比例。借鉴国内外先进工作经验和管理理念，逐步提高康复服务能力和规范化管理水平，提高康复服务质量。要逐步建立适应本地区情况的培训制度，专业院校、培训机构在街道级居家养老服务中心设立康复护理实训基地，有计划、分步骤地对各级各类康复机构中康复专业技术人员开展培训。强化服务对象的评估要求、服务项目服务流程及技术规范、康复护理计划制定、护理记录、人文关怀、权益维护等知识的培训。

四是打造产业资本融资平台。康复辅具智能制造发展前景广阔，未来将有更多的企业参与进来，推动产业智能化转型升级，产业资本融资平台可以推动产融服务"增量扩面、提质降本"，解除企业后顾之忧。通过基金、创投、供应链金融等方式，设立产业攻关专项基金，投入实用性强、附加值高的康复辅具产品，为中小企业纾难解困。

五是提高资源要素投入效率。深入研究康复辅具产业与相关的老年用品产业和养老产业供给侧结构性改革的总体要求，找准着力点，促进技术进步、人力资本提升、知识增长等要素升级；培育优势企业、创业者、创新型地区或产业园区、科研院所和高等院校、创新型政府等主体；通过改革（如减税、加强产业基金投入、对需求侧给予补贴等），激发各主体的积极性和创造性；增加劳动力、资金、土地、资源等生产要素的高效投入；对落后产业进行改造，培育有市场竞争力的新分支产业和新产品。在今后一定时期内，我国康复辅具产品和服务方面会存在从低端到中端、高端的全谱系需求，要充分发挥我国制造业和服务业的优势，推动产业体系向中高端迈进。

三、市场需求角度

一是丰富康复辅具产品供给的实用性。需求是动态发展的，辅具和相关适老产品的设计，不仅要安全、方便、实惠，同时还要追求环保、美观、温馨，在情感上与使用者有共鸣。要充分利用数字技术深化供给侧改革，分层分类升级康复辅具产品供给，增加适老康复辅助器具产品的品类选择，激发市场活力，不断满足各年龄层残障人群多层次、多样化的服务需求。鼓励科技创新，从需求端提高中高端适老康复辅助器具产品消费能力，扩大高科技产品需求。增强自主创新能力，把握世界科技前沿发展态势，不断强化落实以人民为中心的发展理念，把满足老年人、孤残儿童、残疾人等困难群体的需求作为着力点，提出康复辅助器具领域关键核心技术及重要产品的创新需求，高度重视对衣食住行有重要作用的实用产品的美观和耐用性研发，特别是针对制约国内产业链供应链自主可控的关键技术和产品，集中突破，努力实现对先进国家的追赶，掌握新一轮科技竞争的主动权。重点研发提升基本社会保障水平急需的智能服务机器人，提升残障者康复水平急需的智能康复机器人，解决老年人听障问题的全数字助听器，改善截肢者功能代偿的智能假肢，以及为他们提供个性化、便利化、高品质服务的智能化康复辅助器具适配系统等一系列实用产品。在加大研发投入的同时，应从政策、平台、服务体系等全方位布局，为科研创新营造有利的发展氛围。

二是建设现代化康复辅具产业集群。利用信息平台实现供需对接，摸清康复辅具产业供给侧和需求侧现状，提升康复辅具制造满足个性化、多样化、动态化需求的能力，开发适合不同程度残障人群的智能化辅具产品；建设国际先进研发中心和总部基地，发展区域特色强、附加值高、资源消耗低的康复辅助器具产业；促进产业跨界融合发展，重点开展智能制造与机器人、脑科学与人工智能领域的研究；大力发展生产性服务，推进康复辅助器具全产业链整合优化，重点发展研发设计、融资租赁、信息技术服务、检验检测认证、电子商务、服务外包、品牌建设等生产性服务。深化康复辅具产业数字赋能，培育更多具有数字经济时代特征的平台型组织和企业。

三是增强康复辅助器具产业现代化服务能力。加强适老康复辅助器具的技术研发和应用，深化人工智能、大数据、5G 等技术在适老康复辅助器具支持养老服务中的深度应用，提升老年人运用智能技术的能力，消除"数字鸿沟"。开展适老康复辅助器具云端适配、个性化制造、智能共享租赁等服务，推动养老服务机构、城乡社区设置康复辅助器具配置服务（租赁）站点，依托现有养老助残设施，支持多种方式建立适老康复辅助器具科普展示、配置服务专区。鼓励有条件的地方将适老康复辅助器具应用纳入国家康复辅助器具创新试点和康复辅助器具社区租赁服务试点，促进康复辅助器具进家庭、进社区、进机构。出台适老康复辅助器具配置、租赁、回收和融资租赁办法，提高适老康复辅助器具支持养老服务的数字化、信息化、智能化水平。

四是健全康复辅具支付保障体系。以恢复健康、回归社会为原则，鼓励老年人使用适宜有效的康复辅助器具，制定适合我国国情的重点康复辅助器具产品清单；建立以长期照护保险、医疗保险、商业保险等多种保险和个人支付相结合的多元化康复辅助器具服务支付体系，支持有条件的地方将康复辅助器具配置纳入长期护理保险保障范围，进一步扩大康复辅助器具纳入长期护理保险的范围，增强老年人和残疾人购买、租赁康复辅助器具的支付能力；鼓励商业保险公司将适老康复辅助器具配置纳入保险产品支付范围；完善多支柱、多层次的支付保障体系，优化医疗保险制度，健全长期护理保险制度，提高农村老年人的社会保障收入，拓宽老年人就业渠道，提升老年人消费能力，释放老年人消费潜力；建立基本型适老康复辅助器具补贴制度，鼓励有条件的地方为失能失智老年人等特殊困难群体配置康复辅助器具。

五是加大康复辅助器具推广普及力度。开展康复辅具公益宣传活动，组织残障人群及亲属参加使用康复辅具培训，通过体验学习、尝试应用、经验交流、互助帮扶等，引导公众了解康复辅具产业、体验智慧养老、智慧助残等新科技新产品，提高残障人群自主自助选择和使用康复辅具的能力。建立线上线下科普展厅，综合运用自媒体、视频网站等多种媒体渠道普及和宣传康复辅具相关知识，支持举办高层次、高水平、高品质的博览会、展览会、推介会，将积极老龄观、健康老龄化理念融入经济社会发展全过程，推进残障人群友好型数字社会建设，不断增强残障人群线上线下生活的获得感、幸福感、安全感。政府、市场和家庭协作推进康复辅具供需对接更加顺畅。

新时代新征程，在国家健全社会保障体系，推进健康中国建设，构建居家为基础、社区为依托、机构为补充、医养相结合的养老服务体系大背景下，康复辅具产业应坚持以"残障人士关心什么，产业升级就解决什么"为方向，从构建现代康复辅具产业格局、创新驱动产业升级、健全支付保障体系、增强现代服务能力、完善产品质量管理等方面，利用好数字经济泛在、灵活、便捷的优势，更好提升康复辅具产业制造和服务水平，满足老年人群、残疾人群生产生活需求，让残障人群共享发展成果、共赴中国式现代化新征程。

第六章 继续推进中国制造业转型升级

第一节 主要对策

党的二十大提出实现中国式现代化的重大使命任务，为今后相当长一个时期经济社会各领域工作擘画了前进方向。推动数字经济和实体经济深度融合，建设依靠自身的具有国际竞争力的现代化产业体系是未来我国制造业转型升级的目标。未来30年是数字经济的黄金发展期，也是下一个技术－经济范式的孕育期。中国制造业能否抓住机遇，以新质生产力赋能制造业转型升级，对于建设社会主义现代化强国至关重要。

一、技术创新角度

制造业技术创新一直是政界和学界最关注的话题。如何以数字经济带动新一代信息技术与制造技术相融合，提高制造业技术创新的基础能力和协同研发水平，对关键技术突破、智能制造水平提升以及构建新增长引擎具有重大作用。

（一）国外政策比较

各国政府都积极建立包括政企学研在内的创新网络，集聚各方资源，发挥各方优势。但各国的侧重点有所不同。日本以企业为主导开展技术创新，多为民间力量支持，因此在企业生产流程设计领域首屈一指。但在信息通信技术的浪潮中，日本没能及时跟上，近些年才奋起直追。日本的技术政策倾向于利用机器人产业的领先优势，带动智能制造和超智能社会的构建。美国是先进制造业的先行者，德国是工业4.0的发起方，前者在科技前沿领域全球领先，而后者的制造业数字化水平世界一流，这两个国家的产业政策长期保持创新性和前沿性，如政企学研制造创新网络、智能制造系统集成等，一直是各国学习效仿的对象。欧盟致力于保持各国创新能力的协调，发起欧洲各国在制造业数字化领域的合作项目，并厘清数据安全和数据产权归属问题。与这些国家相比，中国更加重视对关键技术领域的自主创新，从《中国制造 2025》到《工业互联网的发展指导意见》，中国的技术创新政策几乎覆盖了制造业的所有前沿发展方向，如表 6-1 所示。

表 6-1　数字经济背景下制造业转型升级的技术政策比较

政策措施	
中国	发达国家
《中国制造 2025》（2015 年 5 月） 主线是促进新一代信息技术和制造业融合，通过关键技术研发、设计能力培养、科技成果转化、创新体系完善、标准体系建设和知识产权运用 6 方面政策，发展智能制造。每个方面都从顶层设计、平台建设、社会机构作用、激励机制发挥等层次提出要求。构建了包括创新能力、质量效益、两化融合、绿色发展 4 个方面的 12 个评价指标	美国在 2011—2016 年间发布了先进制造三部曲，意在利用新一代信息技术，重塑美国制造业：①搭建并资助 15 家美国制造创新研究所，主攻数字制造和设计、智能制造、3D 打印等领域的研发；②以此为基础形成美国制造创新网络，汇集学术科研机构、政府机构和各类企业，通过共同投资共享创新成果
《智能制造发展规划（2016—2020 年）》（2016 年 12 月 8 日） 针对我国在智能制造领域的发展短板，提出具体发展指标，涵盖新型传感技术等 12 项智能制造关键技术的市场满足率、数值分析和可视化仿真软件等 9 种核心支撑软件的市场满足率、智能制造标准的制订个数、在国际上领先的解决方案提供商数量，以及制造企业智能化设备覆盖率等方面	欧盟制造业数字化发展水平落后，2016 年发布"数字化欧洲工业"计划，旨在强化新一代信息技术对欧洲制造业的影响，主要举措：①协调各成员国制造业数字化发展步伐；②成立欧盟数字化创新中心，提升欧洲数字化创新能力；③在物联网、智能制造等领域开展试点项目；④完善数据流动、数据归属、数据安全的立法；⑤实施"地平线 2020"科研资助计划，帮助将实验室研发快速转化为企业生产力
《新一代人工智能发展规划》（2017 年 7 月 8 日） ①夯实基础理论体系：对大数据智能理论等 5 个应用基础理论重点突破；对量子智能计算理论等 3 个前沿基础理论前瞻布局；将人工智能与经济学等 7 个基础学科交叉融合。②部署关键技术研发：围绕群体智能技术等 8 大智能制造关键技术进行创新。③创新平台：搭建人工智能安全监测平台等 5 大基础支撑平台，用以强化对人工智能的研发。④人才培养：促进人工智能领域的创新人才培育和一级学科建设。⑤创新集群：在人工智能发展较快的地区开展创新应用试点示范，在高新技术开发区设立人工智能产业创新集群，在高校和科研机构集中的地区开建人工智能众创空间	德国将工业 4.0 的关键技术分为通信、传感、嵌入式系统、电动执行、人机交互界面、软件系统 6 大类别，由国家和地方对其创新项目进行资助。其中，软件系统项目得到的资助最多，将近一半，其次是嵌入式系统项目，获得 18% 的资金支持，其余 5 项技术的项目资助均未超过 10%。所有创新项目成果的 2/3 被用于制造环节

续表

政策措施	
中国	发达国家
《关于深化"互联网＋先进制造业"发展工业互联网的指导意见》（2017 年 11 月 27 日） 提出了网络互联技术、标识解析技术、互联网协议等核心技术和区块链等新兴前沿技术这 4 类工业互联网关键技术的创新要求，并提出加强这些技术的产业化应用，推动其与制造业技术机理进行集成创新，形成针对不同制造业场景的工业互联网解决方案	日本 2015 年发布《新机器人战略》，主要有 4 点内容。①普及度：机器人将从制造业领域普及到日常生活的各个领域，手机、汽车、房屋、家电都将机器人化；②易用性：从制造嵌入焊接、喷漆等生产线的工业机器人，转变为研发适用于衣食住行服务等各个领域的小型、灵活、性价比高的机器人；③将机器人的生产商、集成商和消费者紧密结合，共同打造低成本、高技术含量的有竞争力的日本机器人产业；④将人工智能、大数据分析和先进传感技术应用于机器人创新，使日本成为具有领先技术的世界机器人制造中心 2016 年发布《超智能社会 5.0 战略》，提出未来日本制造业要强化 8 项基础技术研究：①网络安全技术——确保数据传输的安全性；② ICT 系统构建技术——实现信息系统的构筑应用；③大数据分析技术——挖掘各种类型数据的价值；④人工智能技术——提高工业机器人的运动、感知和决策能力；⑤设备技术——低耗能、高速率实时处理大数据；⑥网络技术——数据高速传输；⑦边际计算技术——实时处理生产现场的系统请求；⑧应用数理科学——所有技术的基础

资料来源：笔者根据《互联网＋制造——迈向中国制造 2025》和各国具体政策文件整理。

　　总体而言，各国利用数字经济实现制造业"后工业化"变革的竞争日趋激烈。发达国家在前沿技术领域拥有主导优势，领先发展中国家一定代差，短期内还不会被全面赶上。但发达国家长期将生产加工等低附加值环节外包给发展中国家，造成了自身基础制造能力的衰退，并从低端环节一路延伸到高技术产品出口领域。因此，发达国家非常重视数字经济机遇，其技术创新政策主要集中在两个方面：一是保持在前沿技术领域的领先优势，抓住信息技术革命机遇，加快实现智能制造，占据全球价值链高端，引导制造业未来发展趋势；二是重拾制造能力，通过培养年轻人对制造业的兴趣，并吸引技术、劳动力、资本在制造业的投入，刺激本土制造企业回流，应对 2008 年国际金融危机后暴露的制造业空心化危机。发展中国家在关键技术领域起步较晚，工业化发展相对落后，但积累了较多的生产线经验，具有后发优势。中国作为世界首屈一指的制造业大国，长期以来形成了种类完备、基础牢固的制造体系，向制造强国迈进的首要任务是核心技术、关键设备和高精尖元件的自主创新。数字经济为我们创造了巨大机遇。中国的政策制定应充分体现社会主义制度"集中力量办大事"的优势，自顶向下，汇聚各方力量，重点攻破，层层递进，跻身制造强国之列指日可待。

（二）国内政策建议

我国制造业技术创新有两大先决优势，一是制造业基础优势，有利于形成区域内链条完整、有竞争力的产业集群；二是技术应用优势，在人工智能等数字技术应用、中低端芯片设计和封装测试、新能源汽车锂电池、太阳能电池生产等领域处于国际领军水平，有利于形成出口优势。因此在技术创新环节，我国制造业既要利用数字技术与网络平台，集团作战，形成持续向上的技术创新势能和出口格局；也要攻坚薄弱环节和"卡脖子"技术，加大资金投入、人才培养和产学融合，突破新赛道、勇闯无人区。

在提升基础能力方面，要继续鼓励企业和机构对制造业技术创新的经费、项目和人员投入，同时注重从成果转化和信息技术利用两方面进一步强化技术创新能力。一是继续加大研发经费投入。研发投入对制造业技术创新能力提升作用最明显，是企业技术创新的基石，所以加大对企业研发经费的投入是必不可少的一项措施，同时，企业应该建立科学的经费管理机制，让研发经费的投入能够有效运用到创新活动中。二是企业投资与政府引导相结合。在确立企业作为信息化建设和研究开发投资主体的基础上，通过税收优惠、财政补贴、低息贷款、共同投入以及风险共担等一系列政策措施，引导企业优先把有限资源投入到技术创新中，推动企业多开展以自主创新为主，技术引进为辅的研发活动。三是提高对信息技术的利用。促进"大智移云网"等新一代信息技术与制造业技术创新深度融合，提高技术创新过程中对互联网和数字化研发工具的利用率，提升研发效率，降低研发成本，激发新知识、新技术甚至新产业的出现，充分释放信息通信技术的关联带动效应。四是激励研发成果转化。成果转化是技术创新落地的保障，要通过科技成果权属改革、知识产权所有权奖励、科研人员以"技术股＋现金股"组合形式持有股权等措施，打造按照市场化机制运行的创新共同体和利益共同体，健全以价值为导向的成果转化激励机制。

在推进协同研制方面，要加强对制造业创新平台和工业互联网平台的建设。制造业创新平台是沟通官、产、学、研、用的重要桥梁，能够有效促进创新成果的落地与产业化，加速人才、科研、创新等要素聚合。要依托国家试点示范项目，打通企业之间和不同研发主体之间的行业壁垒，加强一体化研发合作；要协同推进企业、科研院所和高校搭建创业孵化基地、技术创新联盟及检验检测等公共服务平台，优化技术创新服务；要鼓励各地建设示范园区、重点实验室等，营造区域技术创新生态；要鼓励各地根据自身产业链和资源优势，引进和培养高层次创新人才，打造一批关键技术领域领军人才和高水平创新团队，强化差异化技术创新。工业互联网平台应能提供集信息收集、技术咨询、产品服务、生产资源、项目评估、专利保护等多种功能于一体的标准化服务，通过物联网、大数据、人工智能等各类数字技术与实体经济的深度融合，赋能产品设计、材料研制、工艺研发、加工制造等各个工业环节，并依托大量的数据资源、仿真模型等，促进不同学科之间的交叉创新，提高企业创新效率和提升关键领域自立自强水平。根据中国工业互联网研究院的最新数据，目前我国的工业互联网平台总数已经超过 500 个，其中前十家重点平台服务工业企业规模超过了 8 万家，其产业升级的助推作用正在显现。应通过合理的政策倾斜，提高工业互联网平台建设的数量和质量。一是强化现有平台的考核与评估，促使其不断强化服务功能、提升服务质量。积极鼓励各类协会、研究机构、企业参与平台建设，多渠道获取平台建设与运营经费。二是政府需要对各方投入的资金、技术、人才、数据等生产要素加强监管和过滤，以充分保障平台运行的稳定性，协助建立参与方利益共享和风险共担机制，利用好利润分配和零和博弈等经济规律，激活合作各方自身的内生动力，保障合作具有可持续性。三是通过有效的制度来保障技术创新。一方面，通过制定绩效指标等详细规则，推进信息软件、工业云平台在国有企业的应用，激发国有企业的创新积极性；另一方面，通过开展智能制造、人工智能、工业互联网等试点示范项目，由点到面推进新一代信息技术在制造业的应用。

二、资源要素角度

要加快数字经济与传统要素的融合，使制造业资源要素具有无污染、低能耗、高效率、智能化等新优势，带动制造业产品向智能环保方向转变，促进制造业转型升级。

（一）国外政策比较

在资源要素方面：首先，各国政府都更加重视对复合型人才的培养，尤其是德国以企业培训为主、职校教育为辅的双元制职业教育，一直被认为是其制造业腾飞的关键。近年来，中国人口红利逐渐消退，在政策上更倾向于对关键技术人才、复合型人才、专业人才和高技能人才这4类人才的培养，相信制造业劳动力市场的结构性变革不会太遥远。其次，各国对数字基础设施的投入也很重视。目前，各国工业互联网建设尚在初级阶段，都在竞相抢占未来发展的制高点。我国在架构设计、应用模式、平台创新等方面都具有一定优势。2018年我国开启了全面实施工业互联网的征程，计划在2025年形成完备的生态体系，并达到国际领先水平。这一战略部署将为我国制造业的工艺流程升级和职能性升级奠定坚实基础。最后，需要指出，目前各国产业政策对数据要素的治理和保护还不够。虽然人类每天经济活动产生的数据量呈几何级增长，但市场对虚假数据的甄别能力不足，需要政策对其加以约束，运用二维码、大数据、云计算、区块链等新一代信息通信技术手段，对数据内容及时掌控及时把关，确保数据要素投入的有效性和准确性，使大数据在我国制造业转型升级中发挥应有的价值。我国与发达国家的资源政策比较如表6-2所示。

表6-2　数字经济背景下制造业转型升级的资源政策比较

政策措施	
中国	发达国家
《智能制造发展规划（2016—2020年）》①人力资源：培养4个层次的人才——突破关键技术的领军人才、懂制造会信息的复合型人才、开发智能制造技术的专业人才，以及技艺精湛的高技能人才。②基础设施：构筑工业互联网的基础设施，包括工业网络设备、工厂内外网络改造、信息安全软硬件、工业云和大数据平台等	美国：教育部、劳工部牵头在中学开展STEM教育项目，培养学生对技术、工程、制造的兴趣；在大学开展学徒教育项目，对学生进行新制造技能训练；支持地方教育体系针对新一代信息技术等新技术开发相关证书和学位；由各制造创新机构确定新技术需要的技能，一方面将这些新技能整合到从幼儿园开始的教育路径中，培育下一代工人，另一方面开展对在职工人的新技能培训

续表

政策措施	
中国	发达国家
《新一代人工智能发展规划》 ①人力资源：在充分研究人工智能对劳动技能的新需求的基础上，支持在高校、职校、企业内部和社会机构开展专业技能培训。②基础设施：促进网络、大数据和计算 3 类基础设施建设，推动传统基础设施智能化转型，为发展智能经济提供保障	欧盟 2014 年启动了"地平线 2020"行动计划，是欧盟制造业数字化转型的资金工具：①到 2020 年共投资 770 亿欧元用于制造业创新；②其中 25 亿欧元用于数字基础设施建设；③在数字经济和制造业交叉领域培养 2.5 万名博士生，鼓励博士和博士后参与产业研究
	德国：在职业学校和应用型大学中开展"双元制"教育，即受训人员拥有在校生和企业学徒双重身份。培养方式以企业培训为主，以学校学习和企业实践为重要补充

资料来源：笔者根据《互联网＋制造——迈向中国制造 2025》和各国具体政策文件整理。

（二）国内政策建议

资源要素政策应提高高素质人才比例，提高信息通信技术利用率，激发数据要素潜力。

一是提高高素质人才比例。数字经济有利于人才培养，可以大大拓宽劳动者获取学习信息的渠道，提高制造业的人力资本，缩小大学培养的人才与社会需要的人才之间的差距。疫情防控期间，许多在线课堂、在线教育和在线考试系统迅速发展，各个层次、各个学科领域的教育资源都可以在网上广泛获取，为人才培养带来了极大的便利。远程教育也将成为未来一段时间中国发展空间最大的产业，需要政府更多的扶持。在硬件方面，政府应加快数字化基础设施建设，特别是使偏远地区能够通过手机、计算机等电子终端快速、稳定地接入网络资源，减少因网络资源不平等而导致的信息获取不完全。在软件方面，政府应重视制造业高科技复合型人才的培养。第一，推动基础教育投入均等化，密切关注农村学生的基础教育，切实提高高等教育入学率。第二，进一步扩大数字经济"无人区"领域学术型研究生招生规模，注重基础理论、前沿学科和核心技术人才培养，进一步缩小与发达国家的差距。对于专业硕士，要制定有针对性、实践性强的学习计划和考核标准，有效为企业输送高层次应用型人才，减少镀金现象的发生。第三，鼓励民办学校发展，提高民办教育主体的社会地位，减少对民办学校学生在就业中的歧视，使民办学校学生在合适的岗位上发挥应有的作用，保护民办教师的利益和切身权益。同时，对民办学校办学资格和办学质量的考核不能放松。第四，加强与互联网企业的合作，为制造业注入互联网基因，提高劳动者数字素养，以人才红利取代人口红利，促进制造业转型升级。

二是提高信息通信技术水平。随着数字经济范式的传播，制造企业越来越重视对信息通信技术的投入，但要真正将信息通信技术融入企业日常生产管理的各个环节，还需要进一步加强信息通信技术的使用效率。不同制造业对数字经济的渗透程度不同，对信息技术的消化能力和数字智能的基础水平也不同，因此应采取有针对性、差别化的政策措施。在低数字智能水平的行业和领域，当务之急仍然是加大对信息通信技术的投入，改变传统的生产思维方式，使用数字化智能设备完成机器可以完成的任务，将劳动力从冗余的低端岗位中解放出来，对人才进行再培训。投资高端设备运营、技术研发、产品营销等附加值较高的岗位，享受信息通信技术带来的效率红利。对于数字智能化水平较高的通用装备制造业、电子信息制造业、仪器仪表制造业、电机制造业等行业，应通过加强监管水平、深化信息化应用、调整生产组织结构等方式，巩固自身在数字智能化建设中的比较优势，并寻求更高层次、更复杂的信息技术环节的运用。

三是释放数据要素潜力。未来的数据井喷将带来巨大的经济价值，但市场对虚假数据的识别能力不足，政府部门需要监管到位。在服务中，要鼓励市场主体之间的数据共享，引导政府机关、工商企业和社会组织整合开放数据，支持企业、媒体、研究机构、社会组织等合法采集和应用相关数据，构建经济主体之间良性互动的数据共享机制，在全社会形成丰富、整合的大数据资源。在监管方面，要储备专业人才，调动多方力量，运用二维码、大数据、云计算、区块链等信息通信技术，采取溯源取证、修复等手段，及时控制和验证数据内容。在执法中，要加大处罚力度，对一再重犯的问题数据的生产者和传播者不能简单地纠正问题，而应加强行政执法与刑事司法的对接，推动行政处罚案件信息公开，震慑罪犯，规范执法，教育经营者，保证数据要素输入的有效性和准确性。

三、市场需求角度

市场政策应注重塑造适合国内制造业发展的良好市场条件，既要充分发挥个性化定制优势、平台垄断等新经济特点，培育、发展和造就一批平台制造大企业、个性化定制中小企业，又要通过正确引导，避免不正当竞争行为破坏市场环境和消费者利益。

（一）国外政策比较

近年来，发达国家高度重视制造业回流，通过税收减免、政府补贴、信贷扩张等财政措施，努力优化国内市场条件，希望发展海外的本土企业回迁，解决国内制造业空心化问题。作为新兴大国，中国高度重视国内外市场和资源。不仅鼓励华为等一批具有代表性的国内企业走出去，扩大中国制造在国外的市场和影响力，而且积极营造法律法规健全、竞争公平、潜力巨大的国内市场环境，引进国外优秀的资金、技术和人才。推动中国制造业形成优胜劣汰的良性循环，实现数字经济背景下制造业的转型升级。表 6-3 显示了各国市场政策的比较。

表 6-3　数字经济背景下制造业转型升级的市场政策比较

政策措施	
中国	发达国家
《中国制造 2025》 国内市场 ①明晰准入标准，统一监督执法；②严惩企业不正当竞争；③完善落后产能市场退出机制；④加强知识产权保护；⑤消除不合理收费；⑥健全制造企业信用体系；⑦加强企业质量监督 国际市场 ①简化外商投资准入机制；②支持制造业技术和人才引进；③鼓励合作开发、对外并购等新型国际合作方式；④加强国内企业对外投资立法保障和服务支撑；⑤利用多渠道资金支持高铁等优势产业走向国际市场 《新一代人工智能发展规划》 ①资金支持：加大政府资金投入，引导风投、创投等市场资金投入，推动政府和市场的合作资金投入。②国内国际两个市场：吸引国外高校、科研院所、企业研发团队在华发展，帮助国内人工智能企业海外投资，在"一带一路"共建国家设立人工智能国际研发机构	美国：运用财税政策手段，优化先进制造业发展的市场条件。通过税收减免法案和政府项目资助，鼓励数字基础设施建设和对先进制造技术的投资；通过实行税收减免、审批流程简化、信贷额度扩充，鼓励企业开展创新研发，营造低成本有竞争力的市场条件，刺激本土制造业回流和智能化升级
	欧盟 2016 年发起"制造 2030 计划"，建立数字协作平台，促进产业链上下游协作，以应对市场需求变化、降低市场风险、减少负面环境、创新商业模式、提升制造业整体竞争力
	日本：①积极开拓国际市场：与德国签订多项合作框架和战略协议，在标准、安全、人才培养等方面达成合作意向；与中国政府部门接洽，希冀打开日本工业 4.0 在中国的市场。②满足国内细分需求：2016 年日本内阁通过了"超智能社会 5.0 战略"，希冀利用新一代信息技术建立一个共享的超智能社会服务平台。该平台由能源价值链优化、新型制造、智能生产等 11 个子系统支撑，能够满足复杂多变的市场细分需求并预测潜在需求，将产品按定制按比例在恰当的时间提供给合适的消费者，实现大批量个性化定制

资料来源：笔者根据《互联网＋制造——迈向中国制造 2025》和各国具体政策文件整理。

（二）国内政策建议

市场需求政策应引导市场由生产主导向消费主导转变，提高消费者积极性和市场竞争规范化，为数字经济背景下中国制造业转型升级提供长期的市场保障。

一是企业和政府需要关注数字经济对消费者行为的影响。随着信息技术的发展，消费者和越来越多的企业通过平台进行双向选择，机会与风险并存。消费者可以充分获取企业和产品信息，在提高产品销量和企业知名度的同时，也对产品质量提出了更高的要求。企业和政府应重视这一变化，提高产品质量，规范平台运营。第一，推出高质量的产品来吸引消费者。居民收入的增加带来了购买力的提高，企业应抓住这个机会实现产品的升级，获得更多消费者的青睐和市场份额。消费者需求的个性化、多元化、动态化转变，对企业灵活的生产能力和市场反应能力提出了更高的要求。企业应对消费者需求变化，利用"大智慧移动云网络"等新一代信息技术，加强对消费者需求信息的收集、记录、整理、编制和统计分析，及时促使潜在需求转化为实际需求。同时，企业应利用3D打印、数字孪生、数据建模等先进制造技术，提升制造业模块化生产和柔性制造水平，加强生产过程的自动调度和实时监管，增加产品质量和服务延伸功能，刺激内需结构不断升级。第二，规范网络直播、网红带货等新型营销渠道。企业越来越多地利用互联网资源推广产品，收到了一定效果。然而，互联网平台并非法外之地，网红带货逃不过市场监管，夸大和虚假宣传，会给消费者带来损失。企业在通过互联网扩大市场份额的同时，应进一步完善售后服务，提升消费者的消费体验，培养客户忠诚度。政府应紧跟时代要求，运用新的技术手段，加强对网络直播、网络营销等新型营销手段的监管，加快反应速度，加大奖惩力度，确保网络营销的健康可持续发展。同时，政府应鼓励国内消费，对特殊群体实施优惠或补贴政策，最大限度地开发国内大市场，出口转内销，尽量减少国际贸易环境恶化、美国等国封锁加剧等不可控因素造成的市场份额损失。

二是加强对平台龙头企业的市场法律法规建设。在数字经济背景下，"大平台＋小企业"的新型组织形式已成为大势所趋。平台经济下适度的垄断竞争可以帮助企业找到正确的方向，共同发展；但如果一些平台企业超越垄断极限，成为市场寡头或巨头，就会破坏市场秩序和消费者剩余。因此，从制定政策法规的角度来看，要趁早下手，防患于未然，加强对一些引领制造业发展的超大型企业的监管，完善相应的法律体系，规范市场行为。加快互联网平台组织法律法规的出台，避免撕渣、欺诈、剥削、霸道条款等违法行为的出现，加快《中华人民共和国垄断竞争法》《中华人民共和国反不正当竞争法》《中华人民共和国产品质量法》等法律法规的修订，并加快完善相应的执法体系，加大对违法行为的处罚力度，切实保障各种规模制造企业平等参与生产。

第二节 未来展望

未来 30 年将是数字经济发展的黄金时期，也是第六次技术革命——生物智能革命——的孕育期。中国制造业要适应时代需要，在基础科学和前沿技术领域不断取得突破，成为范式变革的引领者和推动者。本节从技术和数据这两个最大的影响因素出发，展望数字经济范式与生物技术范式转型时期中国制造业的发展前景，以期为中国制造业转型升级提供一定的政策价值。

一、技术创新是未来制造业转型升级的推动器

在数字经济范式的先导期，中国制造业在新一代信息技术应用领域迎头赶上并取得技术突破，在制造业转型升级中发挥着举足轻重的作用，但在关键技术和前沿科技领域，中国制造业与美、德、日等国仍有一定差距，需要瞄准方向、加大投入。表 6-4 显示了当前各国制造业的技术优势。

表 6-4 数字经济背景下制造业转型升级的国内外技术优势比较

国家	优势制造技术领域
中国	既有优势：5G 商用、OLED 面板、语音和视觉识别、人工智能应用等新一代信息技术领域国际领先；核电、高铁、载人航天、北斗卫星、深海钻探等高端装备领域优势明显
	现存短板：核心算法、关键设备、高端芯片、基础元件、软件结构距世界先进水平有显著差距
	主攻方向：高性能光纤、微机、视觉传感；分散式、可编程逻辑控制；数据采集；高性能、高可靠嵌入式系统等关键技术

续表

国家	优势制造技术领域
美国	前沿科技领域领跑全球：量子芯片及原型电路、7 纳米工艺处理器、超材料、仿真行为计算机等颠覆性基础研究取得突破，依旧处于全球领先水平
	关键技术领域群体领先："大智移云"等新一代信息技术、精密轴承等核心部件、工业机器人等高端装备都拥有世界顶尖技术
	技术交叉领域继续推进：将新材料、新能源、新一代信息技术、物理技术、先进制造业技术不断交叉，推出特斯拉电动汽车、各类工业互联网平台等技术融合产品
	智能产品领域更加成熟：美国通用电气公司生产的储能智能风机、苹果公司生产的可折叠手机、谷歌公司生产的无人驾驶汽车、通用汽车公司生产的汽车间通信系统，都显示出美国在智能产品领域持续创新、更加成熟
德国	装备制造：全球嵌入式系统和自动化装备的供应商
	工业软件：90% 以上的制造流程已实现数字化
	智能制造：作为工业 4.0 和信息物理系统（CPS，工业 4.0 的核心设施）的首倡者，德国的智能制造水平全球领先。以奥迪为代表的众多德国企业已经实现了智能制造。在汽车智能化开发、3D 零部件打印、智能机床板材冲压、机器人装配、大规模定制等技术领域应用效果显著
日本	硬件设施：机器人大国，年产量和营业额世界第一，机器人的研发、生产、应用和零件供给水平世界领先，制造业用机器人占日本机器人市场规模的 62.7%
	制造业是日本最具竞争力的产业，准时生产和看板管理起源于 20 世纪后半期日本丰田公司的实践，精益生产、敏捷制造等先进制造理念也都源自日本

资料来源：笔者根据《互联网＋制造——迈向中国制造 2025》和"2017—2018 中国两化发展蓝皮书系列"整理。

　　通过比较可以发现，不同国家制造业的优势技术和整体技术水平是不同的。美国最初进行以军用为主导的技术创新，近年来逐渐向民用转变，因此在前沿技术领域投入巨大，是世界第一科技大国。美国也是信息技术革命的发起国，从第一台微型计算机的诞生到新一代信息技术的突破，都发源于美国。因此，面对数字经济机遇，美国从奥巴马政府开始，就提出了包括智能制造等九大领域的先进制造计划，拥有多项世界领先的先进制造技术，并在特朗普时代得到延续和进一步完善。德国的制造业是最具国际竞争力的，其装备制造、生产自动化和嵌入式系统等技术一直是其他国家模仿和合作的对象。数字经济时代，德国迅速进入智能制造的实践，提出了"工业 4.0"计划，希望通过信息物理系统的实现，构建人、机器、服务互联互通的智能网络。日本的机器人技术长期领先世界，其制造业转型升级也侧重于人工智能在车间和生产线上的应用。与发达国家相比，中国接触信息通信技术的时间相对较晚，虽然近年来在人工智能、5G、云计算等技术领域的应用处于国际一流水平，但底层技术的"黑匣子"短期内难以完全打开，这也将是未来各国制造业展开竞争与实现突破的高地。

　　未来 30 年数字经济范式将进入展开期，新一代信息技术和制造技术的结合趋于成熟，依然是经济增长的主要动力。但随着中国综合国力的增强，西方发达国家开始对中国实施技术封锁，原有的引进－吸收－模仿－创新的老路已经行不通，需要系统完备的政策制度来确保自主创新的有序推进。这就需要我们抓住两个关键点。一是强化基础。围绕关键技术领域的基础理论、前沿理论和交叉学科重点突破，兼顾当前范式发展现状和后续范式发展需要，突破大数据智能、生物化学等基础理论的研究瓶颈，布局类脑智能、量子计算、基因芯片等前沿领域的研究架构，开展智能科学、生命科学、认知科学和社会学等不同学科的交叉研究，为关键技术研发提供强大的科学储备。二是整体布局，发挥社会主义制度的效率优势和开放式创新、分布式创新等新架构提供的新机会，自顶向下地对创新平台建设、复合人才培养、知识产权保护、科技成果转化等方面，通过财政奖励、税收减免、政策倾斜等手段，扶持关键技术研发。及时扫清信息通信技术和生物技术在创新中遇到的知识产权、伦理规范、行业标准等方面的障碍，确保政策的有序衔接和技术－经济范式的平稳过渡，发挥政策在技术革命扩散过程中的"推动器"作用。

二、数据挖掘是未来制造业转型升级的压舱石

　　未来数据的井喷将带来巨大的经济价值，但乱花渐欲迷人眼，怎样在增长迅猛的数据海中发现有用信息，不但需要培养大量的大数据方面的专门人才，而且要提升制造业对数据的挖掘与利用。

　　从人才培养的角度来看，数据挖掘是一门综合学科，需要在基础数学、编程语言、数据库、制造技术各个领域涉猎的高素质复合型人才。我国政府从 2010 年开始，已经充分认识到这个问题，在全国理工类领先院校中开设了大数据分析、人工智能等多个应用型专业硕士学位点。转眼间 18 年已经过去，当年培养的这批人才在制造业领域发挥了中流砥柱的作用，推动着中国制造业从规模庞大但技术落后的局面，走向了数字化、网络化、智能化应用的前沿。面对今天中国制造业地位的提升和角色的转变，模仿学习和应用技术已

经不适合未来发展道路，需要向信息技术、生物技术的尖端领域、前沿领域、冷门领域不断钻研，勇闯无人区，引领行业发展和标准制定。因此在人才培养方面，应尽早布局对制造业前沿领域的学术型人才培养，逐个攻破科研难题，在制造技术与信息技术、生物技术的跨学科领域，不断赶上欧美日德等制造业先进国家的创新步伐。

从数据挖掘的角度来看，要从两个方面入手。一是突破大数据的理论基础和社会应用研究。大数据是一门以数据为核心的前沿性、应用性和交叉性学科，涉及计算机、统计学、数学等基础理论和数据挖掘、程序算法等应用科学。要完善大数据学科的基础研究，为核心技术、底层技术等难点突破提供理论支撑；要深入推进大数据和实体经济的融合应用，探索大数据在制造领域的应用原理和机制，将大数据融入制造业转型升级场景，更好制定大数据与制造业融合发展的行动规划。二是鼓励制造业加快数据共享。建立大数据产业的标识解析体系，鼓励和资助制造企业在生产线各节点安装数据收集设备，促进数据共享和数据交易；引导政府机构、企业和社会组织开放数据，支持智库、科研院所、高校和社会机构等依法采集和应用产业数据；明确数据要素产权归属，界定数据要素的个体属性和社会属性，明晰数据要素归谁所有，破解数据要素定价难题；构建各经济主体间良性互动的数据共享机制，在全社会形成丰富交融的大数据资源。

中国作为当今世界发展最快的经济体，要抢抓全球数字竞争先机，充分应对数字经济带来的新机遇、新挑战，通过政策的支持和引导作用，解决制造业发展中遇到的技术、要素和市场瓶颈，为制造强国建设增添动力。

参考文献

1. 外文部分

[1] AGHION P, CAI J, DEWATRIPONT M. Industrial policy and competition [J]. Social science electronic publishing, 2005 (7): 1-54.

[2] ANTZOULATOS A A, APERGIS N, TSOUMAS C. Financial structure and industrial structure [J]. Bulletin of economic research, 2011, 63 (2): 109-139.

[3] ARTHUR W B. Competing technologies, increasing returns, and lock-in by historical events [J]. The economic journal, 1989, 394 (99): 116-131.

[4] BANGA K, VELDE D W. Digitalisation and the future of manufacturing in Africa [R]. UK: Supporting Economic Transformation (SET) Programme, 2018: 1-71.

[5] BANGA K, VELDE D W. How to grow manufacturing and create jobs in a digital economy – 10 policy priorities for Kenya [R]. UK: Supporting Economic Transformation (SET) Programme, 2018: 41-43.

[6] BAZAN L, ALEMAN L N. The underground revolution in the sinos valley: a comparison of upgrading in global and national value chains [C]//SCHMITZ H. Local enterprises in the global economy. Cheltenham, UK: Edward Elgar Publishing, 2004: 110-127.

[7] BUKHT R, HEEKS R. Defining, conceptualising and measuring the digital economy [R]. Manchester: University of Manchester, 2017: 4.

[8] CARLSSON B. The evolution of manufacturing technology and its impact on industrial structure: an international study [J]. Small business economics, 1989 (1): 21-37.

[9] CHESBROUGH H W. Open business models: how to thrive in the new innovation landscape [M]. Boston: Harvard Business School Press, 2006: 21.

［10］DAHLMAN C，MEALY S，WERMELINGER M. Harnessing the digital economy for developing countries ［R］. Paris：OECD Development Centre，Working Paper No.334，2016：11.

［11］DBCDE. National digital economy strategy ［R］. Canberra，Australia：Department of Broadband，Communications and Digital Economy，2011：12.

［12］DOSI G. Technical paradigms and technological trajectories：a suggested interpretation of the determinants and directions of technical change ［J］. Research policy，1982（3）：147–162.

［13］ENG T Y，JONES J G S. An investigation of marketing capabilities and upgrading performance of manufacturers in mainland China and Hong Kong ［J］. Journal of World Business，2009（44）：463–475.

［14］EZELL S. Why manufacturing digitalization matters and how countries are supporting it ［R］. Washington，D.C.：Information Technology and Innovation Foundation，2018：1–51.

［15］FISMAN R，LOVE I. Trade credit，financial intermediary development，and industry growth ［J］. Journal of finance，2003，58（1）：353–374.

［16］FREEMAN C. Preface ［M］//PEREZ C. Technical revolutions and financial capital：the dynamics of bubbles and golden ages. Cheltenham，UK：Edward Elgar Publishing，2002.

［17］FREEMAN C，PEREZ C. Structural crises of adjustment，business cycles and investment behaviour ［M］//DOSI G，et al. Technical change and economic theory. London：Francis Pinter，1988：38–66+48.

［18］GEREFFI G. Beyond the producer–driven/buyer–driven dichotomy：the evolution of global value chains in the internet era ［J］. IDS bulletin，2001，32（3）：1–40.

［19］GEREFFI G. International trade and industrial upgrading in the apparel commodity chain ［J］. Journal of international economics，1999，48（1）：37–70.

［20］GEREFFI G. Shifting governance structures in global commodity chains，with special reference to the internet ［J］. American behavioral scientist，2001，44（10）：1617–1637.

[21] GEREFFI G. The organization of buyer-driven global commodity chains: how U.S. retailers shape overseas production networks [M]//GEREFFI G, KORZENIEWICZ X M. Commodity chains and global capitalism. New York: Praeger Publishers, 1994: 95-122.

[22] GEREFFI G, HUMPHREY J, KAPLINSKY R, et al. Introduction: globalisation, value chains, and development [J]. IDS bulletin, 2001, 32 (3): 1-8.

[23] GEREFFI G, HUMPHREY J, STUGEON T. The governance of global value chains [J]. Review of international political economy, 2005, 12 (1): 78-104.

[24] H W.Open innovation: the new imperative for creating and profiting from technology [M]. Boston: Harvard Business School Press, 2003: 43.

[25] HOPKINS T, WALLERSTEIN I. Patterns of development of the modern world-system [J]. Review, 1977, 1 (2): 11-145.

[26] HU A G Z., JEFFERSON G H, XIAOHING G, et al. R&D and technology transfer: firm-level evidence from Chinese industry [J]. Review of economics and statistics, 2005, 36 (4): 780-786.

[27] HUMPHREY J, SCHMITZ H. Governance in global value chains [J]. IDS bulletin, 2001, 32 (2): 19-29.

[28] HUMPHREY J, SCHMITZ H. How does insertion in global value chains affect upgrading in industrial clusters? [J]. Regional studies, 2002, 36 (9): 1017-1027.

[29] JOHNSON C. Miti and the Japanese miracle: the growth of industrial policy, 1925-1975 [M]. Stanford, California: Stanford University Press, 1982: 101.

[30] JORGENSON D, GOLLOP F, FRAUMENI B. Productivity and U.S. economic growth [M]. Cambridge, MA: Harvard University Press, 1987: 567.

[31] KATZ R L.Social and economic impact of digital transformation on the economy [R]. Geneva, Switzerland: International Telecommunication Union, 2017: 4-36.

[32] KOGUT B. Designing global strategies: comparative and competitive

value-added chains [J]. Sloan management review, 1985 (26): 15–28.

[33] LALL S. Competitiveness, technology and skills [M]. Cheltenham, UK: Edward Elgar, 2001: 53.

[34] LEURENT H, BOER E D. Fourth industrial revolution beacons of technology and innovation in manufacturing [R]. Geneva, Switzerland: White Paper on the World Economic Forum, 2019: 10–37.

[35] MAI K, JINGMING S. A divergent path of industrial upgrading: emergence and evolution of the mobile handset industry in China [J]. ETRO, 2007 (10): 1–40.

[36] MESENBOURG T L. Measuring the digital economy [R]. Suitland, MD: US Bureau of the Census, 2001.

[37] MOULTON B R. GDP and the digital economy: keeping up with the changes [R]. Washington D.C.: Bureau of Economic Analysis, U.S. Department of Commerce, 1999: 34–48.

[38] NATHAN M, ROSSO A. Measuring the UK's digital economy with big data [R]. London, UK: National Institute of Economic and Social Research, 2012: 8.

[39] NGAI L R, P Christopher A. Structural change in a multisector model of growth [J]. American economic reviews, 2007, 97 (1): 429–443.

[40] PARK C W, KEON K S, KIM W B. Energy consumption reduction technology in manufacturing – a selective review of policies, standards, and research [J]. International journal of precision engineering and manufacturing, 2009, 10 (5): 151–173.

[41] PEREZ C. Structural change and assimilation of new technologies in the economic and social systems [J]. Futures, 1983, 15 (5): 357–375.

[42] PEREZ C. Technological revolutions and financial capital–the dynamics of bubbles and golden ages [M]. Cheltenham, UK: Edward Elgar Publishing Limited, 2002: 71–138.

[43] PEREZ C. Technological revolutions and techno–economic paradigms [J]. Cambridge journal of economics, 2010, 34 (1): 185–202.

[44] PIETROBELLI C, RABELLOTTI R. Upgrading to compete: global value

chains, clusters, and SMEs in Latin America [M]. Washington, D.C.: Inter-American Development Bank, 2006: 11.

[45] PORTER M E. Competitive advantage-creating and sustaining superior performance [M]. New York: The Free Press, 1985: 37-39.

[46] ROSENBERG N. Inside the black box: technology and economics [M]. Cambridge: Cambridge University Press, 1983: 34-35.

[47] SCHERER F M. Firm size, market structure, opportunity, and the output of patented inventions [J]. American economic reviews, 1965, 55 (5): 1097-1125.

[48] SCHERER R. Learning and path-dependence in the diffusion of innovations: comparative evidence on numerically controlled machine tools [J]. Research policy, 1997 (26): 405-428.

[49] STURGEON T J. How do we define value chains and production networks? [J]. IDS bulletin, 2001, 32 (3): 9-18.

[50] TAPSCOTT D. The digital economy: promise and peril in the age of networked intelligence [M]. New York: McGraw-Hill, 1995: 18.

[51] UNCTAD. The "new" digital economy and development [R]. Geneva, Switzerland: Technical Note No.8, 2017: 1-31.

[52] WANG. Y, YAO, Y D. Sources of China's economic growth 1952-1999: incorporating human capital accumulation [J]. China economic review, 2003 (14): 32-52.

[53] WILSDON J. Digital future: an agenda for a sustainable digital economy, corporate enviromental strategy [J]. Corporate Enviromental Strategy, 2001, 8 (3): 12-18.

2. 中文部分

著作类

[1] 马克思, 恩格斯. 马克思恩格斯全集 (第4卷) [M]. 中共中央马克思恩格斯列宁斯大林著作编译局译. 北京: 人民出版社, 1958: 144.

[2] 马克思, 恩格斯. 马克思恩格斯全集 (第13卷) [M]. 中共中央马克思恩格斯列宁斯大林著作编译局译. 北京: 人民出版社, 1962: 9.

[3] 马克思, 恩格斯. 马克思恩格斯全集 (第23卷) [M]. 中共中央马

克思恩格斯列宁斯大林著作编译局译．北京：人民出版社，1972：416.

［4］马克思，恩格斯．马克思恩格斯全集（第24卷）［M］．中共中央马克思恩格斯列宁斯大林著作编译局译．北京：人民出版社，1972：66，174.

［5］马克思，恩格斯．马克思恩格斯全集（第47卷）［M］．中共中央马克思恩格斯列宁斯大林著作编译局译．北京：人民出版社，1979：472.

［6］马克思．资本论（第1卷）［M］．北京：人民出版社，2004：208，300，436.

［7］马克思．资本论（第2卷）［M］．北京：人民出版社，2004：141.

［8］马克思．资本论（第3卷）［M］．北京：人民出版社，2004：494.

［9］约瑟夫·E·斯蒂格里茨．经济学：第4版（上）［M］．北京：中国人民大学出版社，2010：137.

［10］约瑟夫·熊彼特．经济发展理论：对于利润、资本、信贷、利息和经济周期的考察［M］．何畏，等译北京：商务印书馆，1991：64-105，236-283.

［11］托马斯·库恩．科技革命的结构［M］．金吾伦译．北京：北京大学出版社，2003：9.

［12］波特．国家竞争优势［M］．李明轩，等译．北京：华夏出版社，2002：266-267.

［13］傅家骥．技术创新学［M］．北京：清华大学出版社，1998：104.

［14］王俊豪．产业经济学［M］．北京：高等教育出版社，2016：186.

［15］黄群慧，贺俊．新工业革命：理论逻辑与战略视野［M］．北京：社会科学文献出版社，2016：2，3，5，6，25.

［16］中华人民共和国国家统计局．中国统计年鉴2018［M］．北京：中国统计出版社，2018：57，66.

［17］经济合作与发展组织（OECD）．以知识为基础的经济［M］．北京：机械工业出版社，1997：40.

［18］联合国工业发展组织．通过创新和学习参与竞争［M］．北京：中国财政经济出版社，2003：4，105.

［19］美国国家商务部．新兴的数字经济［M］．沈志斌，郭志强，主译．北京：中国友谊出版公司，1999：10.

［20］约翰·马修斯，赵东成．技术撬动战略：21世纪产业升级之

路［M］．刘立，等译．北京：北京大学出版社，2009：52-70.

［21］司晓等．互联网＋制造：迈向中国制造 2025［M］．北京：电子工业出版社，2018：169-228.

［22］马化腾，孟昭莉，闫德利，等．数字经济：中国创新增长新动能［M］．北京：中信出版集团，2017：73-125.

［23］中国电子信息产业发展研究院．2017—2018 年中国智能制造发展蓝皮书［M］．北京：人民出版社，2018：25.

［24］中国电子信息产业发展研究院．中国信息化与工业化融合发展水平评估蓝皮书：2017 年［M］．北京：人民出版社，2019：15，35.

［25］中国电子信息产业发展研究院．2017—2018 年中国战略性新兴产业发展蓝皮书［M］．北京：人民出版社，2018：104.

［26］邱海雄，于永慧．中国制造的腾飞［M］．北京：人民出版社，2018：101.

期刊类

［27］裴长洪，倪红飞，李越．数字经济的政治经济学分析［J］．财贸经济，2018（9）：5-22.

［28］逢健，朱欣民．国外数字经济发展趋势与数字经济国家发展战略［J］．科技进步与对策，2013，30（8）：124-128.

［29］包晓峰．从康德拉季耶夫长波理论看资本主义发展的新趋势［J］．当代世界与社会主义，2008（5）：83-86.

［30］唐志良．发达国家再工业化影响我国制造业转型升级的机制研究［J］．西部经济管理论坛，2019，30（1）：58-70.

［31］林毅夫．新结构经济学的理论基础和发展方向［J］．经济评论，2017（3）：4-16.

［32］张培刚．创新理论的现实意义：对熊彼特《经济发展理论》的介绍和评论［J］．经济学动态，1991（2）：57-63.

［33］田丽．各国数字经济概念比较研究［J］．经济研究参考，2017（40）：101-106，112.

［34］李长江．关于数字经济内涵的初步探讨［J］．电子政务，2017（9）：84-92.

［35］林玉妹，林善浪．我国产业转型升级的关键因素与路径分析［J］．北

华大学学报（社会科学版），2013，14（1）：32–38.

［36］陈爱贞，刘志彪，吴福象．下游动态技术引进对装备制造业升级的市场约束：基于我国防治缝制装备制造业的实证研究［J］．管理世界，2008（2）：72–81.

［37］任曙明，原毅军，王洪静．损失厌恶、需求萎缩与装备制造业技术升级［J］．科学学研究，2012（3）：387–394.

［38］安苑，宋凌云．财政结构性调整如何影响产业结构？［J］．财经研究，2016，42（2）：108–120.

［39］武晓霞，梁琦．集聚经济的空间演变及产业结构升级效应：基于长三角服务业的分析［J］．南京审计学院学报，2014，11（5）：14–22.

［40］梁树广，李亚光．中国产业结构变动的影响因素分析：基于省级面板数据的实证研究［J］．经济体制改革，2012（4）：93–97.

［41］汤杰新，唐德才，马婷玉．制造业转型升级研究综述与新常态下的展望［J］．改革与开放，2016（15）：15–16，25.

［42］刘志彪，陈柳．政策标准、路径与措施：经济转型升级的进一步思考［J］．南京大学学报（哲学·人文科学·社会科学），2014（5）：48–56.

［43］李毅中．加快产业结构调整　促进工业转型升级［J］．求是，2010（6）：34–36.

［44］刘孝成．城市产业转型升级与空间规模演化的经济学分析［J］．产经评论，2012，3（3）：59–64.

［45］蒋为，张龙鹏．补贴差异化的资源误置效应：基于生产率分布视角［J］．中国工业经济，2015（2）：31–43.

［46］唐国华，李晨韵．环境规制对制造业转型升级的作用机制研究［J］．经济论坛，2018（9）：33–40.

［47］王立国，赵婉妤．我国金融发展与产业结构升级研究［J］．财经问题研究，2015（1）：22–29.

［48］寇佳丽．全球价值链面临深度整合［J］．经济，2018（2）：54–58.

［49］廖安勇，史桂芬，黎涵．马克思制造业转型升级思想及当代价值［J］．当代经济研究，2019（6）：55–63.

［50］杜传忠，郭树龙．中国产业结构升级的影响因素分析：兼论后金融危机时代中国产业结构升级的思路［J］．广东社会科学，2011（4）：60–66.

［51］齐亚伟，刘丹．信息产业发展对区域产业结构高度化的作用机制［J］．数学的实践与认识，2014，44（6）：113-120.

［52］鞠建东，余心玎．全球价值链研究及国际贸易格局分析［J］．经济学报，2014，1（02）：126-149.

［53］陈艳莹，原毅军．治理机制与企业网络的规模：嵌入型视角的研究［J］．中国工业经济，2006，222（9）：102-108.

［54］赵西三．数字经济驱动中国制造转型升级研究［J］．中州学刊，2017（12）：36-41.

［55］汪和平，钱省三．我国制造业技术创新思路探讨［J］．科学学研究，2005，23（12）：240-243.

［56］任保全，刘志彪，王亮亮．战略性新兴产业生产率增长的来源：出口还是本土市场需求［J］．经济学家，2016（4）：13-23.

［57］周永涛，钱水土．金融发展、技术进步与对外贸易产业升级［J］．广东商学院学报，2012（1）：44-55.

［58］蓝庆新，田海峰．我国贸易结构变化与经济增长转型的实证分析及现状研究［J］．株洲工学院学报，2002，16（2）：39-44.

［59］王楷伦．对外贸易与中国产业结构高度化进程实证研究［J］．技术经济，2006（2）：24-27.

［60］陈晨子，成长春．产业结构、城镇化与我国经济增长关系的 ECM 模型研究［J］．财经理论与实践，2012（6）：85-88.

［61］蓝庆新，陈超凡．新型城镇化推动产业结构升级了吗？：基于中国省级面板数据的空间计量研究［J］．财经研究，2013（12）：57-71.

［62］赵永平，徐盈之．新型城镇化、技术进步与产业结构升级：基于分位数回归的实证研究［J］．大连理工大学学报（社会科学版），2016（2）：56-64.

［63］余东华，李捷．供给侧改革背景下中国制造业"高新化"研究：地区差异、影响因素与实现路径［J］．天津社会科学，2019（1）：97-107.

［64］潘为华，潘红玉．中国制造业转型升级发展的评价指标体系及综合指数［J］．科学决策，2019（9）：28-48.

［65］闫德利，周子祺．数字经济：制造业是主战场［J］．互联网天地，2017（4）：34-36.

［66］张红霞，王丹阳 . 要素投入、产业结构合理化与产业结构高级化：基于山东省面板数据的动态 GMM 检验［J］. 华东经济管理，2016，30（3）：57-62.

［67］徐伟呈，范爱军 . "互联网+" 驱动下的中国产业结构优化升级［J］. 财经科学，2018（3）：119-132.

［68］高远东，张卫国，阳琴 . 中国产业结构高级化的影响因素研究［J］. 经济地理，2015，35（6）：96-108.

［69］郭新宝 . 我国制造业转型升级的目标和路径［J］. 中国特色社会主义研究，2014（3）：33-37.

［70］曹正勇 . 数字经济背景下促进我国工业高质量发展的新制造模式研究［J］. 理论探讨，2018（2）：99-104.

［71］李建新，杨永春，蒋小荣，等 . 中国制造业产业结构高级度的时空格局与影响因素［J］. 地理研究，2018，37（8）：1558-1574.

［72］胡春林，彭迪云 . 基于人力资本贡献的产业结构转型路径研究：以广东省为例的实证分析［J］. 南昌大学学报（人文社会科学版），2012，43（2）：84-89.

［73］邵军 . 资源要素视角下城市化对产业转型的影响机制研究：以上海为例［J］. 华东理工大学学报（社会科学版），2016（2）：43-56.

［74］薛纯，杨瑾 . 信息化驱动装备制造业转型升级机理研究［J］. 西安财经学院学报，2019，32（5）：120-127.

［75］刘虹涛，靖继鹏 . 信息技术对传统产业结构影响分析［J］. 情报科学，2002，20（3）：333-336.

［76］杜传忠，马武强 . 信息化与我国产业结构的跨越式升级［J］. 山东社会科学，2003（4）：68-70.

［77］韩先锋，惠宁，宋文飞 . 信息化能提高中国工业部门技术创新效率吗［J］. 中国工业经济，2014（12）：70-82.

［78］谢康，李礼，谭艾婷 . 信息化与工业化融合、技术效率与趋同［J］. 管理评论，2009（10）：3-12.

［79］余东华，李捷，孙婷 . 供给侧改革背景下中国制造业 "高新化" 研究：地区差异、影响因素与实现路径［J］. 天津社会科学，2017（1）：97-107.

［80］孙本芝，王宇一 . 基于知识产权的江苏制造业价值链攀升的影响因素及对策研究［J］. 科技管理研究，2014，34（11）：132-137.

［81］宋林，张杨 . 创新驱动下制造业的产业转型升级［J］. 西安交通大学学报（社会科学版），2020（1）：38-47.

［82］赵惠芳，牛姗姗，徐晟，等 . 基于技术创新的我国制造业产业结构升级［J］. 合肥工业大学学报（自然科学版），2008，31（9）：1485-1488.

［83］苏汾 . 中国制造业技术投入与产出绩效的统计分析［J］. 技术经济与管理研究，2010（4）：24-27.

［84］俞会新，于诗雨，于志强 . 市场结构与产能过剩关系的研究：基于制造业面板数据［J］. 工业技术经济，2018（11）：153-160.

［85］王姝楠，陈江生 . 数字经济的技术 – 经济范式［J］. 上海经济研究，2019（12）：80-94.

［86］何小钢，梁权熙，王善骝 . 信息技术、劳动力结构与企业生产率：破解"信息技术生产率悖论"之谜［J］. 管理世界，2019（9）：65-80.

其他类

［87］中华人民共和国国务院 . 中国制造 2025［Z］. 北京：国务院，2015.

［88］中共中央 . 中华人民共和国国民经济和社会发展第十三个五年规划纲要［Z］. 北京：人民出版社，2016：44-45.

［89］工业和信息化部，财政部 . 智能制造发展规划（2016—2020年）［Z］. 北京：工业和信息化部，财政部，2016.

［90］中华人民共和国国务院 . 新一代人工智能发展规划［Z］. 北京：国务院，2017.

［91］习近平 . 决胜全面建成小康社会，夺取新时代中国特色社会主义伟大胜利：在中国共产党第十九次全国代表大会上的报告［M］. 北京：人民出版社，2017：26.

［92］中华人民共和国国务院 . 关于深化"互联网 + 先进制造业"发展工业互联网的指导意见［Z］. 北京：国务院，2017.

［93］教育部，国家发展改革委，财政部 . 关于"双一流"建设高校促进学科融合 加快人工智能领域研究生培养的若干意见［Z］. 北京：教研〔2020〕4 号，2020 年 1 月 21 日 .

［94］工信部 . 工业转型升级规划（2011—2015 年）［Z］. 北京：国务院，

2012.

　[95]美国总统行政办公室等.美国国家制造创新网络战略计划［Z］.华盛顿：美国总统行政办公室，美国科技委员，美国先进制造国家项目办公室，2016.

　[96]中共中央，国务院.中共中央、国务院关于加强技术创新，发展高科技，实现产业化的决定［Z］.北京：国务院，1999.

　[97]习近平.在庆祝改革开放40周年大会上的讲话［N］.人民日报，2018-12-19（1）.

　[98]习近平.审时度势精心谋划超前布局力争主动 实施国家大数据战略加快建设数字中国［N］.人民日报，2017-12-10（1）.

　[99]习近平.敏锐抓住信息化发展历史机遇 自主创新推进网络强国建设［N］.人民日报，2018-04-22（1）.

　[100]习近平出席二十国集团领导人第十四次峰会并发表重要讲话［N］.人民日报，2019-06-29（1）.

　[101]唐飞泉.抓住制造业智能化转型的"牛鼻子"［N］.大众日报，2019-02-20（6）.

　[102]谢静.制造业将是数字化转型投资重点［N］.人民邮电报，2019-06-18（4）.

　[103]王直，魏尚进，祝坤福.量化双边和部门层面的国际生产共享［R］.美国国家经济研究局工作论文，编号19677，2018：1-92.

　[104]中国信息通信研究院.中国数字经济发展研究报告（2023）［R］.北京，2023：11.

　[105]中国大数据发展调查报告（2018）［R］.北京：中国信息通信研究院，2018：4.

　[106]国家互联网信息办公室.数字中国发展报告（2022年）［R］.北京：2023：2.

　[107]G20.二十国集团数字经济发展与合作倡议［R］.杭州：二十国集团领导人杭州峰会，2016：1.

　[108]德勤.中国智造 行稳致远：2018中国智能制造报告［R］.北京：德勤中国，2018：3-4.

　[109]国际数据集团（IDC）.2018年中国企业数字化发展报告［R］.北

京：IDC 中国，2018：6，12.

［110］中投顾问 . 2016—2020 年中国智能制造行业深度调研及投资前景预测报告［R］. 深圳：中投顾问产业研究中心，2017：4.

［111］中国信息百人会 . 2017 中国数字经济发展报告［R］. 北京：中国信息百人会，2018：72，224，225.

［112］谢少锋，李颖，尹丽波 . 2018 工业互联网平台创新发展白皮书［R］. 北京：国家工业信息安全发展研究中心，两化融合服务联盟，中国产业互联网发展联盟，2018：32.

［113］中国产业调研网 . 中国智能汽车行业现状分析与发展趋势研究报告（2019 年版）［R］. 北京：中国产业调研网，2019：43.

［114］世界经济论坛 . 2018 年就业前景报告［R］. 日内瓦：世界经济论坛新经济与社会中心，2018：7.

［115］赵立昌 . 互联网经济条件下我国产业组织变化与发展研究：以制造业为例［D］. 北京：中央财经大学，2016.

［116］付丽琴 . 电子商务促进中国装备制造业转型升级研究［D］. 北京：中央财经大学，2016.

［117］何枭吟 . 美国数字经济研究［D］. 长春：吉林大学，2005.

［118］苏贝 . 制造业智能化转型升级影响因素及其实证研究［D］. 西安：西安理工大学，2018.

［119］戚亮 . 安徽制造业转型升级路径的探讨［D］. 沈阳：沈阳师范大学，2018.

［120］孙汉杰 . 东北地区制造业升级问题研究［D］. 长春：东北师范大学，2016.

［121］祝亚如 . 电子商务对产业转型的影响研究［D］. 广州：广东省社会科学院，2018.

［122］杜鹏 . 中国制造业产业升级研究［D］. 武汉：武汉大学，2012.

［123］王楠 . 金融发展对中国城市化进程影响的实证分析［D］. 长春：吉林大学，2011.

［124］季良玉 . 技术创新影响中国制造业转型升级的路径研究［D］. 南京：东南大学，2016.

［125］曾燕玲 . 江西制造业转型升级影响因素研究［D］. 南昌：江西财

经大学，2014.

［126］陈晓佳．人口老龄化趋势下人力资本促进我国制造业转型升级研究［D］．长沙：湖南师范大学，2014.

［127］李捷．基于信息网络技术扩散的制造业转型升级动力机制研究［D］．济南：山东大学，2019.

［128］左鹏飞．信息化推动中国产业结构转型升级研究［D］．北京：北京邮电大学，2017.

［129］李馥伊．中国制造业及其在数字经济时代的治理与升级：基于全球价值链分析框架［D］．北京：对外经贸大学，2018.

［130］黄光灿．全球价值链视角下中国制造业升级研究：基于附加值贸易［D］．西安：西北大学，2018.

［131］胡金星．产业融合的内在机制研究：基于自组织理论的视角［D］．上海：复旦大学，2007.

［132］郑明高．产业融合发展研究［D］．北京：北京交通大学，2010.

［133］刘昭洁．数字经济背景下的产业融合研究：基于制造业的视角［D］．北京：对外经贸大学，2018.

［134］闫姗娜．绿色技术创新能力对制造业价值链攀升的影响研究［D］．太原：太原理工大学，2019.

［135］张文欣．技术创新对河南省制造业价值链攀升的影响研究［D］．郑州：河南财经政法大学，2019.

［136］国家统计局令第23号．战略性新兴产业分类（2018）［S］．北京：国家统计局，2018.

［137］GB/T 4754—2017．国民经济行业分类［S］．北京：中国标准出版社，2017.

［138］国统字［2017］200号．高技术产业（制造业）分类（2017）［S］．北京：国家统计局，2017：1.

［139］GB/T 16432—2016．康复辅助器具 分类和术语［S］．北京：国家质检总局、国家标准化管理委员会，2016.